Georg Frie

Arbeitsheft
Pflege praktisch

5., überarbeitete und erweiterte Auflage

DR. FELIX BÜCHNER • HANDWERK UND TECHNIK • HAMBURG

Vorwort

Dieses Arbeitsheft richtet sich an Auszubildende in den Berufen der Pflegehilfe sowie der Gesundheits- und Pflegeassistenz. Auch in berufsvorbereitenden Bildungsgängen ist es ein wertvoller Begleiter. Es thematisiert die Pflege alter und kranker Menschen sowie die Versorgung von Menschen mit Behinderungen sowie von Säuglingen und Kleinkindern.

Zu jeder Maßnahme können Sie auf dem ersten Blatt u. a. das Lernfeld sowie die Seiten Ihres Fachbuches notieren, auf denen Sie die entsprechenden Inhalte nachlesen können. Dies soll Ihnen die Zuordnung der Themen in Ihren Unterlagen sowie das Wiederholen und Üben vor Klassenarbeiten und Prüfungen erleichtern.

Pflege entwickelt und verändert sich. Doch eines bleibt: Sie erfordert Kopf, Herz und Hand. Daher wurden in diesem Arbeitsheft vor allem pflegerische Tätigkeiten ausgewählt, die in besonderer Weise **„Hand-Arbeit"** erfordern.

Weil Pflege auch Beziehungsarbeit, also **„Herz"** erfordert, werden in den Lernsituationen nicht nur pflegerische, sondern auch soziale Probleme oder emotionale Belastungen bei Patienten, Angehörigen und Pflegenden thematisiert.

Methodisch abwechslungsreiche und praxisbezogene Aufgaben zur Durchführung der Maßnahmen sorgen dafür, dass auch die **„Kopf-Arbeit"** nicht zu kurz kommt.

Das Arbeitsheft fördert so kognitive, emotionale und pflegepraktische Kompetenzen.

Die Anforderungen an eine Tätigkeit in der Pflege haben sich in den letzten Jahrzehnten stark verändert. Eines aber hat sich in vielen Einrichtungen gehalten: Die Bezeichnung „Schwester +Vorname" für weibliche Pflegekräfte. Sie stammt aus einer Zeit, in der die Pflege von Ordensschwestern verrichtet wurde. Die Bezeichnung einer Pflegekraft als „Schwester" geschieht zwar meist wertfrei und wird von manchen mit Nähe und Vertrautheit zu den Patienten assoziiert. Gleichzeitig aber festigt die „Schwester" das Klischee der fürsorglichen, dienenden Weiblichkeit der Pflege. Die Berufsbezeichnungen „Pflegefachfrau / Pflegefachmann / Pflegefachperson" stellen hingegen die Fachlichkeit eines professionellen Berufsbildes in den Vordergrund. Die **Anrede des Pflegepersonals** mit „Herr / Frau + Familienname" – wie sie auch in allen anderen Dienstleistungsberufen in Deutschland üblich ist – ist deshalb nach Ansicht von Autor und Verlag angebracht. Da die Anrede des Pflegepersonals derzeit allerdings – noch – uneinheitlich gehandhabt wird, haben wir uns in diesem Buch für einen variablen, und somit realitätsnahen Einsatz der Anredeformen entschieden.

Im Mittelpunkt der Lernsituationen dieses Buches stehen Menschen, die an Pflegesituationen beteiligt sind, z. B. Patientinnen, Klienten, Kranke, Pflegefachpersonen, Therapeutinnen oder Ärzte. Hierbei sind stets Menschen jeden Geschlechts gemeint. Zugunsten der besseren Lesbarkeit haben wir auf die parallele Nennung aller Geschlechter verzichtet.

Dr. Henrike Sappok-Laue hat mich bei der Arbeit an diesem Arbeitsheft mit wichtigen Hinweisen unterstützt. Bei ihr bedanke ich mich ganz herzlich!

Über Rückmeldungen zur Weiterentwicklung dieses Lehrwerks sind der Verlag und ich Ihnen dankbar. Wir freuen uns, wenn das Arbeitsheft einen Beitrag dazu leisten kann, häusliche, stationäre und ambulante Pflege im Unterricht so erlebbar zu machen, wie sie wirklich ist – Pflege praktisch!

Georg Frie
und der Verlag Handwerk und Technik

Inhaltsverzeichnis

Die Situation

Gleich bin ich auf der Station angekommen. Tief durchatmen. Es wird schon gutgehen. Ein bisschen Sorgen mache ich mir trotzdem. Auch wenn ich freiwillig für drei Tage ins Krankenhaus gehe. Die Arthroskopie mit Meniskusoperation ist nötig, schließlich kann ich nur noch kurze Strecken schmerzfrei gehen. Aber ich war noch nie Patient in einem Krankenhaus. Zuletzt habe ich dieses Haus betreten, am Tag an dem meine Mutter gestorben ist. Ein Gong ertönt, die Aufzugtür öffnet sich, eine künstliche Stimme sagt: „Station sieben". Ich sehe mich um. Links eilt ein weißer Kittel von einem Raum in den nächsten. Rechts schleicht ein junger Mann im Jogginganzug unsicher an Haltegriffen den Flur entlang. Ich steuere auf ein gläsernes Zimmer in der Mitte des Flures zu. Hier vermute ich das Pflegepersonal, bei dem ich mich melden soll. Ich klopfe an die Glastür. Der Mann in hellblauer Berufskleidung erschrickt und öffnet die Tür. Jedoch ohne den Blick vom Bildschirm abzuwenden. Kurzes Schweigen. Ich versuche das Gespräch zu eröffnen: „Guten Morgen, ich soll mich bei Ihnen melden, mein Name ist ..." Er unterbricht mich mit den Worten: „ Ah, Herr ... ähm ... Moment ich hab's gleich ... Sie sind sicher die Arthroskopie, warten Sie ... Herr Wehner, stimmt's? Wusste ich's doch. Kleinen Moment noch. Gehen Sie doch schon mal den Gang in diese Richtung. Sie liegen in der 47. Meine Kollegin kommt dann zu Ihnen. Ich hab nämlich gleich Feierabend. Gute Besserung!" Gute Besserung? So hatte ich mir die Begrüßung nicht vorgestellt. Na ja, Hauptsache, der Chirurg versteht sein Handwerk bei dem Eingriff heute Nachmittag. Trotzdem: Meine Sorgen sind nicht weniger geworden!

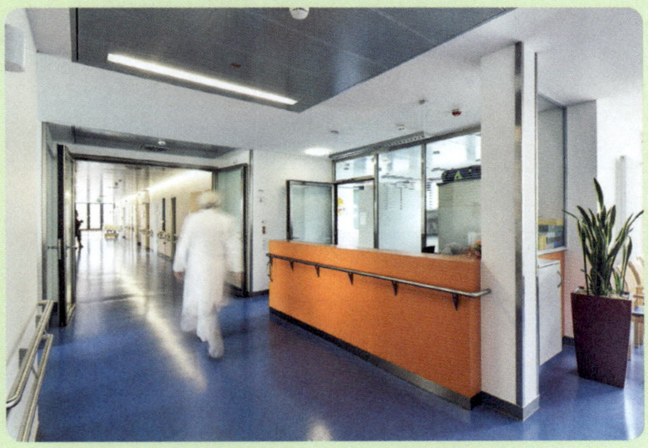

1 **Beschreiben Sie Gedanken und Gefühle von Herrn Wehner im Zusammenhang mit dem bevorstehenden Krankenhausaufenthalt.**

____

____

____

____

2 **Herr Wehner hatte sich die Begrüßung durch das Personal der Station anders vorgestellt. Stellen Sie einzelnen Verhaltensweisen und Äußerungen des Pflegefachmanns geeignete Verbesserungsvorschläge gegenüber.**

Verhalten / Äußerungen des Pflegefachmanns	Verbesserungsvorschläge

→

Verhalten / Äußerungen des Pflegefachmanns	Verbesserungsvorschläge

3 **Im Aufnahmegespräch werden Informationen erfasst, die wichtig sind für alle, die an der Versorgung eines Patienten beteiligt sind. Es kann in drei Phasen eingeteilt werden. Ordnen Sie den Phasen die jeweiligen Gesprächsinhalte zu.**

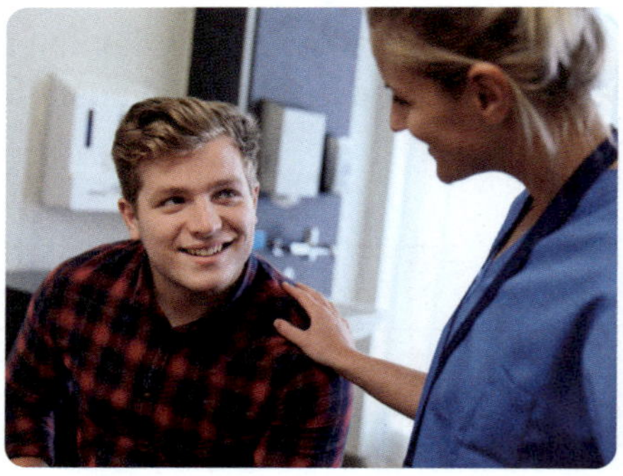

abschließende Fragen klären – Verabschiedung – Gesprächsziele klären – Probleme und Ressourcen ermitteln – Begrüßung – Unterstützungsbedarf klären – Informationen vermitteln – Vorstellung der Pflegekraft – Vertrauen schaffen – Vereinbarungen treffen

Phasen eines Aufnahmegesprächs	Inhalte und Ziele
Einleitung	

Phasen eines Aufnahmegesprächs	Inhalte und Ziele
Hauptteil	________________
Schluss	________________

4 **a) Fragetechniken können die Patientenkommunikation in Aufnahmegesprächen erleichtern und deren Verlauf positiv beeinflussen. So können relevante Informationen gezielt erfasst und gleichzeitig Vertrauen aufgebaut werden. Entscheiden Sie, ob es sich bei den folgenden Fragen um offene Fragen, geschlossene Fragen, Alternativfragen oder Suggestivfragen handelt.**

	Fragentyp
Herr Wehner, haben Sie momentan Schmerzen im Knie?	________________
Möchten Sie lieber Käse oder Aufschnitt zum Abendbrot?	________________
Ihre Frau kann Sie doch sicher am Donnerstag abholen, oder?	________________
Kann ihre Frau Sie am Mittwoch abholen oder möchten Sie, dass wir Ihnen ein Taxi bestellen?	________________
Wie geht es Ihnen heute, Herr Wehner?	________________
Machen Sie sich Sorgen wegen des Eingriffs heute, Herr Wehner?	________________

b) Formulieren Sie zu jedem Fragentyp eine weitere Frage aus Ihrem beruflichen Umfeld.

Offene Frage: ________________

Geschlossene Frage: ________________

Alternativfrage: ________________

Suggestivfrage: ________________

→

c) Beurteilen Sie die Wirkung bzw. Vor- und Nachteile der verschiedenen Fragetypen.

- Offene Fragen: ______________________________

____

- Geschlossene Fragen: ______________________________

____

- Alternativfragen: ______________________________

____

- Suggestivfragen: ______________________________

____

5 **Herr Wehner erweist sich beim Aufnahmegespräch auf der Station 7 als „unkomplizierter" Patient. Andere hingegen erweisen sich in Aufnahmegesprächen als eine echte Herausforderung für die Pflegenden. Stellen Sie in einem kurzen Rollenspiel den Beginn eines Aufnahmegespräches dar. Bearbeiten Sie dazu in Dreier-Teams eine der folgenden Szenarien:**

a) Patient hat Angst vor der Therapie. Er möchte den Aufenthalt im Krankenhaus am liebsten vorzeitig beenden.

b) Patient hält das Personal für inkompetent und unfreundlich.

c) Patient hat starke Schmerzen. Er leidet und jammert.

Ein Team-Mitglied spielt den Patienten, ein weiteres die Pflegefachkraft. Die dritte Person beobachtet das Rollenspiel und macht sich ggf. Notizen. Danach tauschen Sie die Rollen. Wenn jedes Team-Mitglied jede Rolle einmal eingenommen hat, reflektieren Sie Ihre Erfahrungen zunächst im Team, anschließend in der gesamten Lerngruppe.

Gewähltes Szenario: ______________________________

____

Notizen zum Rollenspiel: ______________________________

____

____

____

____

____

____

____

____

____

Datum:	**1.2** Menschen mit Aphasien verstehen	Lernfeld:
Name:		Fachbuchseite:

Die Situation

Gestern ging mein Aufenthalt in der Rehaklinik zu Ende. Nach dem Schlaganfall besucht mich meine Schwester Bianca heute zum ersten Mal zu Hause. Sie fragt meine Frau Petra: „Na, wann ist Frank denn gestern zu Hause angekommen?" Ich versuche eine Antwort. „U – uuu – uum – äh – um – eee – ..." Ich schaffe es nicht. Sprechversuche strengen mich extrem an. Ich habe in der Reha Handzeichen gelernt. Damit kann ich die Frage vielleicht verständlich beantworten. Gerade versuche ich es zum zweiten Mal, da entschließt sich Petra, meiner Antwort zuvorzukommen: „Um 11 Uhr war er daheim". Meine Frau muss noch lernen, geduldiger mit mir zu sein. Bianca klopft mir sanft auf den Rücken wie einem Baby, auf dessen „Bäuerchen" sie wartet, und sagt sehr laut zu mir: „Ja, ja, ja, mein lieber Frank, da bist du aber sicher froh, wieder daheim zu sein, oder? Ja, ja, ja ..." Die Antwort auf ihre Frage wartet sie gar nicht erst ab, sondern redet nun in normaler Lautstärke wieder mit meiner Frau: „Habt ihr wegen der Hilfsmittel eigentlich schon mit dem Sanitätshaus telefoniert?" Hat sie „ihr" gesagt? Wut steigt in mir auf. Auf die Krankheit und auf alle, die ich verstehe, und die gleichzeitig meinen, ich verstünde sie nicht ...

1 **Petra hat während der Reha ihres Mannes viel über verschiedene Formen der Aphasie erfahren. In den Arztbriefen der Rehaklinik ist von einer „Broca-Aphasie" die Rede. Informieren Sie sich über die verschiedenen Aphasie-Formen und ergänzen Sie die folgende Übersicht.**

Art der Sprachstörung	Typische Kennzeichen
Wernicke-Aphasie (______________ Sprachstörung)	______________ ______________ ______________
______________ (Motorische Sprachstörung)	______________ ______________ ______________
______________ ______________	Alle sprachlichen Fähigkeiten (Lesen, Schreiben, Verstehen und sich ausdrücken) sind stark betroffen. Viele benutzen häufig sinnlose Silben (z.B. „tatata") oder automatisierte Floskeln (z.B. „oh Gott, oh Gott"). Das Gesagte hat inhaltlich nichts mit dem zu tun, was der Betroffene wirklich sagen will.
Amnestische Aphasie	______________ ______________ ______________ ______________

2 **Versetzen Sie sich in die Lage von Frank. Notieren Sie aus seiner Sicht die Gedanken und Gefühle, die er in dieser Situation empfindet.**

3 **Formulieren Sie aus den folgenden Satzteilen allgemeine Regeln zur Kommunikation mit Aphasikern.**

Langsam – besonders laut zu sprechen. – Dem Betroffenen – Nur für den Aphasiker weitersprechen, – Zeit geben. – verstärkt einsetzen. – und in kurzen Sätzen sprechen. – Es ist unnötig, – Angehörige und Bekannte – unterbrechen. – wenn unbedingt nötig. – Den Aphasiker nicht – Mimik und Gestik – Keine Baby-Sprache – über die Aphasie informieren. – anwenden.

Ursachen von Aphasien

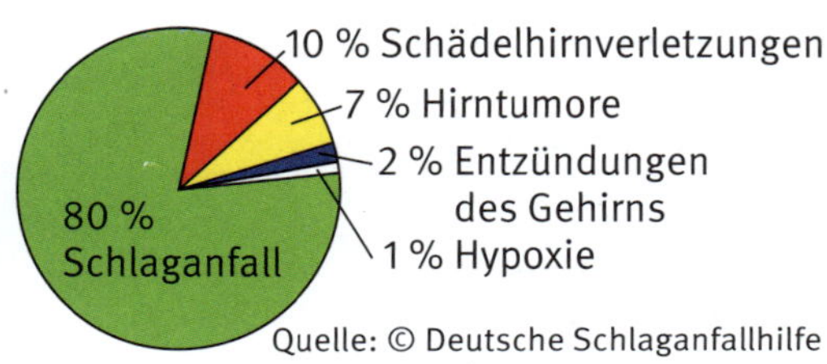

Quelle: © Deutsche Schlaganfallhilfe

Der Schlaganfall (Apoplex) ist die häufigste Ursache von Aphasien. Er ist Folge einer plötzlichen Durchblutungsstörung im Gehirn.

4 **Lösen Sie das Kreuzworträtsel zu den Themen Sprachstörungen und Schlaganfall.**

Waagerecht:
1 Sprachstörung nach abgeschlossener Sprachentwicklung
2 Ist bei Aphasien nicht eingeschränkt
3 Vollständige Lähmung einer Körperhälfte
4 Sensorische Sprachstörung

Senkrecht:
5 Die sprachlichen Fähigkeiten sind: Lesen, Schreiben, Sprechen und ...
6 Schlaganfall
7 Erleichtern die Verständigung von Aphasikern

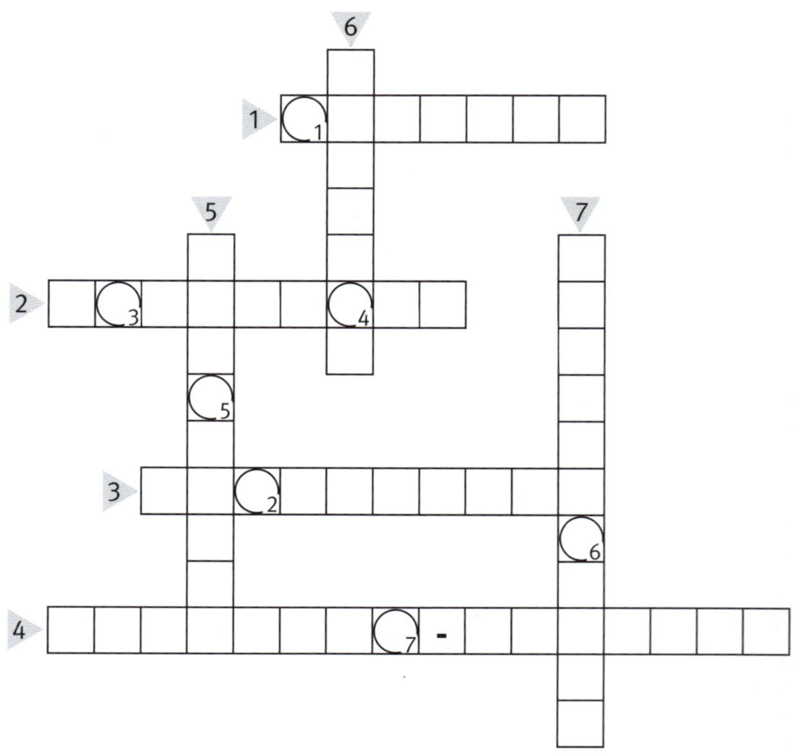

Lösungswort: | 1 | 2 | 3 | 4 | 5 | 6 | 7 |

Die Situation

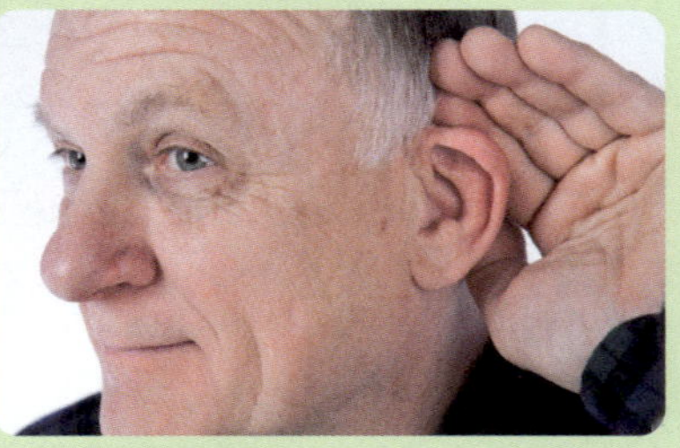

Helene: „Hubert! Huuubert!!! Mach den Fernseher leiser, das ist ja viel zu laut!“ So geht das jeden Tag. Aber irgendwie muss ich mich ja gegen die Lautstärke wehren.
Hubert: „Schrei mich doch nicht so an, Helene!“
Helene: Na bitte, jetzt tut er wieder so als hätte er mich verstanden. Mein Mann ist schwerhörig. Das fing vor ein paar Jahren an, nachdem er in Rente ging. Den ersten Arztbesuch hat er lange hinausgezögert. Hubert behauptet immer noch, da sei sicher irgendetwas im Gehörgang. Mit Wattestäbchen und allerlei anderen Gegenständen hat er neulich wieder versucht, den Gehörgang freizubekommen. Verletzt hat er sich dabei. Seitdem hat sich die Haut im Gehörgang auch noch entzündet. Ab heute soll ich ihm Ohrentropfen verabreichen.
Hubert: „Ach ja, Helene, wo du gerade davon sprichst: Wo sind eigentlich meine Ohrentropfen?“
Helene: Wie immer, was er hören will, das hört er. Hier zu Hause gibt er den Ton an, aber sonst ... Er geht kaum noch irgendwo hin. Sein Hörgerät liegt in der Schublade. „Mit so einem Klotz hinter dem Ohr gehe ich nicht vor die Tür“, sagt er. Tja, was soll ich da machen?

1 **Benennen Sie die verschiedenen Probleme, die sich aus der Schwerhörigkeit für Hubert und Helene ergeben.**

____

____

____

____

____

____

2 **Um ihrem Ehemann die Teilnahme an Gesprächen zu erleichtern, ist es wichtig, dass Helene die folgenden Hinweise beachtet. Notieren Sie dazu jeweils eine passende Begründung.**

Nicht schreien, sondern langsamer, deutlicher und eher etwas tiefer sprechen als gewohnt.

Begründung: ______________________________

An einem ruhigen Ort ohne Nebengeräusche sprechen.

Begründung: ______________________________

Ihrem Mann während des Sprechens das Gesicht zuwenden.

Begründung: ______________________________

Beim Gespräch nicht essen bzw. kauen.

Begründung: ______________________________ →

Immer von vorn auf ihren Mann zugehen.

Begründung: ___

Die eigenen Worte mit Mimik und Gestik verstärken.

Begründung: ___

3 **Helene soll ihrem Mann Ohrentropfen verabreichen. Dies geschieht in mehreren Schritten. Setzen Sie die folgenden Satzteile zu fünf Arbeitsschritten zusammen. Notieren Sie diese in der richtigen Reihenfolge.**

sich auf die Seite legen. – Tropfen nach Anweisung – auf Körpertemperatur anwärmen. – noch einige Minuten liegen bleiben. – Der Patient soll – leicht nach hinten oben ziehen. – Ohrentropfen – Seine Ohrmuschel – einträufeln. – Der Patient soll danach

___

___

___

___

___

___

___

___

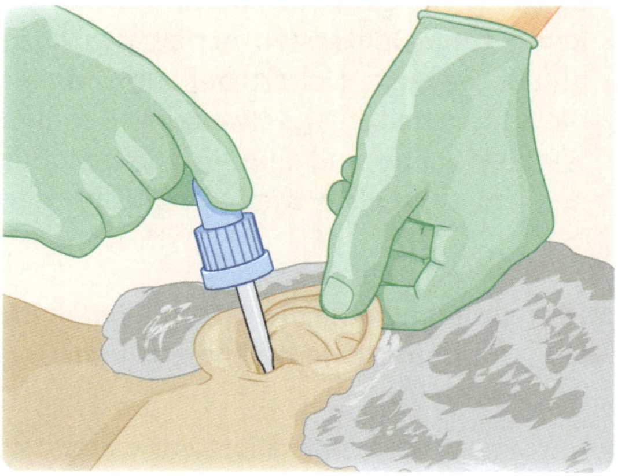

Ohrentropfen verabreichen

4 **Wenn ein Hörgerät nicht richtig funktioniert, liegt das häufig an einer leeren Batterie. Sie reicht meist für etwa ein bis zwei Wochen. Manchmal können jedoch andere Ursachen für eine Störung verantwortlich sein.**
Was sollten Helene oder Hubert in den folgenden Situationen tun?

Wenn ...	dann ...
das Hörgerät pfeift, weil das Ohrpassstück nicht richtig sitzt,	
das Gerät unangenehm zu tragen ist, weil das Ohrpassstück nicht mehr richtig passt,	
das Hörgerät zu leise ist, weil das Ohrpassstück verstopft ist,	
das Hörgerät zu leise ist, weil der Gehörgang durch Ohrschmalz verstopft ist,	

Die Situation

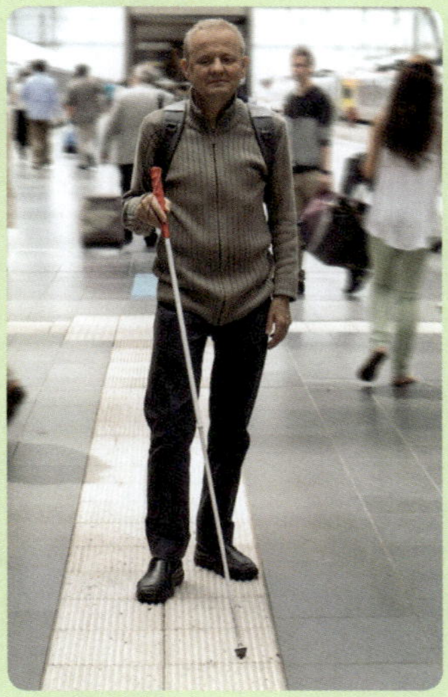

Retinitis, Diabetes, Glaukom, Makuladegeneration – mir schwirren die Worte durch den Kopf. Heute war ich mit John (54 Jahre) bei einem Workshop eines Blinden- und Sehbehindertenvereins. John ist blind. Ich nicht. Ich bin 24 Jahre alt und gehöre zu „Seeyou", einer Gruppe von Studenten, die die Bewohner einer sogenannten „Blinden-WG" in unserer Stadt unterstützen und, wenn gewünscht, auch begleiten. So wie heute zum Workshop. Meistens ist John aber allein unterwegs. Ich bewundere ihn. Mit seinem Langstock, auch Blindenstock genannt, findet er sich gut zurecht, wenn nicht gerade ein Eiscafé-Besitzer seine Stühle und Tische kreuz und quer auf dem Bürgersteig verteilt. John erkennt, ob das Gemüse das er kauft, frisch ist. Er weiß, ob er gerade mit einem 10-Euro-Schein oder einem 20-Euro-Schein bezahlt. Als ich ihn einmal auf die Probleme des Alltags ansprach und darauf, wie er sie löst, sagte er nur: „Nicht verzagen, vieles wagen". Ganz schön mutig, diese Blinden, finde ich …

1 **Stellen Sie sich die Situation vor: Sie sitzen draußen vor einem Eiscafé und beobachten, wie eine Person mit Langstock versucht, den Weg durch das Gewirr von Stühlen und Tischen auf dem Bürgersteig zu finden. Wie sollten Sie am Besten reagieren?**

____

____

____

____

____

2 **Beim Workshop des Blinden- und Sehbehindertenvereins war von vier Erkrankungen die Rede. Sie sind häufige Ursachen von Sehbehinderung oder Blindheit. Übersetzen Sie die Begriffe in die Alltagssprache.**

Retinitis: ______________________________

Diabetes: ______________________________

Glaukom: ______________________________

Makuladegeneration: ______________________________

3 **Drucken Sie das Brailleschrift-Alphabet aus dem Internet aus. Legen Sie die Übersicht vor sich auf den Tisch. Ertasten Sie nun – nur mit Blick auf die Übersicht – die Buchstaben der Brailleschrift auf einer Arzneimittelverpackung und nennen Sie anschließend den Namen des Medikaments.**

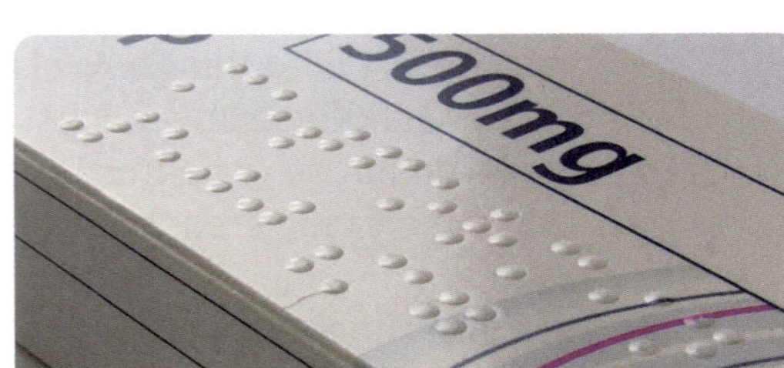

Brailleschrift auf einer Arzneimittelverpackung

4 **Was glauben Sie? Wie löst John die in der Situation beschriebenen Probleme (Eiscafé, Gemüse kaufen, mit Geldscheinen bezahlen)?**

5 **Um ihren Alltag zu bewältigen, greifen Blinde und Sehbehinderte auf ganz besondere Fähigkeiten und Ressourcen zurück. Nennen Sie mögliche Fähigkeiten und Ressourcen, die es ihnen ermöglichen, die genannten Aktivitäten durchzuführen.**

Aktivitäten (Beispiele)	Mögliche Fähigkeiten und Ressourcen von blinden Menschen und Menschen mit Sehbehinderungen
Kommunizieren können	*Sie nehmen Stimmungen und Gefühle, die hinter den gesprochenen Worten „versteckt“ sein können, viel sensibler wahr als sehende Menschen.*
Essen und trinken können	
Sich kleiden können	
Für eine sichere und fördernde Umgebung sorgen können	
Soziale Beziehungen und Bereiche sichern und gestalten können	
Mit existenziellen Erfahrungen des Lebens umgehen können	

Laut Gesetz wird Blindheit als ein Zustand definiert, bei dem das bessere Auge trotz Brille oder Kontaktlinse über höchstens 2 % der normalen Sehschärfe verfügt. Die totale Erblindung heißt Amaurose (amauros [griech.] = dunkel). Sie liegt vor, wenn die Pupillen nicht mehr auf Lichteinfall reagieren und der Betroffene keine Helligkeitsunterschiede mehr wahrnehmen kann.
Von einer hochgradigen Sehbehinderung spricht man bei einer Sehschärfe von höchstens 5 %, die mit Hilfsmitteln nicht deutlich verbessert werden kann.

Datum: ______ Name: ______

1.5 Menschen mit Schmerzen beobachten und einschätzen

Lernfeld: ______ Fachbuchseite: ______

Die Situation

„Karolin, kannst du bitte noch das Schmerz-Assessment bei Herrn Wegener machen?“ „Ja, ok“, antwortet Karolin ihrer Kollegin und holt das Tablet, das sie zur Durchführung und Dokumentation der Befragung benötigt. Karolin befindet sich in der Ausbildung zur Pflegefachfrau. Herrn Wegener kennt sie bereits aus einem ihrer ersten Praxiseinsätze. Sie war dabei, damals in der Unfallambulanz, als er eingeliefert wurde. Ein Arbeitsunfall. Das Kettenfahrwerk eines Baggers war dem jungen Mann über den linken Fuß gefahren. Die Folge: Trümmerfrakturen am Fersenbein, Sprungbein, Fußwurzel- und Mittelfußknochen. Den Unterlagen kann sie entnehmen, dass der Heilungsprozess nach mehreren Operationen zunächst zwar erfolgreich verlief. Nun aber – mehr als eineinhalb Jahre später – ist Herr Wegener Patient in der Schmerzambulanz des Krankenhauses. Er klagt seit Monaten unter anderem über einen Dauerschmerz in Fuß und Wade, welcher sich bei leichter Berührung extrem verstärkt. Außerdem haben sich Ödeme im Fußgelenk gebildet. Die Diagnose: CRPS. Davon hatte Karolin bislang nie etwas gehört. Aber sie hat sich schlau gemacht. Gut informiert macht sie sich auf den Weg zu Herrn Wegener.

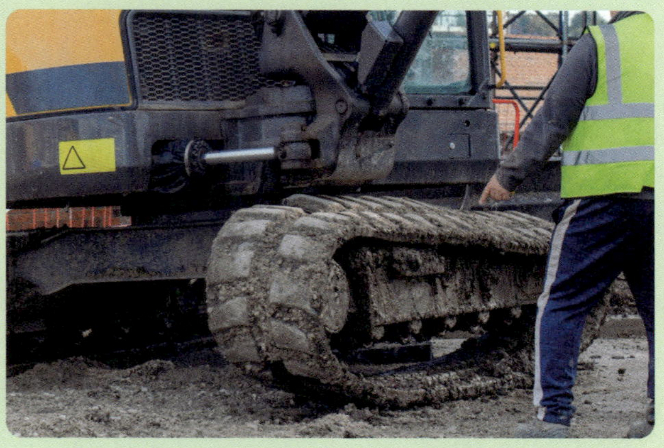

! CRPS = **c**omplex **r**egional **p**ain **s**yndrome (Komplexes regionales Schmerzsyndrom, früher als „Morbus Sudeck“ bezeichnet). Ein chronisches Schmerzgeschehen, das auf eine Verletzung von Knochen, Weichteilen oder Nerven folgt. Die Schmerzen sind auffällig stärker und länger andauernd, als es aufgrund der Verletzung zu erwarten wäre.

1 **Karolin stellt Herrn Wegener im Rahmen des Assessments Fragen zu unterschiedlichen Aspekten seiner Schmerzsituation. Notieren Sie verschiedene Aspekte und ordnen Sie ihnen jeweils eine passende Frage (a–f) von Karolin zu.**

Schmerzlokalisation	*d*	______	☐
______	☐	______	☐
______	☐	______	☐

Fragen:

a) Gibt es etwas, was Ihre Schmerzen verstärkt, Herr Wegener? Oder etwas, das Ihnen hilft, besser damit zurecht zu kommen?

b) Beschreiben Sie bitte mal Ihre Schmerzen. Wie sind sie? Bohrend, klopfend oder ziehend? Kribbelnd oder brennend?

c) Hier ist eine Schmerzskala, Herr Wegener. Wie schätzen Sie Ihren Schmerz am Fuß ein? 0 bedeutet gar kein Schmerz, 10 ist der stärkste vorstellbare Schmerz.

d) Wo genau haben Sie die Schmerzen, Herr Wegener. Zeigen Sie mal.

e) Wann haben Sie die Schmerzen? Wann kommen oder gehen sie?

f) Welche Auswirkungen haben die Schmerzen im Moment auf Ihren Alltag, Herr Wegener? Gibt es Dinge, die Sie z. B. nicht mehr tun können, wenn Sie solche Schmerzen haben?

2 **Im Zusammenhang mit der Erfassung der Schmerzintensität kommen je nach Alter und kognitiven Fähigkeiten der Patienten verschiedene Skalen zum Einsatz. Sie werden oft mit den Abkürzungen NRS, VRS und VAS bezeichnet.**

a) Erklären Sie die Bedeutung der Abkürzungen. Verbinden Sie anschließend mit Linien die Erklärungen mit den jeweils passenden Abbildungen.

<table>
<tr><th>Abkürzung</th><th>Erklärung</th><th></th><th>Abbildung</th></tr>
<tr><td>NRS</td><td>______
______
______</td><td></td><td>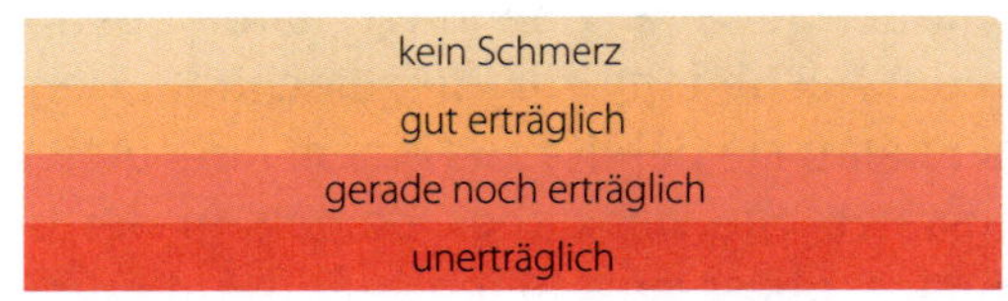

verbal</td></tr>
<tr><td>VRS</td><td>______
______
______</td><td></td><td>

visuell</td></tr>
<tr><td>VAS</td><td>______
______
______</td><td></td><td>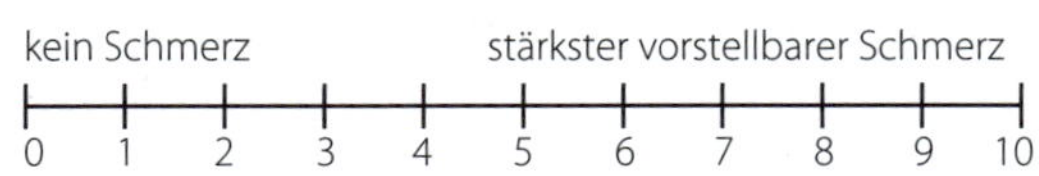

nummerisch</td></tr>
</table>

b) Welche der Schmerzintensitäts-Skalen halten Sie für die Anwendung bei Herrn Wegener für weniger geeignet? Begründen Sie.

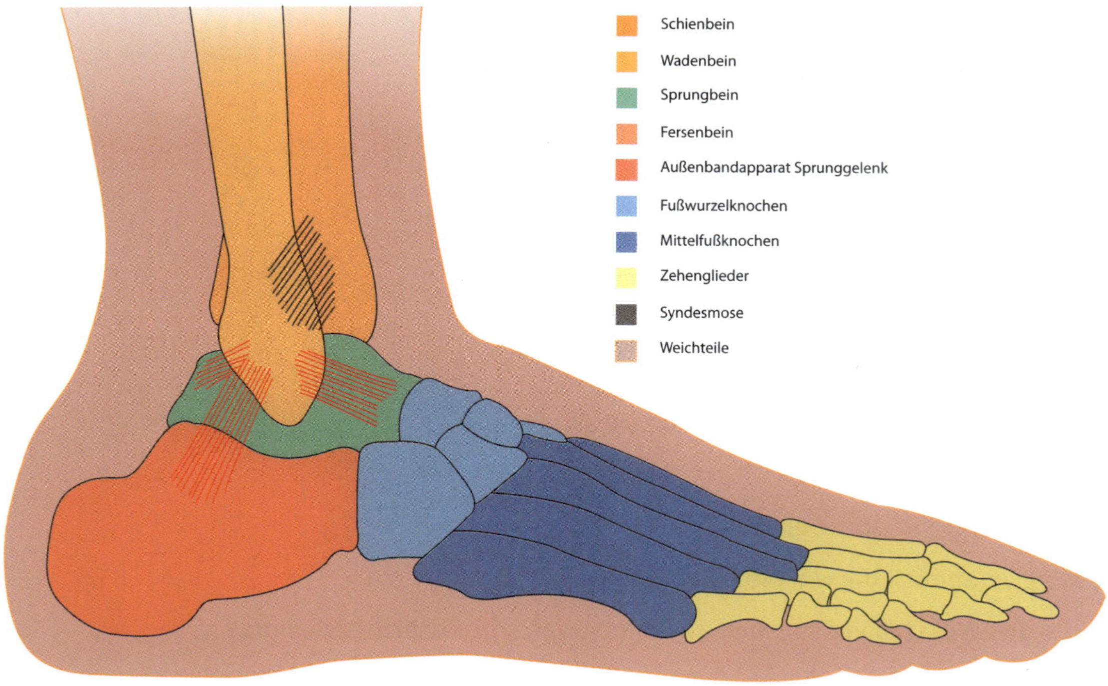

3 **Bei Herrn Wegener wurden bereits unterschiedliche Maßnahmen zur Schmerzbehandlung eingeleitet, z. B. Physiotherapie, Lymphmassage und die Beratung in Fragen der Alltagsbewältigung. Auch psychologische Beratung hat Herr Wegener bereits in Anspruch genommen, da er oftmals verzweifelt ist aufgrund der Unsicherheit, in seinen Beruf als Garten- und Landschaftsbauer zurückkehren zu können. Eine wichtige Rolle spielt für ihn die Einnahme von peripher wirkenden Schmerzmedikamenten (Analgetika). Für den Fall der Verschlechterung der Schmerzsymptomatik hat der behandelnde Schmerztherapeut auch die Einnahme zentral wirksamer Analgetika (Opioide) angesprochen.**

a) Analgetika wirken analgetisch, antiphlogistisch und antipyretisch. Erklären Sie die Bedeutung der Fachbegriffe.

analgetisch: ______________________________

antiphlogistisch: ______________________________

antipyretisch: ______________________________

b) Herr Wegener sorgt sich wegen der Nebenwirkungen von Opioiden. Notieren Sie typische Nebenwirkungen von Opioiden.

____

____

____

____

____

____

____

4 **Tragen Sie die gesuchten Begriffe in das Kreuzworträtsel ein.**

1 Fachbegriff für Einschätzung, Bewertung

2 Möglichkeiten der Schmerzerfassung: Visuell, numerisch oder ...

3 Wer „Wo tut's weh?“ fragt, interessiert sich für die ... des Schmerzes

4 Dient Patienten zur Dokumentation des Schmerzgeschehens

5 Die BESD-Skala richtet sich an Patienten mit ...

6 Mögliche Therapie zur Behandlung von Schmerzen

7 Wenn Analgetika Entzündungen hemmen, wirken sie ...

8 Hochpotentes Opioid

9 Mögliche Nebenwirkung von Opioiden

10 Fachbegriff für die Verabreichung von Medikamenten

11 Arzneimittel, die den Wirkstoff verlangsamt abgeben, tragen die Zusatzbezeichnung ...

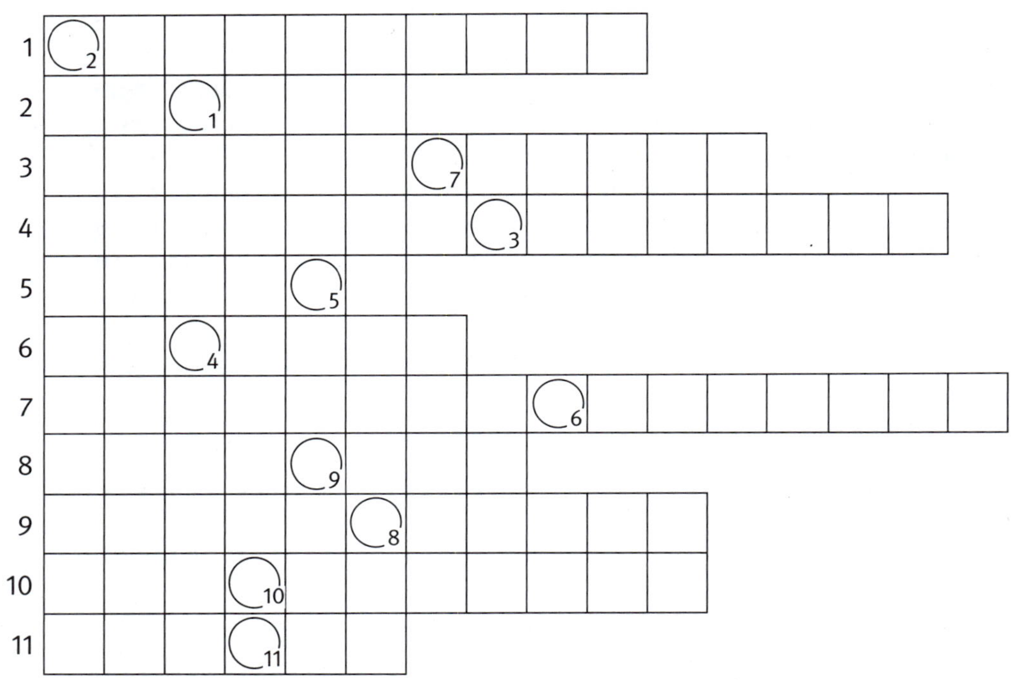

Lösungswort:

1	2	3	4	5	6	7	8	9	10	11

Datum:	# 1.6 Menschen mit Demenz betreuen	Lernfeld:
Name:		Fachbuchseite:

Die Situation

Ich habe soeben den Blutzuckerwert von Herrn Klasen gemessen. Nun bringt seine Frau ihm das Essen an den Tisch. „Bitte schön Werner, hier ist die Suppe. Guten Appetit!“ Herr Klasen rührt mit einer Gabel in der Suppe. „Ist das Brot oder Samstag? Brot oder Samstag? Samstag, ... ja, Samstag ...“ Er zerrt am Rock seiner Frau und ruft immer lauter: „Samstag! Samstaaaag...“ Mir fällt es schwer, mit solchen Situationen umzugehen. Als auszubildende Pflegefachfrau habe ich (Aylin, 23 Jahre) zwar mittlerweile Kenntnisse über Entstehung und Verlauf von Demenzerkrankungen. Und ich weiß, was im Umgang mit demenziell Erkrankten zu beachten ist. Aber in der Realität sieht die Sache manchmal anders aus. Wir vom ambulanten Dienst betreuen Herrn Klasen schon seit mehreren Jahren. Seine Frau kümmert sich aufopferungsvoll um ihren Mann und ist deshalb erschöpft. Häufig schämt sie sich für das Verhalten ihres Mannes in der Öffentlichkeit. Und für ihren Gedanken: „Soll ich ihn nicht doch besser ins Heim geben?“ Denn seit einigen Wochen erkennt er auch sie nicht mehr. Kürzlich sagte Frau Klasen zu mir: „Ein Sprichwort sagt: ‚Das Alter ist beschwerlich. Am meisten für die Jungen, die damit zu tun bekommen‘.“ Vermutlich hat sie damit Recht. Aber ich bin sicher, für die Betroffenen und ihre Angehörigen ist eine gute Begleitung und Beratung ebenso wichtig!

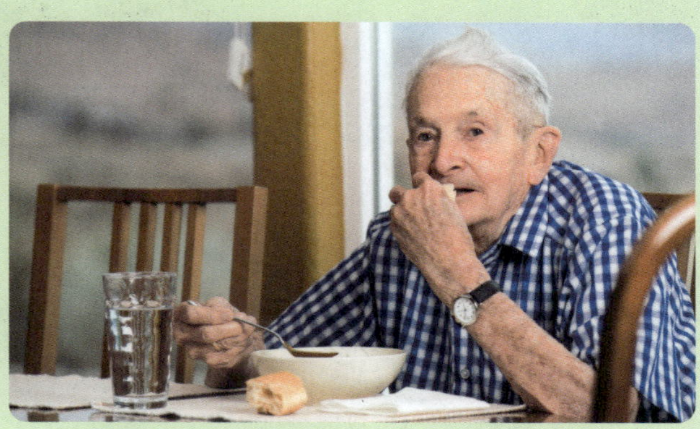

1 **Aylin sagt, sie sei über die Grundlagen der Demenz informiert. Sind Sie es auch? Streichen Sie im folgenden Text zu Ursachen und Entstehung der Demenz die fehlerhaften Aussagen durch.**

Demenz ist ein Oberbegriff für verschiedene Krankheitsformen. Sie *vermindern die Leistungsfähigkeit des Gehirns/erhöhen die Stoffwechselaktivität im Gehirn* und beeinträchtigen dadurch geistige, emotionale und soziale Fähigkeiten. Eine vorübergehende oder akute Verwirrtheit *zählt auch/zählt nicht* zu den demenziellen Erkrankungen. Über 70%/*Über 90%* aller Demenzerkrankungen entstehen durch den Untergang von Nervenzellen und Synapsen (*vaskuläre Demenz/degenerative Demenz*). In den meisten dieser Fälle handelt es sich um eine Demenz vom Alzheimer-Typ. Die zweithäufigste Ursache für Demenzen sind Durchblutungsstörungen im Gehirn durch Gefäßveränderungen (*frontotemporale Demenz/vaskuläre Demenz*). Weitere Ursachen sind das Absterben von Gehirnzellen im vorderen Hirnbereich (*frontotemporale Demenz/vaskuläre Demenz*) sowie als Folge von Morbus *Parkinson/Morbus Crohn*. Im Gegensatz zu den obengenannten Demenzformen (*sekundäre Demenzen/primäre Demenzen)* sind Demenzen, deren Ursachen in anderen Erkrankungen liegen (*sekundäre Demenzen/primäre Demenzen*) heilbar. Hierzu zählen z.B. Fehlfunktionen *der Bauchspeicheldrüse/der Schilddrüse*, Vitaminmangelerkrankungen oder *chronische Infektionen/akute Applikationen*.

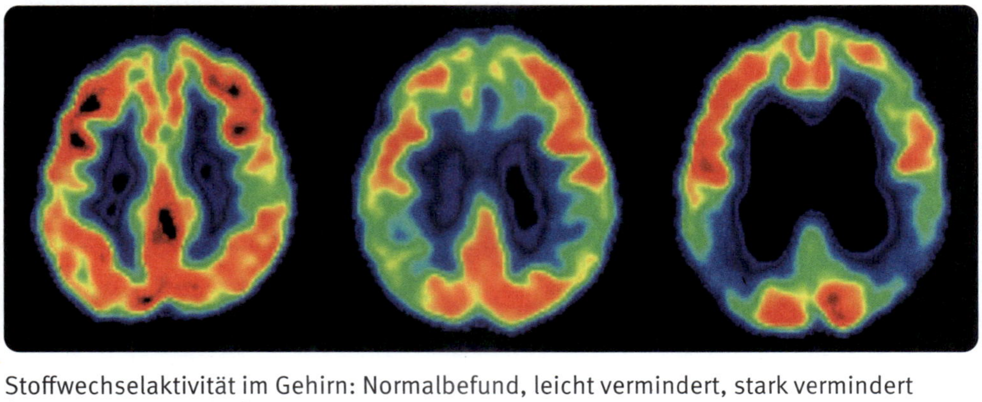

Stoffwechselaktivität im Gehirn: Normalbefund, leicht vermindert, stark vermindert (von links nach rechts)

2 **Dem behandelnden Arzt war es über mehrere Jahre gelungen, die Symptome der Alzheimer-Demenz bei Herrn Klasen abzumildern. Eine Kombination aus Antidementiva, Antidepressiva und Neuroleptika wurde individuell auf Herrn Klasen abgestimmt und regelmäßig kontrolliert und angepasst. Frau Klasen kam hierbei die wichtige Rolle zu, die regelmäßige Einnahme der Medikamente zu kontrollieren und eventuelle Wesens- und Stimmungsveränderungen ihres Mannes im Blick zu behalten.**

Ordnen Sie den drei genannten Medikamentengruppen je zwei passende Aussagen zu.

Wirken einer Antriebslosigkeit entgegen – Wirken gegen Begleitsymptome wie Wutausbrüche, Sinnestäuschungen und Unruhezustände – Werden oftmals auch bei Angst- und Zwangsstörungen eingesetzt – Steigern die Gehirnleistung – Werden auch Antipsychotika genannt – Erleichtern dadurch die Bewältigung des Alltags

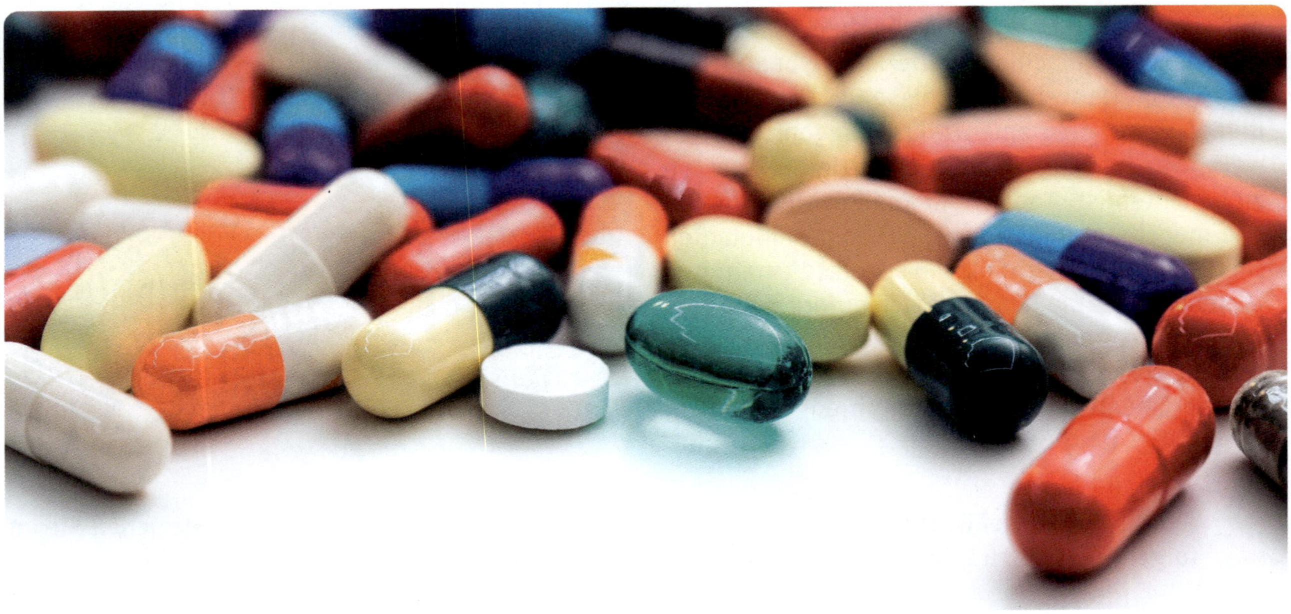

Antidementiva ______________________________

____

____

Antidepressiva ______________________________

____

____

Neuroleptika ______________________________

____

____

____

3 **Neben Medikamenten wurden bei Herrn Klasen weitere Formen zur Therapie der Demenz angewendet. Dadurch konnten Wohlbefinden und Selbstständigkeit lange erhalten bleiben. Beschreiben Sie mit wenigen Worten deren Ziele bzw. positive Auswirkungen.**

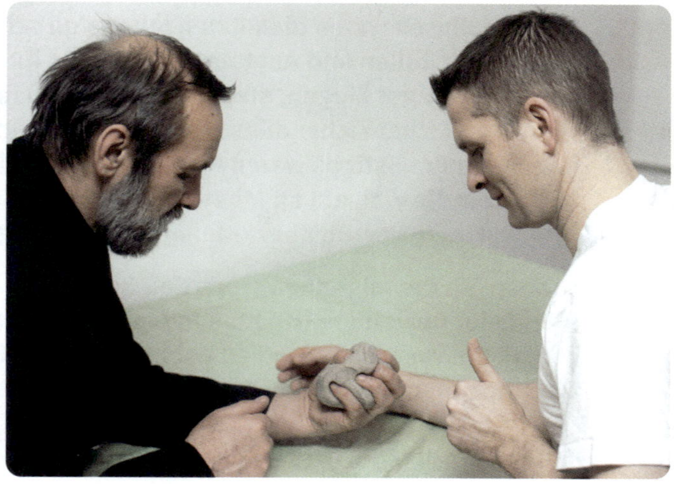

Ergotherapie

Therapieform	Ziele, Auswirkungen
Ergotherapie	
Aktivierung und Bewegungstherapie	
Kreative Methoden	
Validation	
Erinnerungstherapie	
Snoezelen und Aromatherapie	

4 **Für Frau Klasen waren die letzten Jahre eine schwere Zeit. Nach und nach änderten sich die gewohnten Rollen und Aufgaben für sie und ihren Mann in Familie und Partnerschaft. Die klugen und weniger klugen, stets gut gemeinten Ratschläge Anderer („Glaub mir, das Leben geht weiter!", „Es hat sicher alles seinen Sinn!") halfen ihr und ihrem Mann oft nicht weiter. Auch die folgenden Praxistipps waren nicht alle für Familie Klasen passend. Sie geben aber einen Überblick über die Vielzahl an Möglichkeiten, die veränderte Situation aus der Sicht von Angehörigen bzw. Partnern von Demenzkranken aktiv mitzugestalten.**

Ordnen Sie die folgenden Tipps den Bereichen Pflege der Beziehung (B), Kommunikation (K) oder Entlastung von Angehörigen (E) zu. Tragen Sie vor jeden Tipp den entsprechenden Buchstaben ein. Übertragen Sie anschließend die Tipps thematisch geordnet in Ihre Unterlagen.

☐ Nehmen Sie (negatives) Verhalten Ihres Partners nicht persönlich.

☐ Äußerungen bei Bedarf in gleicher Weise wiederholen.

☐ Akzeptieren Sie die Welt und Wirklichkeit des Erkrankten.

☐ Stellen Sie einen Antrag auf Begutachtung der Pflegebedürftigkeit bei der Pflegekasse bzw. privaten Pflegeversicherung um Leistungen aus der Pflegeversicherung zu erhalten.

☐ Haben Sie den Mut, von möglichst vielen Menschen jeweils kleine Unterstützungen einzufordern, z.B. Hilfe bei Einkäufen, Gartenarbeit etc.

☐ Sprechen Sie den Erkrankten von vorne an und halten Sie Blickkontakt.

☐ Sprechen Sie frühzeitig miteinander über Wünsche und Vorstellungen zum Leben im Alter.

☐ Beziehen Sie Ihren Partner in Gespräche ein.

☐ Langsam und deutlich, jedoch nicht lauter als gewöhnlich sprechen.

☐ Verfassen Sie so früh wie möglich Vollmachten, Betreuungs- und Patientenverfügung.

☐ Kurze Sätze mit nur einer Aussage formulieren, dabei Ironie und Kindersprache vermeiden.

☐ Nutzen Sie Informations- und Beratungsangebote der Pflegekasse bzw. privaten Pflegeversicherung des Erkrankten sowie örtlicher Pflegeberatungsstellen oder der Compass Private Pflegeberatung.

☐ Achten Sie auf Ihre persönliche Belastungsgrenze.

☐ Kommunizieren Sie vermehrt über Mimik und Gestik, Berührungen und Handlungen.

☐ Nehmen Sie sich Zeit für eigene Hobbys.

☐ Informieren Sie Familie, Freunde und das direkte Umfeld frühzeitig über die Demenz Ihres Partners.

☐ Behalten Sie Alltagsrituale bei.

☐ Tauschen Sie sich mit anderen Menschen aus, die in ähnlichen Situationen sind, z. B. in Selbsthilfegruppen.

! Halten Sie sich zu aktuellen Entwicklungen zum Thema Demenz auf dem Laufenden. Informationen finden Sie z. B. auf www.deutsche-alzheimer.de; www.wegweiser-demenz.de; www.bmg.bund.de.

5 **Nicht nur Herr Klasen hat sich nach und nach von seinem sozialen Umfeld entfernt. Auch seine Frau stellt fest, dass ihre sozialen Kontakte mit der Zeit nachlassen, je weiter die Demenz ihres Mannes voranschreitet. Seit ihr Mann eines Tages in der Porzellanabteilung eines Kaufhauses uriniert hat, geht sie mit ihm nur noch selten vor die Tür.**

Für Angehörige ist es schwer, den Alltag einerseits wie gewohnt, andererseits mit genügend Orientierung und Sicherheit für den Betroffenen zu gestalten. Notieren Sie Maßnahmen, Tipps und Hinweise zur Alltagsgestaltung für Menschen mit Demenz in folgenden Bereichen:

Miteinander unterwegs sein: ____________________

____

____

Mit Inkontinenz umgehen: ____________________

____

____

Für Vertrautheit sorgen: ____________________

____

____

Für Ruhe und Schlaf sorgen: ____________________

____

____

Essen und Trinken: ____________________

____

____

____

____

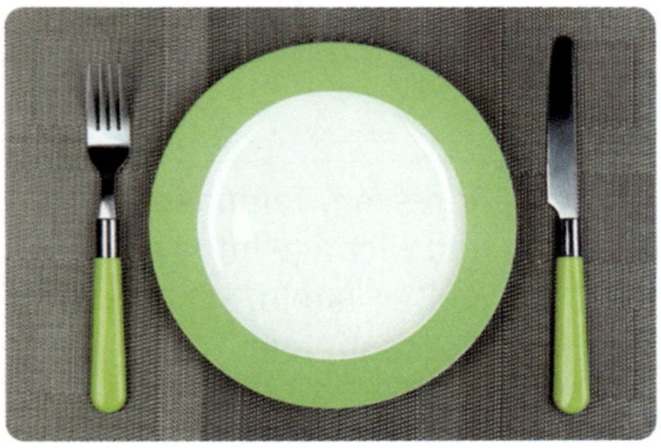

Für Abgrenzung/Rückzugsräume Angehöriger sorgen: ____________________

____

____

Auf Krankenhausaufenthalt vorbereiten: ____________________

____

____

6 **Frau Klasen musste im Laufe der Zeit die gemeinsame Wohnung mehr und mehr den Erfordernissen der Demenz ihres Mannes anpassen. Zunächst nur wenige kleine Veränderungen, später jedoch immer mehr. Meine Kollegin hat sie deshalb in mehreren Gesprächen ausführlich zum Thema Wohnraumanpassung beraten. Hier ist eine Auswahl guter Hinweise und Ideen dazu.**

Lesen Sie die Hinweise und ordnen Sie sie drei verschiedenen Bereichen der Wohnraumgestaltung zu. Wählen Sie für jeden Bereich eine Farbe. Schraffieren Sie anschließend alle Hinweise in der jeweils passenden Farbe.

- gefährliche Gegenstände (Medikamente, Reinigungsmittel, scharfe Messer, Fön etc.) sicher verwahren
- Wichtige Gegenstände (Telefon, Brille etc.) gut erkennbar auf einfarbigem Untergrund platzieren
- Gegenstände und Möbel am gewohnten Platz belassen
- Stolperfallen beseitigen (Kabel, lose Teppiche)
- Helle Beleuchtung (auch in Wohnraumecken), lichtgebende Bewegungsmelder
- Lifter, Duschsitz, Handläufe und Haltegriffe
- Räume mit großen, einfachen Schildern/Schriftzügen kennzeichnen
- evtl. Spiegel abhängen
- evtl. abschließbare Fenster
- heller Bodenbelag
- Wassermelder und -regulatoren
- Adressen, Termine und wichtige Infos auf großen Tafeln/Schildern notieren
- rutschfester Boden
- Herdsicherung und Rauchmelder installieren

Bereiche der Wohnraumgestaltung	Farbe
Stürze und Verletzungen vermeiden	
Badezimmer gestalten	
Für Ordnung und Orientierung sorgen	

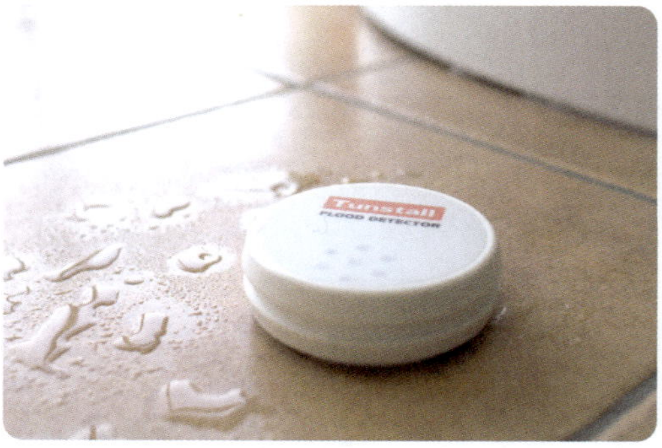

Wassermelder im Bad

handwerk-technik.de

Datum: ______
Name: ______

1.7 Kinder mit Down-Syndrom unterstützen

Lernfeld: ______
Fachbuchseite: ______

Die Situation

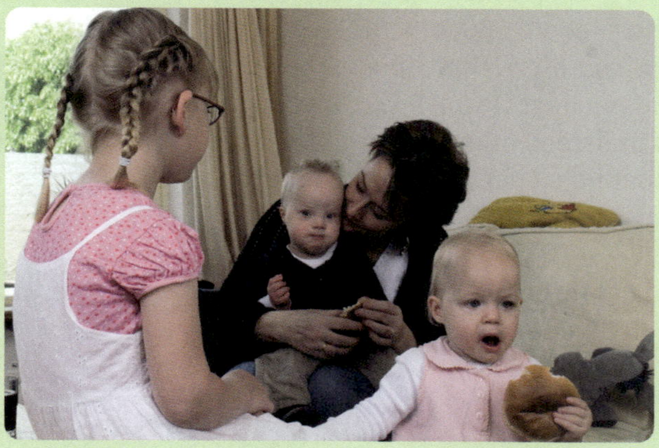

„Ich muss Ihnen etwas sagen." Die Stimme des Arztes klang unsicher, da wusste ich schon: Jetzt kommt was Schlimmes. Dabei hatte ich Jan direkt nach der Geburt doch noch gesehen. Alles war normal. „Ich glaube, Ihr Kind hat Trisomie 21, besser bekannt auch als Down-Syndrom. Sagt Ihnen das was?"

Die Wochen nach der Geburt waren voller Zweifel und Ängste. Was würde Jan in seinem Leben alles nicht können? Ich dachte: „Ab jetzt werde ich fremdbestimmt. Mein Leben ist gelaufen, bevor es richtig angefangen hat. Warum trifft es gerade mein Kind? Bestimmt werden Jan und ich auf der Straße von allen immer komisch angeguckt. Dabei will ich doch auffallen, wo und wie ich es möchte und nicht überall und unangenehm."

Mein Jan war ja noch so klein. Aber er hatte eine Behinderung und das konnte und wollte ich zunächst nicht akzeptieren. Mein Mann und ich führten viele Gespräche mit der „Lebenshilfe" und Elterninitiativen, mit Menschen, die unsere Sorgen kennen. Heute sind wir mit Jan genauso glücklich wie mit seinen älteren Schwestern. Die „mussten" immer alles können. Jan nicht.

Dank Sven, einem Helfer vom Bundesfreiwilligendienst (BFD), der uns zeitweilig unterstützt, können wir unsere Zeit und Aktivitäten etwas flexibler planen. Sven ist gut informiert und geht liebevoll auf Jan ein. Manchmal möchte ich den Menschen, die Jan nicht so gut kennen, am liebsten sagen: „Schaut auf die Stärken von Jan! Vertraut auf das was er kann. Wenn er genügend Lernangebote hat, werdet ihr staunen, wie er sich noch entwickeln kann ..."

1 **Beschreiben Sie die Gedanken von Jans Mutter. Entschlüsseln Sie dazu die Bedeutung folgender Textstellen:**

Alles war normal. ______

______

Ab jetzt werde ich fremdbestimmt. ______

______

______

Warum trifft es gerade mein Kind? ______

______

Ich will nicht überall und unangenehm auffallen. ______

______

Die „mussten" immer alles lernen können. Jan nicht. ______

______

Menschen mit Down-Syndrom (benannt nach John Langdon-Down, engl. Arzt, 1828–1896) haben 47 statt 46 Chromosomen in jeder Körperzelle. Das Chromosom mit der Nummer 21 ist dreimal (statt zweimal) vorhanden. Daher auch die Bezeichnung „Trisomie 21" (Tri [lat.] = drei). Die Chromosomenveränderung entsteht aufgrund eines Fehlers bei der Zellteilung während der Bildung der Ei- oder Samenzellen oder auch bei den ersten Teilungen der befruchteten Eizelle. Bei etwa jedem 500. erwarteten Kind in Deutschland liegt eine Trisomie 21 vor. Für 25-jährige Mütter liegt die Wahrscheinlichkeit ein Kind mit Down-Syndrom zu bekommen bei 0,1 %. Bei 48-jährigen liegt sie bei 9 %. Obwohl die ärztliche Vermutung eines Down-Syndroms nach der Geburt meistens stimmt, werden bei Verdacht Zellen aus dem Blut untersucht, um das Chromosomenbild sicher beurteilen zu können.

2 **Informieren Sie sich ausführlich über das Down-Syndrom und beantworten Sie danach die folgenden Fragen stichwortartig.**

Ist das Down-Syndrom heilbar?

____

____

Ist das Down-Syndrom vererbbar?

____

____

Welche körperlichen Auswirkungen bringt die Chromosomenveränderung häufig mit sich?

____

____

____

Besuchen Kinder mit Down-Syndrom die gleichen Kindergärten und Schulen wie ihre Altersgenossen?

____

____

____

____

Können Menschen mit Down-Syndrom einer geregelten Arbeit nachgehen?

____

____

____

____

____

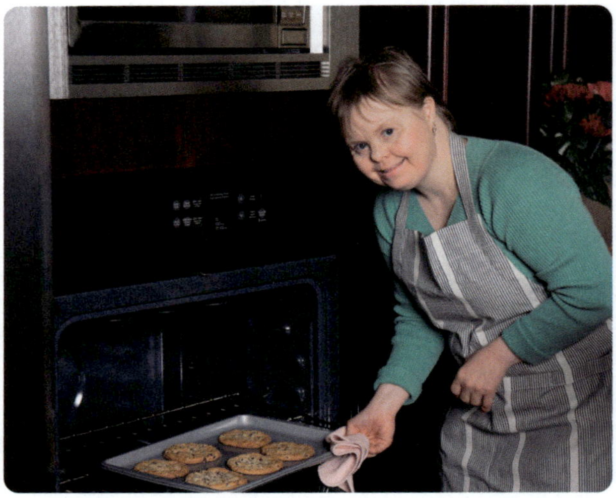

Integration am Arbeitsplatz

____

3 **Der BFD'ler Sven hat in der gemeinsamen Zeit mit Jan gelernt, nicht so sehr dessen Einschränkungen, sondern vor allem seine Fähigkeiten zu erkennen. Einige Grundsätze zur Förderung von Kindern mit Down-Syndrom findet er besonders wichtig. Notieren Sie diese, indem Sie die folgenden Wörter in die richtige Reihenfolge bringen.**

- vielfältige Es gibt Menschen mit Förder- und Therapiemöglichkeiten für Down-Syndrom.
- der Geburt kurz sollte schon nach Frühförderung einsetzen.
- ist Anfang an von Krankengymnastik wichtig.
- Fähigkeiten müssen Grob- und geübt feinmotorische werden.
- Kinder Die sollten der Bewegung empfinden, damit Freude an sie motiviert zu sind, aktiv bleiben.
- Behandlung vielen nutzt Eine logopädische Kindern.
- hilft den Kindern, wenn mit sie gemeinsam spielen und ohne Behinderung lernen gleichaltrigen Kindern Es können.

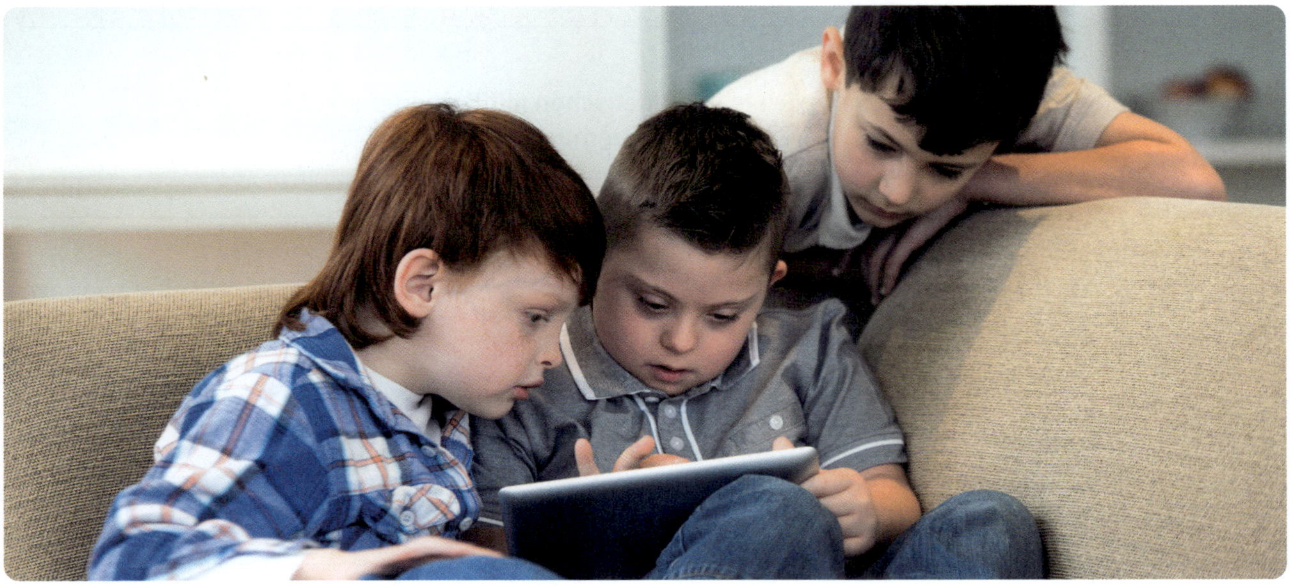

Gemeinsames Spielen und Lernen

4 **Sven hat die Aufgabe, die Mitarbeiter seiner Dienststelle über die verschiedenen Facetten des Down-Syndroms zu informieren. Er soll vor allem die Besonderheiten der motorischen, sprachlichen und sozialen Entwicklung von Menschen mit Down-Syndrom beschreiben.**
Erstellen Sie für Sven eine tabellarische Informationssammlung zu diesem Thema.

Motorische Entwicklung	Sprachliche Entwicklung	Soziale Entwicklung

5 **Viele Menschen sind unsicher, wie sie über Menschen mit Behinderungen sprechen sollen. Bewerten Sie die folgenden Ausdrucksweisen.**

„Behinderte“ ______

„Menschen mit Behinderungen“ ______

„Menschen mit Behinderungserfahrung“ ______

Datum: ______________________ Name: ______________________

2.1 Hygieneregeln und Arbeitssicherheit beachten

Lernfeld: ______________ Fachbuchseite: ______________

Die Situation

Nina: „Ich hab' gedacht ich spinne! Kai hat doch heute mit seinem Praktikum hier bei uns im Krankenhaus angefangen. Vorhin kam er ins Stationszimmer und fragte nach einer Schüssel für Wasser, um den Fußboden vor dem Bett von Herrn Weber sauber zu machen. Der hatte sich übergeben. Ich sagte zu ihm: ‚Wasser? Schon mal was von Desinfektion gehört?' Na ja, Praktikanten ..."

Kezban: „Du hast ja recht, war wirklich nicht so clever von ihm. Aber wir sind examinierte Fachkräfte. Du hättest ihm ja auch sagen können, wie es richtig geht und warum. Der arme Kai kam sich sicher ziemlich blöd vor, oder?"

Nina: „Kann schon sein, ging mir aber damals auch so, als ich Praktikum gemacht habe. Du hättest den mal sehen müssen, wie der nachher aussah – seine Jeans und das T-Shirt waren total vollgekleckert. Auch die Hände und sein Armband. Hinterher hab' ich ihm gezeigt, wo die Handschuhe für solche Fälle sind und ihm ein paar Spritzer Desinfektionsmittel auf die Hände gegeben."

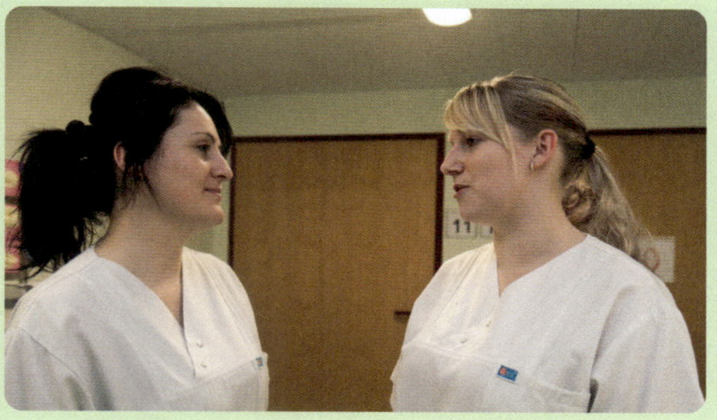

1 **Der Praktikant Kai hat offensichtlich verschiedene Vorschriften zur Hygiene und Arbeitssicherheit nicht beachtet. Notieren Sie stichwortartig seine Fehler.**

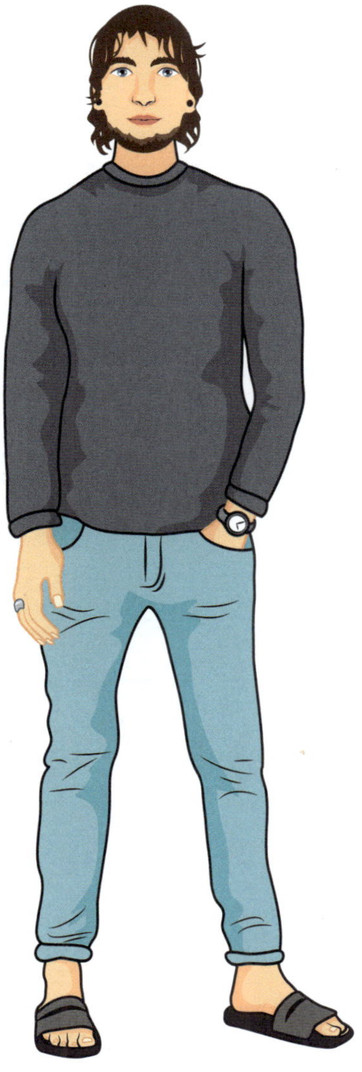

2 Als Kezban am nächsten Tag mit Kai spricht, sagt sie ihm, dass sie Ninas Verhalten nicht in Ordnung fand. Die beiden diskutieren darüber, was sich Praktikanten und Mitarbeiter voneinander wünschen. Stellen Sie die Erwartungen einander gegenüber.

Praktikanten erwarten von Mitarbeitern, dass sie ...	Mitarbeiter erwarten von Praktikanten, dass sie ...

3 Im weiteren Verlauf des Gesprächs informiert Kezban Kai über die Bedeutung der Hygiene in Pflegeeinrichtungen.
Nennen Sie Gründe, warum die Gefahr von Infektionen in Pflegeeinrichtungen für Patienten und Mitarbeiter (z. B. Kai) besonders hoch ist.

4 Notieren Sie für Kai die korrekte Vorgehensweise, um den Fußboden vor Herrn Webers Bett zu reinigen.

5 **Infektionen können auf unterschiedlichen Wegen stattfinden. Von welchem Infektionsweg spricht man in der Einstiegssituation?** ______________________

____

6 **Ordnen Sie den folgenden Aussagen den jeweiligen Hygienebereich A, B oder C zu: Persönliche Hygiene (A), Arbeitskleidung (B), Schutzkleidung (C).**

☐ für Tätigkeiten mit erhöhter Infektionsgefahr

☐ einheitliches Erscheinungsbild der Mitarbeiter signalisiert Professionalität

☐ sollte hell sein

☐ Haare zusammenbinden/hochstecken

☐ Fingernägel kurz schneiden

☐ ☐ muss vom Arbeitgeber zur Verfügung gestellt werden

☐ muss bei mind. 60 °C waschbar sein

☐ Handschuhe, Mund- und Nasenschutz sowie Einmal-Schutzschürzen/-kittel gehören dazu

☐ Schmuck bei der Arbeit ablegen

> **!** Tattoos und Piercings sind beliebt. 24 % aller Deutschen tragen mindestens 1 Tattoo, 14 % mehrere. Und 33 % aller Deutschen tragen 2 oder mehr Piercings. Pflegekräfte sollten wissen, dass manche Patienten und Bewohner Personal mit Piercings, Tätowierungen oder auffälligem Modeschmuck ablehnen, ohne den wahren Grund zu nennen. Auch starkes Parfum/Deo und extreme Frisuren sind in der Pflege eher unangebracht.

7 **Kurz vor Feierabend schaut sich Kai den Hygieneplan der Station sowie verschiedene Behälter für Flächen- und Händedesinfektionsmittel an. Er stößt dabei auf viele Fachbegriffe. Verbinden Sie diese durch Linien mit den jeweils passenden Erklärungen.**

fungizid	tötet Bakterien ab
bakteriostatisch	tötet Viren ab
aseptisch	macht Bakterien inaktiv
infektiös	ist keimfrei
viruzid	ist keimarm (z. B. durch Desinfektion)
steril	ist keimfrei (z. B. durch Sterilisation)
antiseptisch	ist ansteckend, enthält Erreger
bakterizid	tötet Pilze ab

8 **Wie beurteilen Sie das Verhalten von Nina gegenüber Kai in der beschriebenen Situation (S. 29)? Begründen Sie Ihre Meinung.**

9 **Ordnen Sie den Abbildungen a) bis d) die jeweils passende Beschreibung zu:**
Fläche nach der Sterilisation – Fläche nach dem Abwischen/feuchte Reinigung – normale Fläche mit Mikroorganismen – Fläche nach der Desinfektion

a)

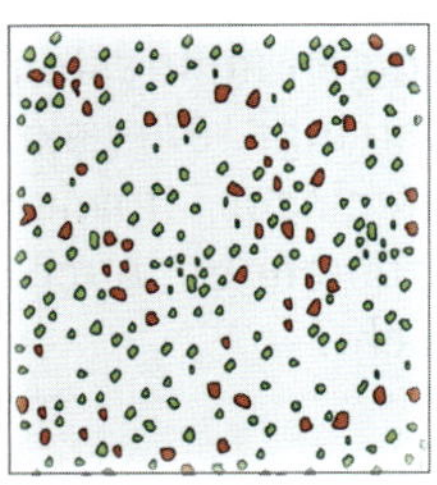

b)

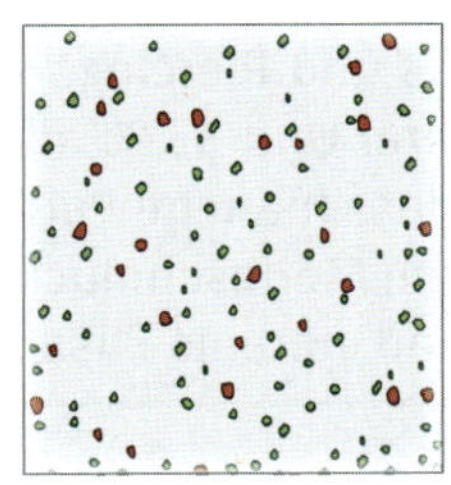

c)

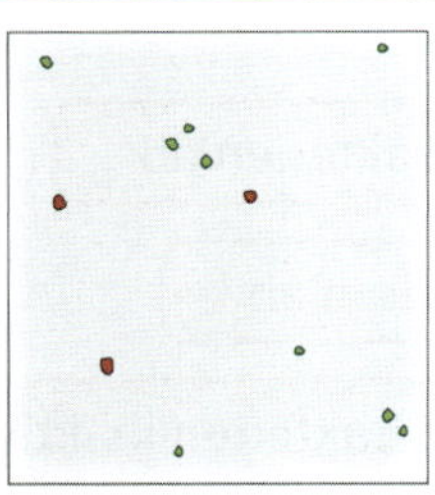

d)

Datum: ______________________

Name: ______________________

2.2 Maßnahmen zur Händehygiene durchführen

Lernfeld: ______________

Fachbuchseite: ______________

Die Situation

Kai (siehe Situation S. 29) achtet in den nächsten Tagen seines Praktikums zunehmend darauf, die Hygiene nicht zu vernachlässigen, wenn er bei Pflegehandlungen hilft. Ihm ist durch die Gespräche mit Kezban bewusst geworden, wie wichtig die Einhaltung von Hygienevorschriften für ihn und die Patienten ist. Am Abend erzählt er seiner Freundin, dass er sich am heutigen Tag mindestens 50 Mal die Hände desinfiziert hat. Die hat dafür allerdings wenig Verständnis: „Bist du krank? Was soll das?“
Kai antwortet: „Überleg’ doch mal, wen und was ich im Laufe eines Tages auf der Station alles anfasse ...“

1 **Notieren Sie verschiedene Beispiele für Händekontakte in der Pflegearbeit.**

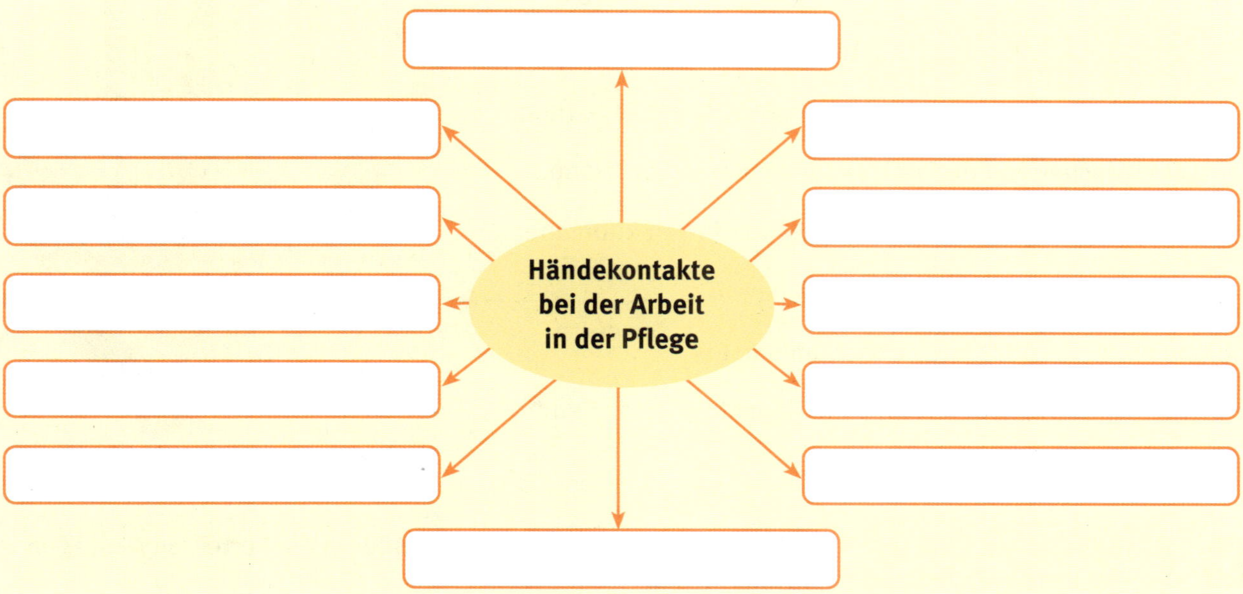

2 **Kai erzählt seiner Freundin daraufhin, dass Kezban ihm heute genauer erklärt habe, was es mit dem Händewaschen und der Händedesinfektion auf sich hat. Ergänzen Sie den Text mit den folgenden Wörtern:**

Menge – Krankheitserreger – Schadstoffe – Bereiche – Einwirkzeit – Seife – verringert – Einmalhandtücher – Händedesinfektion – Umgebung – beseitigt – Flüssigseife – Händewaschen – Pflegecreme

„Im Alltag zu Hause waschen wir uns die Hände mit Wasser und ______________, reinigen die Fingernägel – fertig. Das reicht normalerweise. Mögliche ______________________ an den Händen werden dadurch ____________________, allerdings nicht ____________________. Man kann also immer noch Erreger weitergeben. In der Pflege ist es wichtig, die Zahl der Erreger an den Händen möglichst gering zu halten. Aus diesem Grund benutzen wir z. B. keine Seifenstücke und Stoffhandtücher, sondern ____________________ aus einem Spender, den man mit dem Ellenbogen bedient, und ________________________.

→

Ich halte mich an folgende Regeln: ______________ vor Arbeitsbeginn, nach dem Besuch der Toilette, bei sichtbaren Verschmutzungen und nach Arbeitsende. In allen anderen Situationen ist die ______________ wirksamer und hautverträglicher als das Waschen mit Wasser und Seife. Also Hände desinfizieren vor und nach jedem Patientenkontakt, vor Tätigkeiten die Keimfreiheit erfordern, nach dem Kontakt mit eventuell infektiösem Material und nach dem Kontakt mit der direkten ______________ des Patienten.

Wasser lässt die Hornschicht der Haut beim Hände waschen aufquellen und entfettet die Haut. Die Hände werden dadurch rau, schuppig und anfällig für ______________. Ein Handekzem ist die Folge. Zum Schutz meiner Haut benutze ich daher vor und nach der Arbeit, vor Pausen und vor Kontakt mit wässrigen Lösungen eine ______________. Alkoholische Desinfektionsmittel enthalten Pflegesubstanzen und schädigen die gesunde Haut nicht. Ein bisschen Händedesinfektionsmittel auf die Hand, einreiben und fertig – so funktioniert Händedesinfektion aber nicht. Du musst unbedingt eine ausreichende ______________ und ______________ beachten und alle ______________ der Hände mit dem Mittel erreichen."

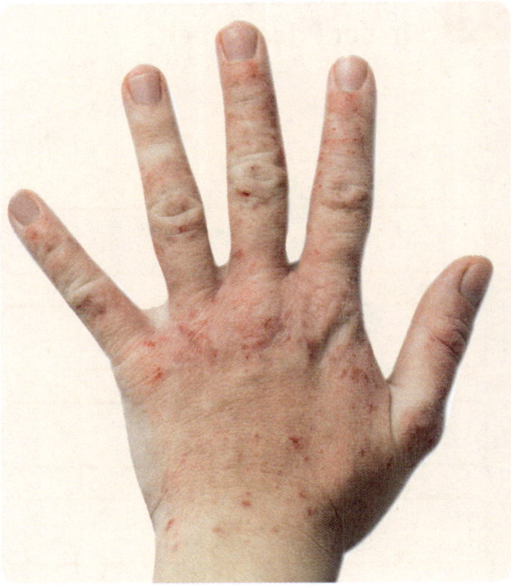

Handekzem

3 **Hände waschen – so geht's richtig: Ordnen Sie den folgenden Bildern die korrekten Aussagen zu. Nummerieren Sie entsprechend von 1 bis 4.**

1. 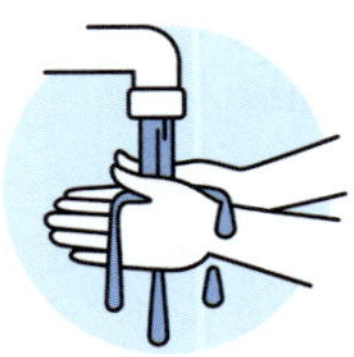	☐ Hände auch zwischen den Fingern gründlich ...	☐ nass machen.
2. 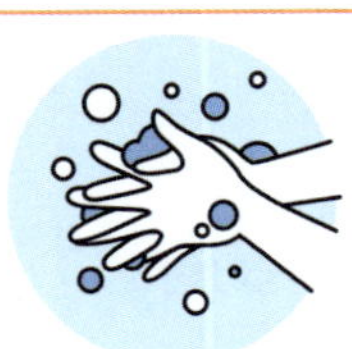	☐ Seifenschaum unter fließendem Wasser ...	☐ einseifen.
3. 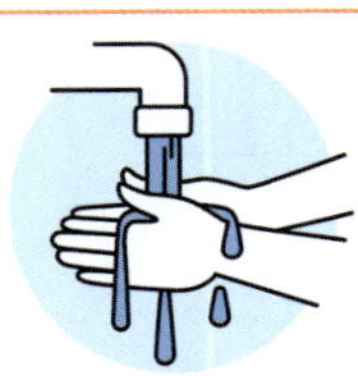	☐ Hände mit einem sauberen (Papier-)Tuch ...	☐ abspülen.
4. 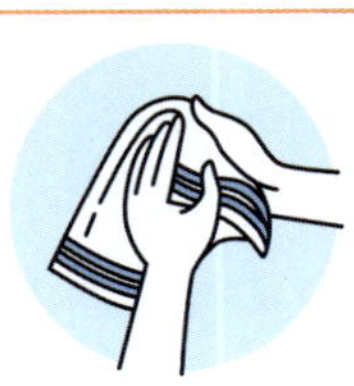	☐ Hände unter fließendem Wasser ...	☐ abtrocknen.

4 **Kezban erklärt Kai das Vorgehen bei der sogenannten „eigenverantwortlichen Händedesinfektion“: „Es ist wichtig, beide Hände vollständig zu benetzen. Dazu sind reichlich Desinfektionsmittel und eine gute Einreibetechnik erforderlich. Die Einreibedauer beträgt etwa 30 Sekunden. Du musst ca. 3–5 ml Händedesinfektionsmittel in deine Hand geben, damit alle Bereiche der Hände richtig nass sind und beim Einreiben nicht trocken werden.“**
„Die wenigen Spritzer von Nina haben neulich also sicher nicht ausgereicht“, bemerkt Kai. „Nein, sicher nicht“, bestätigt Kezban. „Beachte beim Einreiben die beiden Bilder, die neben den Desinfektionsmittelspendern hängen. Und bei dem Test mit der Fingerfarbe hast du deine persönlichen Desinfektionslücken kennengelernt. Auch die musst du bei der eigenverantwortlichen Einreibemethode besonders berücksichtigen.“

Kai soll bei der Händedesinfektion die folgenden Abbildungen beachten. Erklären Sie, worauf die beiden Bilder hinweisen.

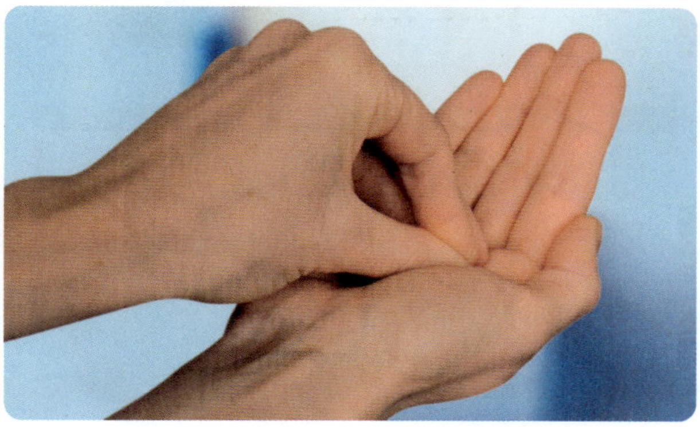

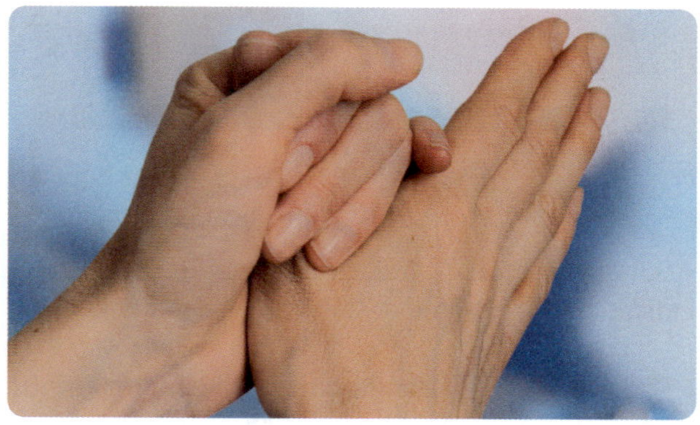

© Bode Chemie Hamburg www.bode-chemie.com

____

____

____

____

____

____

____

____

____

____

! Die Desinfektion der Hände in sechs Schritten nach der Europäischen Norm EN 1500 ist ebenfalls möglich.
Aktuelle Studien zeigen jedoch, dass die in Aufgabe 4 dargestellte eigenverantwortliche Einreibemethode (unter besonderer Berücksichtigung von Daumen, Fingerkuppen und individuellen Schwachstellen) der 6-Schritt-Methode im Ergebnis weit überlegen ist.
Außerdem hat sich gezeigt, dass die relativ komplizierte 6-Schritt-Methode auch von Fachkräften aus dem Gedächtnis heraus meist nicht korrekt durchgeführt wird.
(www.awmf.de → Leitlinien → Suche → Händedesinfektion und Händehygiene)

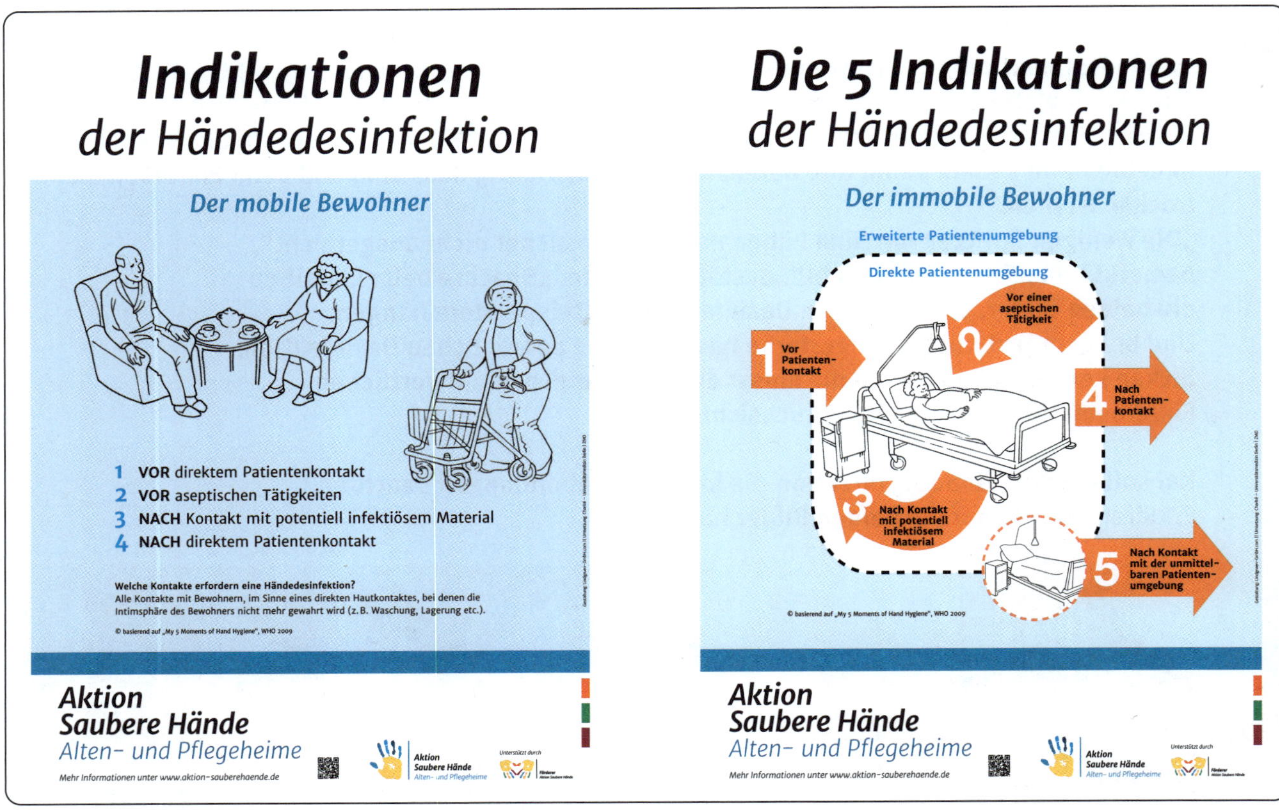

Indikationen der Händedesinfektion beim mobilen und immobilen Bewohner

5 **Kai hat während seines Praktikums erfahren, dass verschiedene Sorten Handschuhe für unterschiedliche Einsatzzwecke benutzt werden. Benennen Sie die Handschuhe und verbinden Sie jede Abbildung mit zwei zutreffenden Aussagen.**

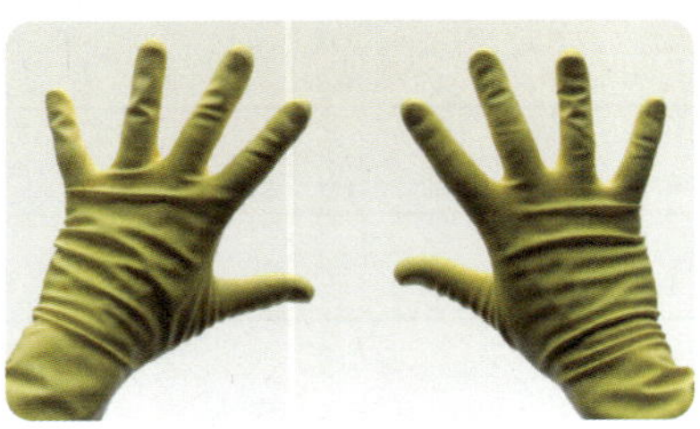

a) ______________________

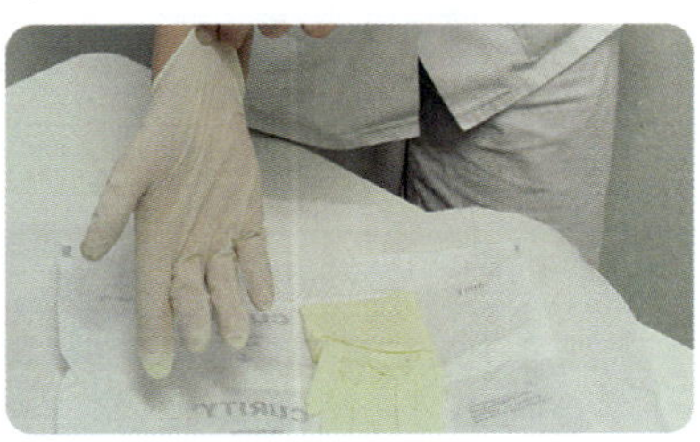

b) ______________________

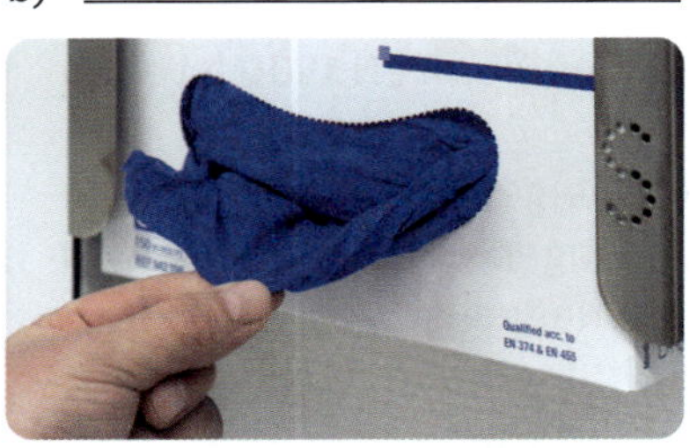

c) ______________________

z. B. bei Kontakt mit potenziell infektiösem Material (z. B. Ausscheidungen und Körperflüssigkeiten)

dienen dem Selbst- und Patientenschutz

z. B. bei Putz- und Wischarbeiten oder der Desinfektion größerer Flächen oder Gegenstände (z. B. Bett, Waschschüssel)

dienen dem Selbst- und Patientenschutz

z. B. beim Legen eines Blasenkatheters oder beim aseptischen Verbandwechsel

dienen dem Selbst- und Hautschutz

Die Situation

Das Telefon im Stationszimmer klingelt. Auf dem Display blinkt das Wort „Labor“. „Station 4, Schwester Lara“ „....“ „Okay, MRSA positiv bei Herrn Lohaus. Alles klar, dann weiß ich Bescheid, wir kümmern uns darum. Danke!“ Na toll! Ich habe meine Prüfung zur Pflegefachfrau gerade erst bestanden. Was bei MRSA-positiven Patienten zu tun ist, weiß ich natürlich theoretisch aus der Schule, aber jetzt? In der Realität sieht das alles etwas anders aus. Ich informiere erst einmal meine Kollegin Larissa. „Dann müssen wir vor seinem Zimmer alles Nötige bereitstellen“, antwortet Larissa. „Und die korrekte Händedesinfektion ist das Wichtigste überhaupt. Zuerst müssen wir aber Herrn Lohaus informieren.“

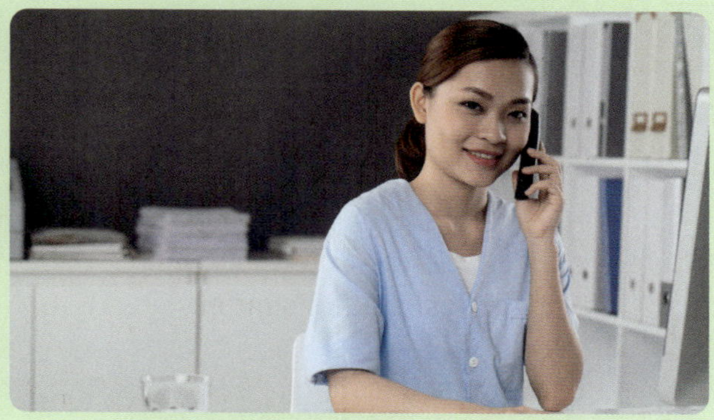

1 **a) Lara versucht sich an die vielen Informationen zu erinnern, die sie während der Ausbildung zum Thema „Nosokomiale Infektionen“ (Krankenhausinfektionen) gelernt hat. Dabei schwirren ihr mehrere, ähnlich klingende Abkürzungen durch den Kopf. Setzen Sie aus den folgenden Wortbestandteilen die korrekte Bedeutung der Abkürzungen MRE, MRSA und VRE zusammen.**

Enterokokken – resistenter – resistente – Staphylococcus – Erreger – Vancomycin – Multi – aureus – Methicillin – resistente

MRE: ____________________

MRSA: ____________________

VRE: ____________________

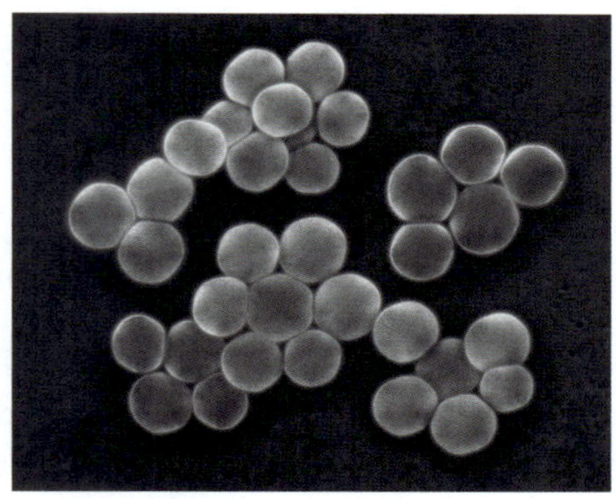

Kugelbakterien werden als Kokken bezeichnet. Hierzu zählen z. B. Staphylokokken (Haufenkokken, siehe Abbildung) und Streptokokken (Kettenkokken).

b) Erklären Sie in allgemeinverständlicher Sprache, was die Abkürzungen bedeuten.

MRE: ____________________

____

MRSA: ____________________

____

VRE: ____________________

____

2 **Larissa weist Lara darauf hin, dass vor dem Zimmer von Herrn Lohaus bestimmte Materialien bereitgestellt werden müssen. Welche der folgenden Materialien bzw. Gegenstände sollten sich vor einem Isolierzimmer befinden? Kreuzen Sie zutreffende Begriffe an.**

- ☐ Schutzkittel
- ☐ Thermometer
- ☐ Mundschutz
- ☐ Toilettenstuhl
- ☐ Hinweisschild (Isolierzimmer – Betreten nur nach Absprache mit Pflegepersonal)
- ☐ Flächendesinfektionsmittel
- ☐ Einweg-Handschuhe
- ☐ Händedesinfektionsmittel
- ☐ Sterile Handschuhe
- ☐ Hinweisschild (Totenkopf-Symbol)
- ☐ Schuh-Überzieher
- ☐ Haube

3 **„Herr Lohaus war schon ein bisschen schockiert, als wir ihm erklärt haben, welche Folgen die Infektion nach sich zieht, oder?“ denkt Lara laut über das Gespräch mit dem Patienten nach. „Ja“, antwortet Larissa. „In einem Isolationszimmer zu liegen ist für die Patienten eine große psychische Belastung. Deshalb müssen wir weiterhin intensiv mit ihm kommunizieren und ihm alles erklären, was wir tun und warum.“ Notieren Sie konkrete Handlungsanweisungen im Rahmen einer strikten Isolierung zu den folgenden Themenfeldern:**

Verlassen des Einzelzimmers durch den Pflegebedürftigen: ____________________

____

____

Besuch durch Angehörige: ____________________

____

____

Eigenschutz des Pflegepersonals: ____________________

____

____

Umgang mit Geräten und Materialien im Patientenzimmer: ______________________________

____

____

Umgang mit Wäsche und Abfall: ______________________________

____

____

Reinigung des Zimmers: ______________________________

____

____

Toilettennutzung: ______________________________

____

____

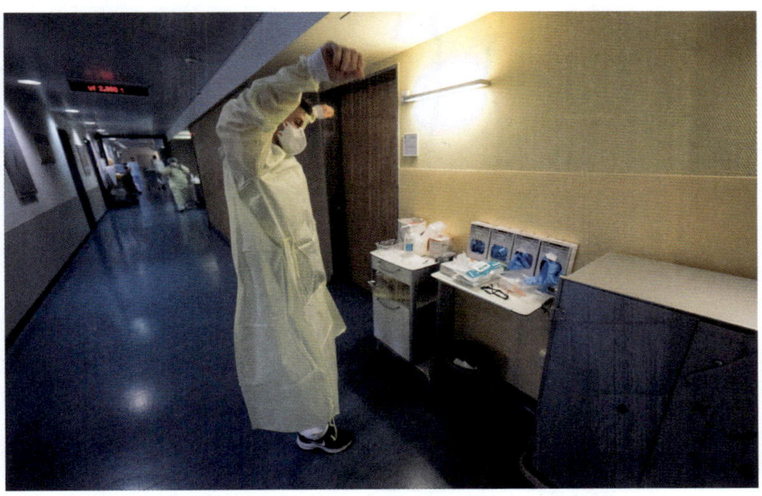

4 **Gesucht wird ein Begriff aus dem Themenfeld der Hygiene. Die Buchstaben des Rätselgitters sind schlangenförmig zu lesen, das heißt, der nächste Buchstabe kann waagerecht, senkrecht oder diagonal folgen. Der Anfangsbuchstabe ist markiert. Notieren und erklären Sie das Lösungswort.**

M	**D**	R	I	I	O
A	P	L	E	T	N
F	S	T	I	S	A

Lösungswort: ______________________________

Erklärung: ______________________________

____

5 **Aus dem Unterricht weiß Larissa, welche Körperregionen der MRSA-Erreger bevorzugt besiedelt. Hier ist das Übertragungsrisiko also besonders hoch. Markieren Sie auf den Körperumrissen die entsprechenden Regionen.**

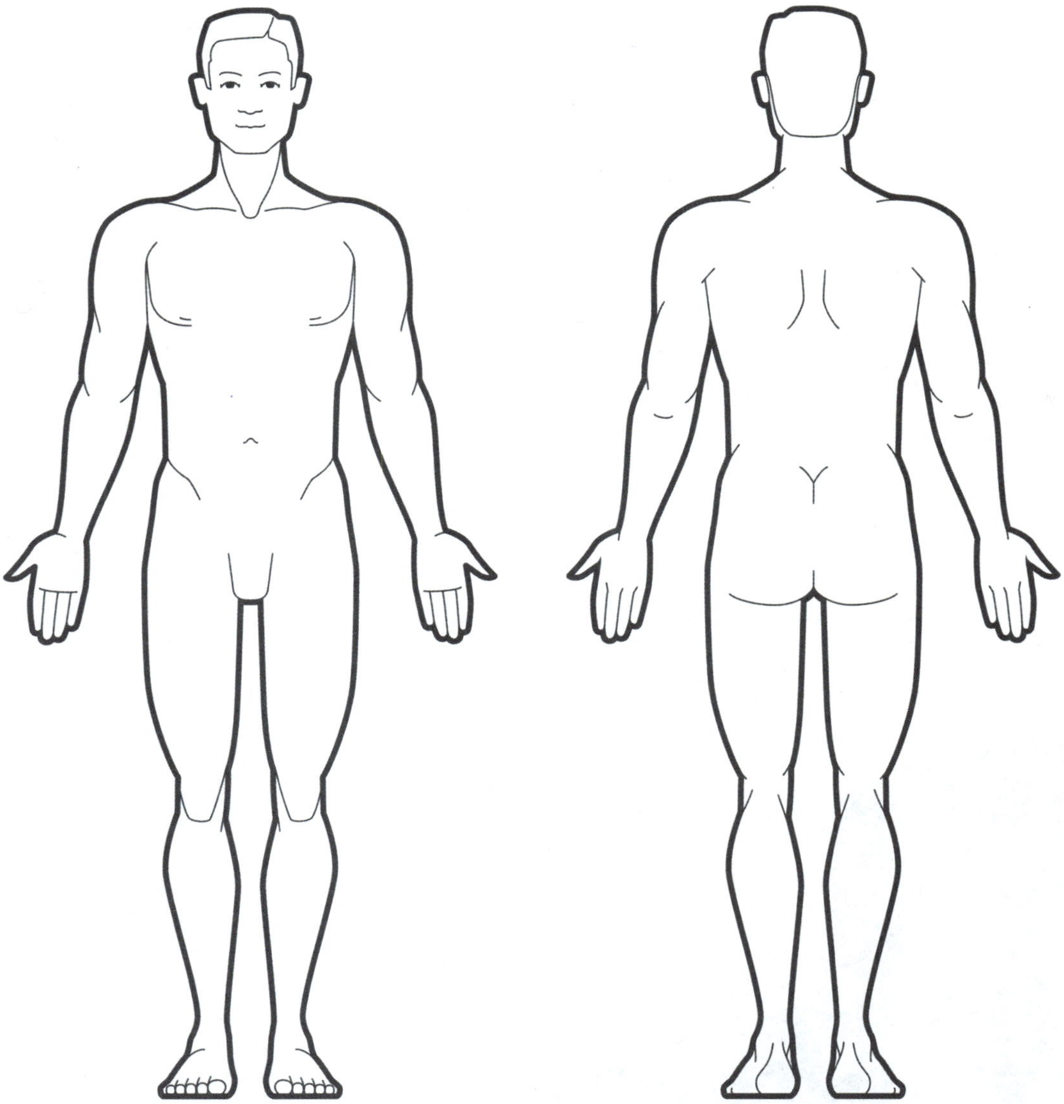

6 **Lara prüft am Ende ihrer Schicht, ob sie in der Anamnese von Herrn Lohaus Hinweise auf typische Risikofaktoren für eine Besiedelung oder Infektion mit dem MRSA-Erreger findet. Ergänzen Sie hierzu die folgenden Sätze indem Sie aus den vorgegebenen Begriffen auswählen.**

Balneotherapie – Viren – Monate – geschwächten – Wochen – ambulanten – Adaptionen – humanen – Parasiten – Erreger – perfekten – Legionen – Physiotherapie – gestärkten – Antibiotikatherapie – erhöhten – Jahre – stationären – Injektionen

Multiresistente ____________________ gelangen vor allem über Atemwege, Schleimhäute und Einstichstellen, z. B. Infusionen oder ____________________ in den Körper. Der Aufenthalt in einer ____________________ Einrichtung während der letzten sechs ____________________ stellt deshalb ein Risiko dar. Außerdem eine ____________________ im selben Zeitraum sowie schlecht heilende Wunden. Darüber hinaus haben Menschen mit einem ____________________ Immunsystem ein erhöhtes Risiko, sich mit multiresistenten Erregern zu infizieren.

Die Situation

David und Laura sind ein eingespieltes Team. David absolviert ein mehrwöchiges Praktikum in der Uni-Klinik im Rahmen seines Medizinstudiums. Laura hat dort vor ein paar Tagen mit dem Freiwilligen Sozialen Jahr (FSJ) begonnen. Betreut werden sie von ihrer Praxisanleiterin Ulrike, die auch als Hygienefachkraft in der Klinik fungiert. „Ulrike hat gesagt, wir sollen Frau Eistrup zum MRT bringen", informiert Laura den angehenden Mediziner. „Sie soll vorsichtig transportiert werden, da sie auf Erschütterungen so sensibel reagiert", ergänzt sie. „Kein Problem", antwortet David, „Ulrike hat mir neulich gezeigt, worauf ich achten muss, wenn ich Patienten im Bett transportiere. Das ist nicht ganz so trivial, wie ich dachte. Am besten, wir machen das zu zweit." Laura: „Okay. Wir schaffen das"!

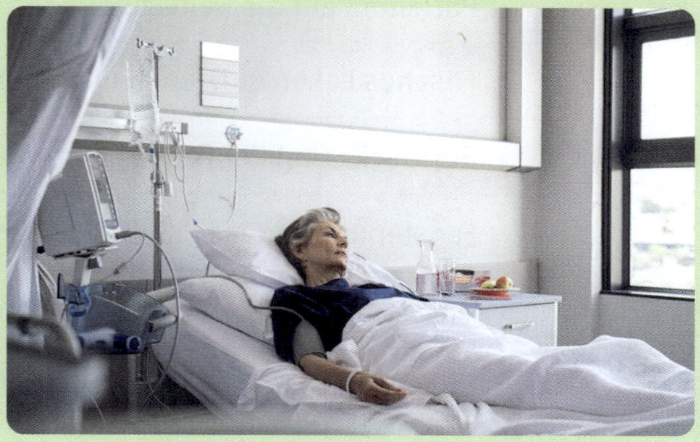

1 **Auf dem Weg zum MRT gibt David seiner Kollegin einige Hinweise, die den Transport sowohl für sie selbst als auch für die Patientin Frau Eistrup angenehmer und sicherer machen. Verbinden Sie die Hinweise durch Linien mit der jeweils passenden Begründung.**

Hinweis		Begründung
Betten möglichst zu zweit schieben.		Andernfalls besteht Sturz- und Verletzungsgefahr.
Eine Person schiebt, die andere geht vorne seitlich neben dem Bett.		Das ermöglicht dem Patienten die Orientierung.
Bett nach Möglichkeit in Blickrichtung des Patienten schieben.		So wird das Bett gegen unbeabsichtigtes Wegrollen gesichert.
Auf gerader Langstrecke die Spurrolle des Bettes feststellen.		Der Geradeauslauf des Bettes wird dadurch erleichtert.
Am Ziel angekommen, Bremsen feststellen.		Das vermindert die Belastung für die Pflegekräfte.

2 **In der Nähe der radiologischen Abteilung gibt es die Gelegenheit, das Bett von Frau Eistrup neu zu beziehen. Sie hatte zuletzt stark geschwitzt. David hat aber keine Lust auf Betten beziehen. „Hygiene, Hygiene! Jedes zweite Wort von Ulrike ist „Hygiene". Das nervt!" regt er sich auf und muss gleichzeitig ein wenig darüber lachen. „Hast ja recht", antwortet Laura. „Aber ist halt wichtig. Und jetzt hab' ich noch eine gute und eine schlechte Nachricht für dich. Zuerst die gute: Sei froh, dass wir das Bett ohne Frau Eistrup darin beziehen können. Mit Patient im Bett ist das nämlich etwas komplizierter." „Okay, und jetzt die schlechte Nachricht?" „Ulrike hat bestimmt gleich neue Infos für dich. Sie ist gerade in einer Hygienekommissions-Sitzung"!**

Für das Wechseln der Bettwäsche bei bettlägerigen Menschen hat sich ein bestimmter Ablauf bewährt. Nummerieren Sie die folgenden Arbeitsschritte in der richtigen Reihenfolge.

________	Patienten gemeinsam über die Stoffrollen hinweg auf die frisch bezogene Seite rollen.
________	Das frische Laken ausrollen und faltenfrei einstecken.
________	Patienten auf die Seite zum Bettrand drehen und von zweiter Person halten.
________	Frisches Laken aufziehen und ebenfalls zur Bettmitte hin aufrollen.
________	Bettdecke und Kopfkissen entfernen.
________	Fenster und Türen schließen und Privatsphäre beachten.
________	Das benutzte Laken von der anderen Seite aus entfernen.
________	Benutztes Laken lösen und zur Bettmitte hin aufrollen.
________	Kopfkissen und Bettdecke aufschütteln und ggf. neu beziehen

Beispiel für die Zusammensetzung einer Krankenhaus-Hygienekommission

- Ärztliche Leitung
- Verwaltungsleitung
- Pflegedienstleitung
- Krankenhaushygieniker
- Hygienefachkraft
- Hygienebeauftragter Arzt
- Hygienebeauftragte der Pflege/medizinischen Assistenzberufe
- Krankenhausapotheker
- Technische Leitung
- Hauswirtschaftliche Leitung

Bei Bedarf können noch weitere Personen (z.B. Betriebsärztlicher Dienst, Beschäftigte aus der Medizintechnik, Hygienebeauftragte weiterer Berufsgruppen, Betriebs-/Personalrat, Vertreter des Qualitätsmanagements u. a.) hinzugezogen werden.

3 **Ulrike ist als Hygienefachkraft Mitglied der Hygienekommission der Klinik. Setzen Sie aus den folgenden Satzbestandteilen sinnvolle Aussagen zu den Aufgaben einer Hygienekommission zusammen.**

mitwirken. – Bei der Planung und Beschaffung – beraten. – technischer und baulicher Einrichtungen – Die hygienischen Verhältnisse – in den Bereichen der Ver- und Entsorgung des Krankenhauses – zur Verhütung und Bekämpfung von Hygienerisiken und Infektionen – durchführen. – Einrichtungs- und Stationsleitungen – und die Krankenhausinfektionen – Hygienekontrollen – Maßnahmen – festlegen. – in Fragen der Infektionsprophylaxe – analysieren.

Aufgaben der Hygienekommission sind:

____

____

____

____

____

Datum:	**3.2** Einen Transfer vom Bett zum Rollstuhl durchführen	Lernfeld:
Name:		Fachbuchseite:

Die Situation

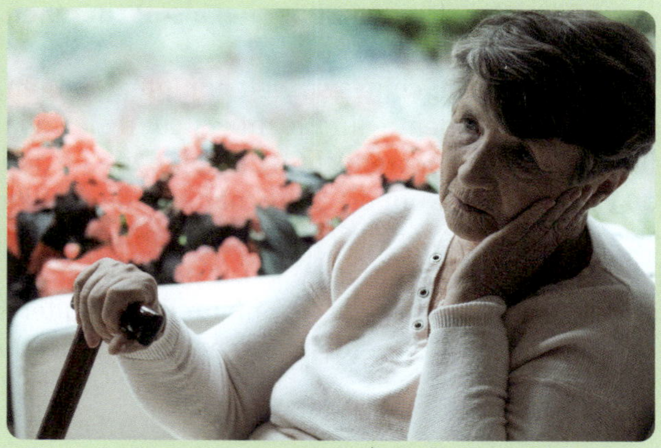

„Treppenlift – zuverlässig und sicher, bleiben Sie mobil!". Wenn ich diese Werbung in der Fernsehzeitschrift sehe, werde ich ärgerlich. Die jungen Damen und Herren, die da auf dem Lift sitzen und scheinbar Spaß haben wie beim Karussell fahren, wissen nicht, wie sich alt sein wirklich anfühlt. Ich kann es ihnen sagen: Ich heiße Martha Fiege, bin 83 Jahre alt und habe seit Langem Osteoporose. Ich bin schon 15 Zentimeter kleiner geworden – „Witwenbuckel" nennt man das. Stimmt bei mir so oder so.

Morgens komme ich nur schwer aus dem Bett. Meine Töchter wohnen im Ort, machen mir das Frühstück und helfen mir aus dem Bett in den Rollstuhl. Ich kann zwar auch ein paar Schritte mit dem Rollator gehen, aber im Rollstuhl bin ich sicherer und schneller in der Wohnung unterwegs und habe weniger Schmerzen. Die beiden wechseln sich täglich ab. Wenn sie mir in den Rollstuhl helfen, müssen sie sich sehr anstrengen. Dabei helfe ich mit, so gut es geht. Jede hat so ihre eigene Technik, mich in den Rollstuhl zu setzen. Mir bereitet das immer große Schmerzen. Meinen Töchtern auch, besonders im Rücken. Ich habe sie gebeten, sich mal zu informieren, wie man das besser machen kann. „Wir sind keine Fachleute und machen das eben so wie wir es können", sagen sie und sind einer Meinung. Derart einig waren sie vorher nicht, als es darum ging, wer mich in meiner kleinen Wohnung versorgt. Deshalb haben sie sich die Arbeit geteilt. Geteiltes Leid ist halbes Leid. Gesagt haben sie es mir so zwar nicht, aber ich spüre das. So fühlt sich alt sein an. Da kann einem manchmal ganz schwindelig werden – wie beim Karussell fahren ...

1 **Beschreiben Sie die Probleme, die die Lebensqualität von Frau Fiege beeinträchtigen.**

2 **Eine der beiden Töchter von Frau Fiege hat sich nach anfänglichem Zögern entschlossen, einen Kurs „Angehörige pflegen“ der Familienbildungsstätte zu besuchen. Sie ist nun in der Lage, ihre Mutter fachgerecht vom Bett zum Rollstuhl zu transferieren. Auf den folgenden Bildern sieht man, wie sie ihr beim Aufsetzen auf die Bettkante hilft. Beschreiben Sie, was auf den Zeichnungen dargestellt wird, indem Sie die folgenden Sätze korrekt den Bildern a) bis d) zuordnen.**

Das Bett wird zum Schluss so weit heruntergefahren, dass Frau Fieges Füße sicheren Bodenkontakt haben. – Ihre Tochter sichert sie so lange mit den Händen an den Schultern. – Ihre Tochter achtet darauf, dass sie dabei nicht herausfallen kann. – Frau Fiege legt sich auf die Seite, nahe an die Bettkante. – Frau Fiege unterstützt die Bewegungen, indem sie sich mit den Händen auf dem Bett abstützt. – Frau Fiege bleibt einen Moment aufrecht sitzen. – Die andere Hand greift oberhalb der Kniekehlen. – Die Tochter fasst mit einem Arm hinter die Schulter ihrer Mutter. – Oberkörper und Beine der Mutter werden langsam angehoben und gedreht.

a)

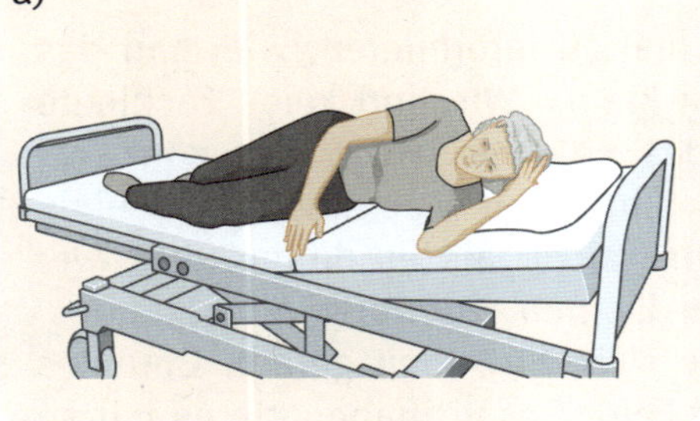

b)

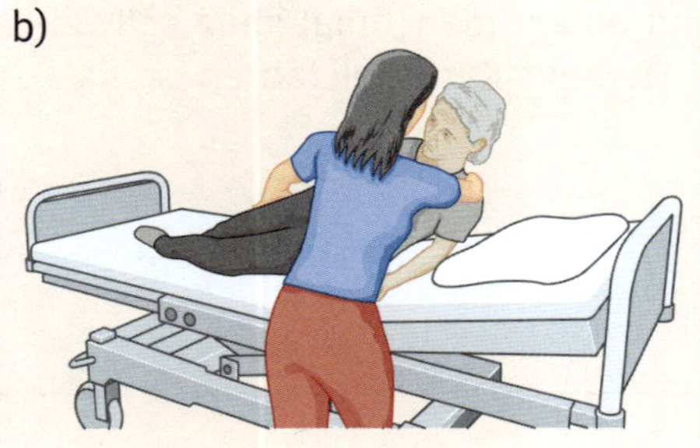

c)

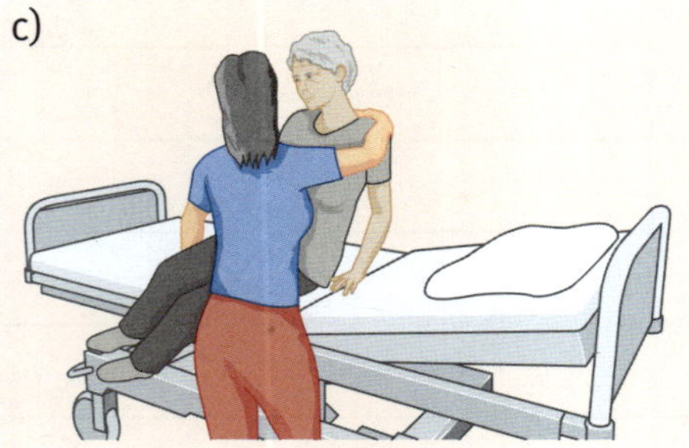

d)

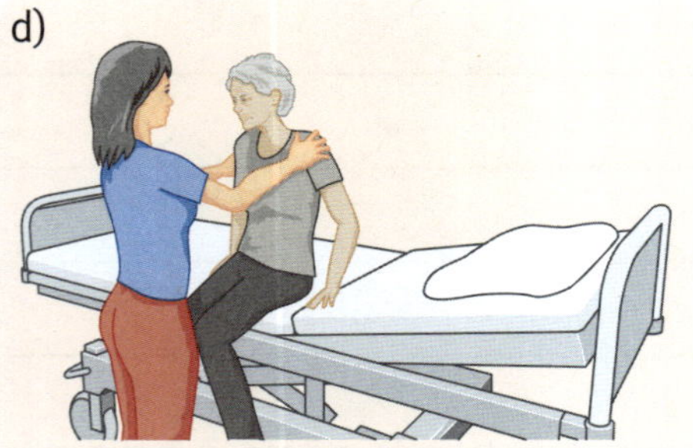

3 **Die andere Tochter möchte keinen Kurs besuchen. Sie zieht es vor, sich in einer Broschüre mit dem Titel „Familienpflege“ zu informieren. Dort liest sie etwas zum Thema „Transfer vom Bett in den Rollstuhl“. Sie findet die folgenden Abbildungen mit der Aufforderung, die Lücken im Text mit den passenden Begriffen zu füllen.**

Schultern – Rollstuhl – sitzt – bleibt – Becken – Oberkörper – Der Rücken – steht – Der Helfer – Beckenbereich – Gewicht – der Patient – Der Arm – steht

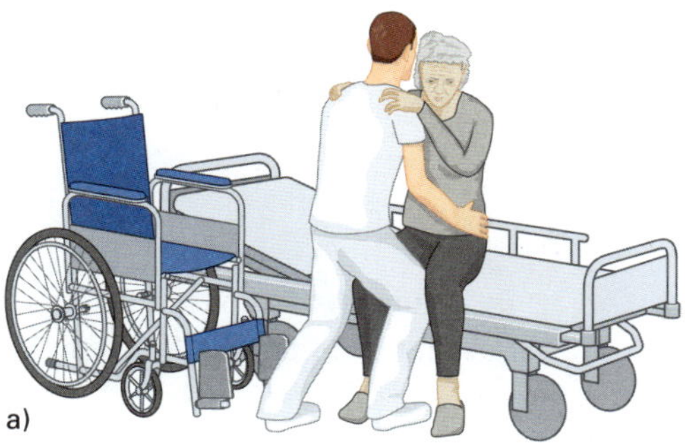
a)

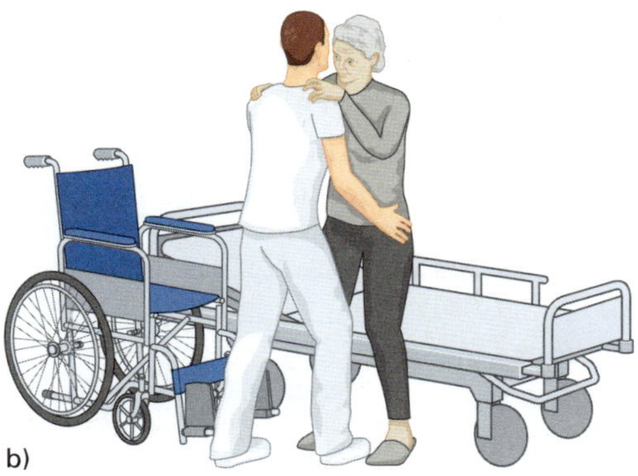
b)

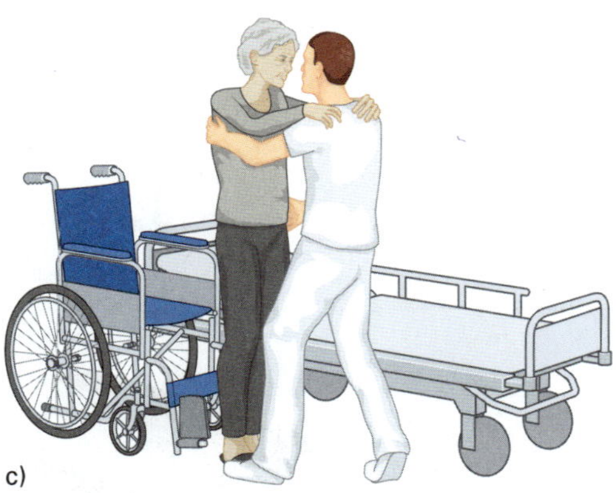
c)

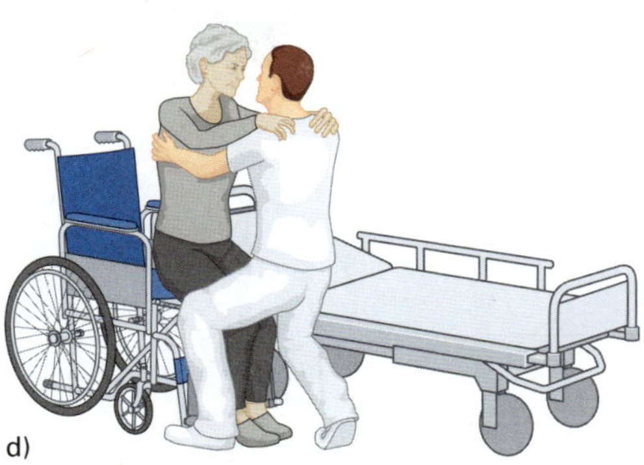
d)

Der Rollstuhl ____________ parallel zum Bett. Seine Bremsen sind festgestellt, die Fußstützen hochgeklappt.

Der Patient ____________ auf der Bettkante.

Seine Füße berühren den Boden.

Der Helfer ____________ vor dem Patienten.

Das Bein des Helfers, das vom Stuhl entfernt ist, stellt er zwischen die Knie des Patienten. Sein Rücken ____________ dabei gerade.

______________ des Helfers, der vom Stuhl entfernt ist, umfasst das ______________ des Patienten.

Der andere Arm greift unter der Achsel hindurch und stützt so den _________________ .

Der Patient umfasst mit seinen Armen die ________________ des Helfers.

Auf ein vereinbartes „Kommando“ hin verlagert der Helfer nun sein Gewicht nach hinten.

Dadurch steht _________________ auf.

_________________ des Helfers bleibt dabei gerade.

Mit kleinen Schritten drehen sich Helfer und Patient gemeinsam in Richtung Rollstuhl.

________________ kann die Bewegung durch sanften Druck im ____________________ unterstützen.

Wenn der Patient mit dem Rücken zum _______________ steht, wird er sanft darin abgesetzt.

Dazu geht der Helfer in die Knie und verlagert sein __________ nach vorn. Sein Rücken bleibt dabei gerade.

4 **Geben Sie Frau Fieges Töchtern Tipps zum rückenschonenden Heben und Tragen in der Pflege.**

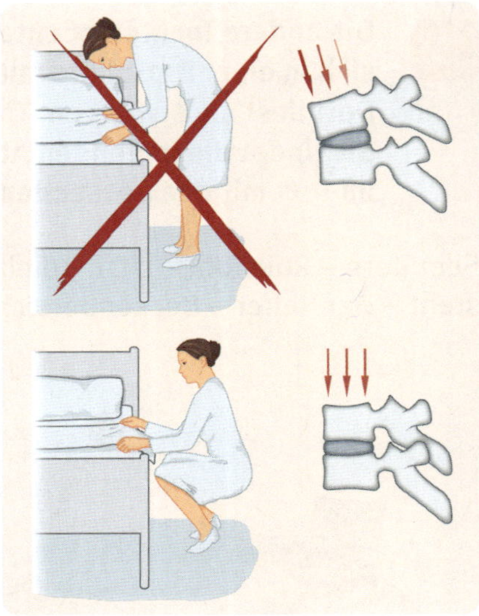

Belastung der Bandscheiben bei falscher und richtiger Arbeitshaltung

Der auf Seite 45 dargestellte Transfer vom Bett in den Rollstuhl geschieht „über den Stand", d. h.: Der Patient muss mit Hilfe stehen bzw. Schritte machen und das eigene Körpergewicht mittragen können. Wenn er das nicht kann, muss der Helfer aus Sicherheitsgründen sowie aus Gründen der eigenen körperlichen Schonung Hilfsmittel einsetzen (z. B. einen Lifter). Es gilt die Grundregel: Bewegen statt heben!

5 **Damit Frau Fieges Töchter den Transfer ihrer Mutter, z. B. vom Bett in den Rollstuhl, rückenfreundlich und sicher durchführen können, gibt es geeignete Hilfsmittel. Schildern Sie deren Anwendung und Nutzen.**

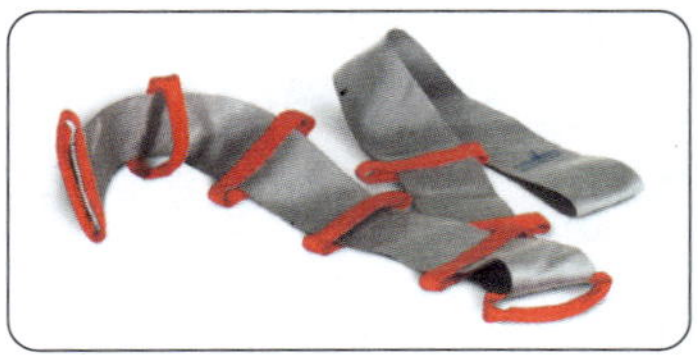

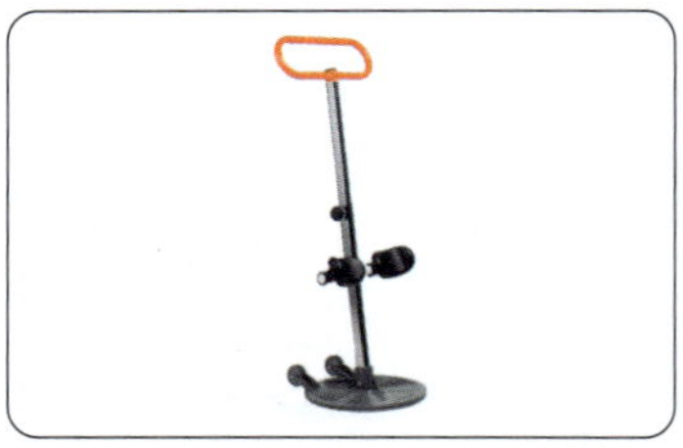

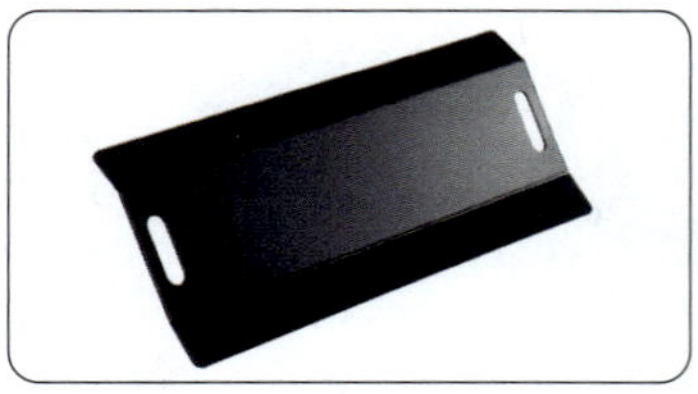

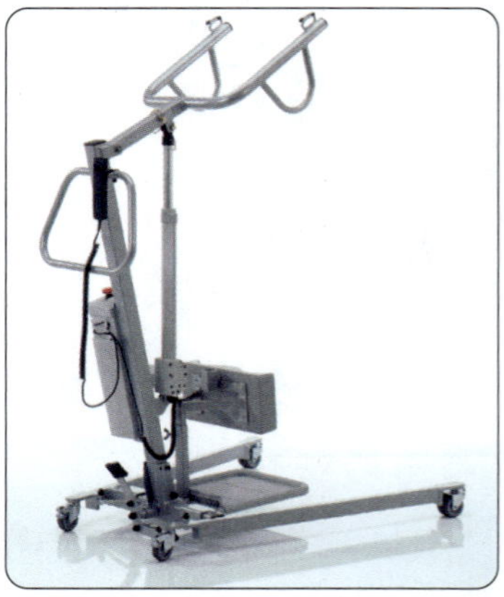

Die Aufrichthilfe: *Sie erleichtert es dem Patienten, sich im Bett aufzurichten.*

Die Drehteller-Aufstehhilfe:

Das Rutschbrett:

Der Aufrichtlifter:

3.3 Stürze vermeiden (Sturzprophylaxe)

Die Situation

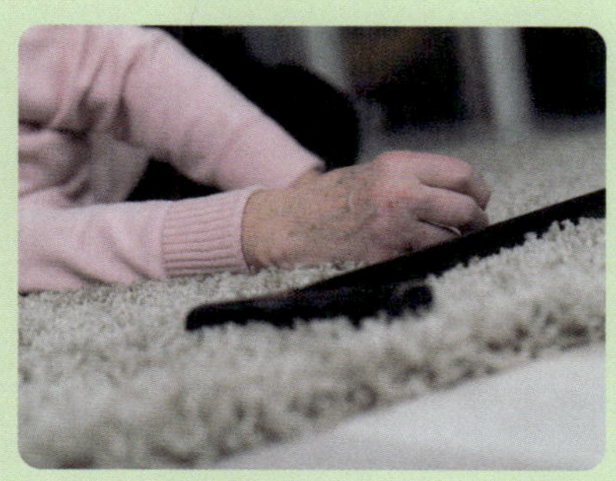

Wahrscheinlich stimmt es wirklich: In der Zeitung habe ich gelesen, dass ungefähr die Hälfte aller Menschen über 80 Jahre einmal pro Jahr stürzt. Ich heiße Martha Fiege (siehe Situation S. 43) und gehöre auch dazu. Neulich war ich mal wieder früh wach und wollte nicht auf meine Tochter warten. Ich versuchte also allein in den Rollstuhl zu kommen. Ich saß schon auf der Bettkante, als mir plötzlich schwindelig wurde. Ich konnte mich aber nirgendwo richtig festhalten. Dann wollte ich mich schnell noch rübersetzen in den Rollstuhl, aber da war es schon passiert. Mein Fuß geriet unter den Teppich, der vor meinem Bett liegt. Ich bin gestolpert und gestürzt. Als meine Tochter hereinkam, lag ich noch am Boden. Ich habe großes Glück gehabt. Keine Knochenbrüche.

Nach der Untersuchung im Krankenhaus hat uns eine Pflegefachfrau beraten, worauf wir in Zukunft achten sollen, damit das nicht noch einmal passiert. Meine Töchter denken schon über ein Pflegeheim nach. Allerdings habe ich neulich auch gelesen, dass Bewohner in Alten- und Pflegeheimen noch viel häufiger stürzen als ihre selbstständig lebenden Altersgenossen. Also: Ich bleib' in meiner Wohnung!

1 a) **Beschreiben Sie den Konflikt zwischen Frau Fiege und ihren Töchtern, der sich aus den Situationsbeschreibungen auf dieser Seite und auf Seite 43 ergibt.**

b) **Entwickeln Sie in Kleingruppen ein Gespräch zwischen Mutter und Töchtern, in dem die unterschiedlichen Ansichten zur Sprache kommen. Notieren Sie den Gesprächsverlauf auf einem gesonderten Blatt. Fehlende Fakten können Sie erfinden. Bleiben Sie realistisch und machen Sie sich zuvor Gedanken über folgende Aspekte:**

- Anlass, Ort und Zeit des Gesprächs
- thematisierter Konflikt
- Ziele von Mutter, Tochter 1 und Tochter 2
- Ergebnis des Gesprächs

c) **Tragen Sie die Gespräche mit verteilten Rollen in Ihrer Klasse vor. Beurteilen Sie anschließend die verschiedenen Gesprächsverläufe.**

2 **Verschiedene Ursachen haben zum Sturz von Frau Fiege geführt. Notieren Sie diese und machen Sie Vorschläge, sie zu beheben.**

Ursache	Vorschlag zur Behebung

3 **a) Kennen Sie weitere Ursachen, die zu Stürzen führen können? Ergänzen Sie das Schaubild.**

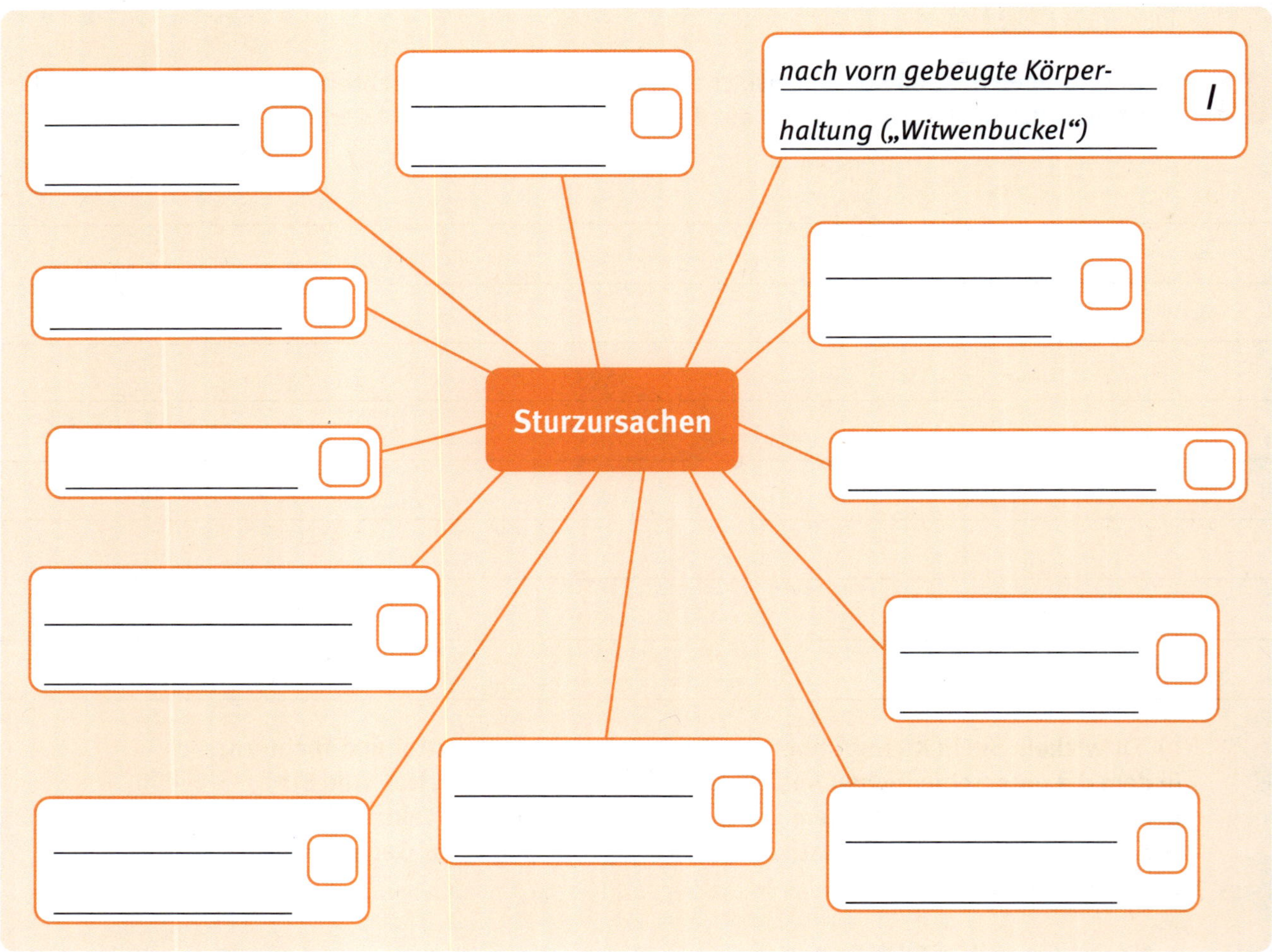

b) Die genannten Ursachen lassen sich in „innere Ursachen" und „äußere Ursachen" unterscheiden. Innere Ursachen liegen in der Person oder ihren Erkrankungen begründet, äußere Ursachen beziehen sich auf die Gestaltung der Umgebung. Darüber hinaus gibt es noch sog. „iatrogene Ursachen", die direkt oder indirekt durch ärztliche Tätigkeiten oder Anordnungen entstehen (z. B. Nebenwirkungen von Medikamenten). Ordnen Sie den Ursachen im Schaubild die Buchstaben „I" (für innere Ursachen) und „Ä" (für äußere Ursachen) zu.

4 **Die Pflegefachfrau hat Frau Fiege zur Sturzprophylaxe beraten. Kreuzen Sie die jeweils richtige/n Maßnahme/n an, um das Stürzen im Alter vorzubeugen.**

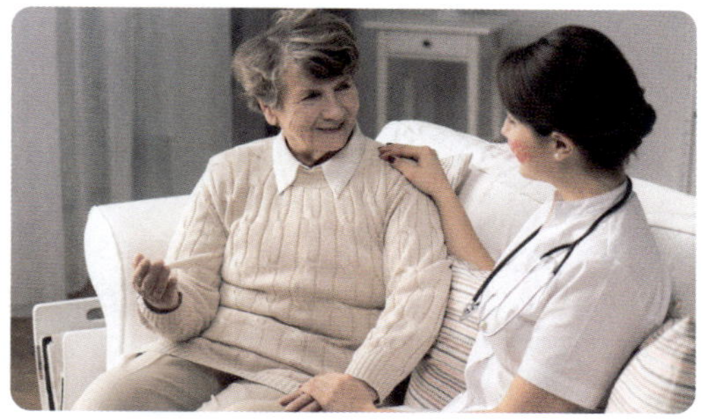

Beratungsgespräch

a) Zum Ein- und Aussteigen sollte man die Höhe des Bettes für den zu Pflegenden ...

- ○ individuell einstellen
- ○ regelmäßig verändern
- ○ so hoch wie möglich einstellen
- ○ so niedrig wie möglich einstellen

b) Bei häufiger auftretendem Schwindel ...

- ○ Psychopharmaka verabreichen
- ○ sicheres Verhalten einüben
- ○ ein Glas Wasser bereithalten
- ○ stets Bettgitter anbringen

c) Bei längeren Gehstrecken ...

- ○ das Gehtempo stetig beschleunigen
- ○ Turnschuhe anziehen
- ○ Stuhl zum Ausruhen bereitstellen
- ○ möglichst kleine Schritte machen

d) Für das Badezimmer gilt: ...

- ○ nicht mehr als zwei Haltegriffe anbringen
- ○ Boden trocken halten
- ○ Teppiche auslegen
- ○ Toilette niedrig anbringen, um Sturzhöhe zu verringern

e) Kursangebote für Senioren zur Verhütung von Stürzen sorgen vor allem für ...

- ○ bessere Balance und mehr Muskelkraft
- ○ das nötige Know-how zum Befestigen von Haltegriffen
- ○ mehr Medikamente im Alter
- ○ die Mobilisation großer Gelenke

> **!** Muskeln sind auch im hohen Alter gut trainierbar. Wer seine Muskeln nicht regelmäßig nutzt oder trainiert, muss damit rechnen, dass …
> - seine Muskelkraft abnimmt (um ca. 2 % pro Jahr),
> - er immer schlechter vom Stuhl aufstehen kann (um ca. 10 % pro Jahr),
> - er immer unsicherer steht (um ca. 7 % pro Jahr),
> - sein Gehtempo immer langsamer wird (um ca. 5 % pro Jahr).

5 **Es gibt noch weitere Möglichkeiten, wie alte Menschen Stürzen vorbeugen können. Notieren Sie diese.**

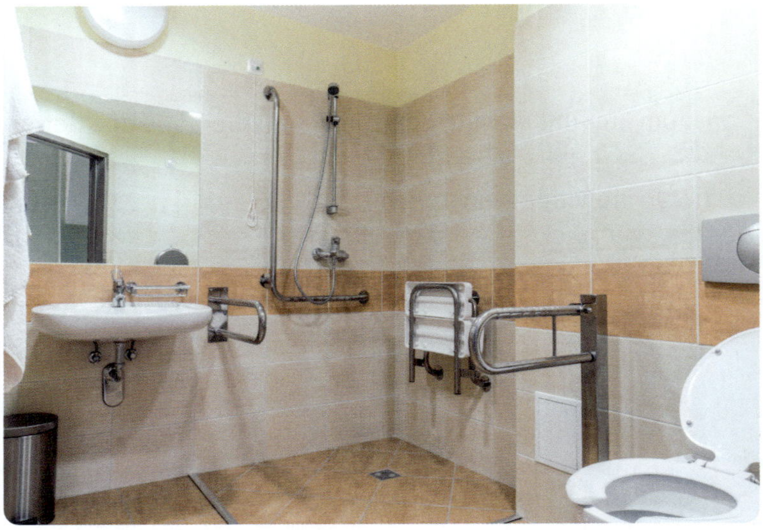

Haltegriffe im Badezimmer dienen der Sturzprophylaxe

6 **Frau Fiege benutzt manchmal einen Rollator (siehe Situation S. 43). Benennen Sie die hier abgebildeten Hilfsmittel zur Unterstützung der selbstständigen Fortbewegung und beschreiben Sie kurz, für wen bzw. in welchen Situationen sie geeignet sind.**

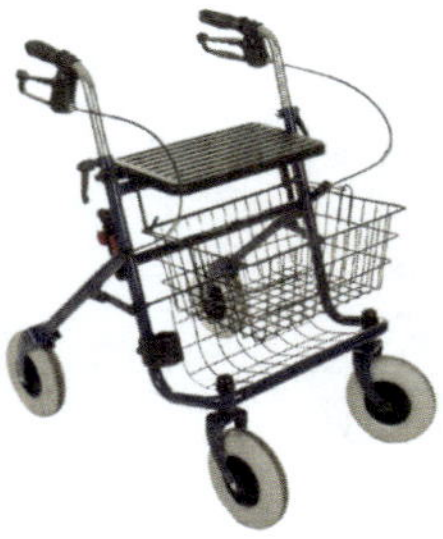

-

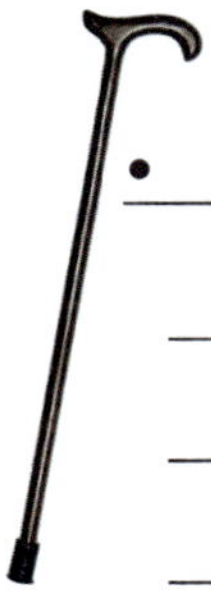

-

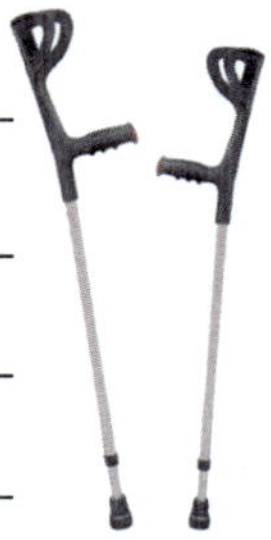

-

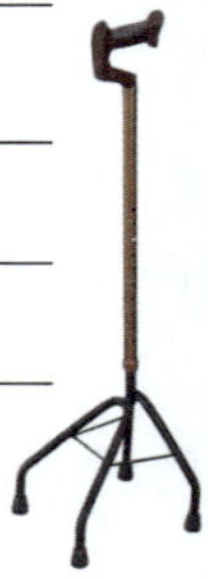

-

Die Situation

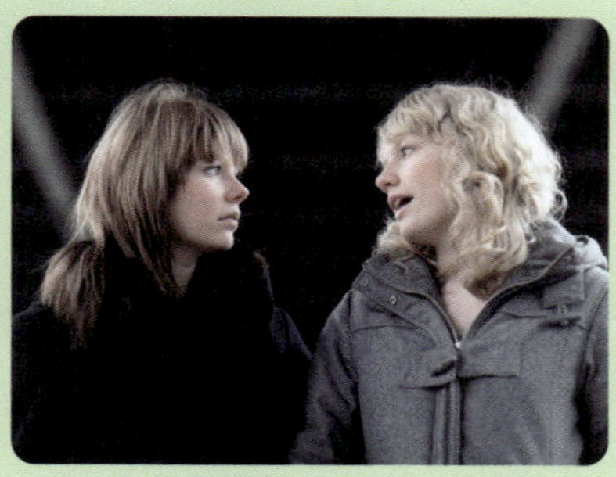

Alina beginnt gerade ein Praktikum auf der Pflegestation eines Seniorenheims und unterhält sich abends mit ihrer Freundin: „Also, das verstehe ich echt nicht. Der Herr Springer ist uralt, mindestens 80, hängt die ganze Zeit nur im Bett rum, bewegt sich kein Stück, voll im Koma glaub' ich, und die Pfleger machen ständig an dem rum. Zum Beispiel fassen sie ihm an die Finger, beugen sie langsam nach innen, und kurz darauf strecken sie sie ganz langsam wieder. Was soll das? Der arme Kerl will doch auch mal seine Ruhe haben, oder? Die achten auf jeden Millimeter und schreiben das hinterher alles irgendwo auf. Oder an den Füßen: Da wird extra so ein riesiges Gestell über die Füße gebaut, damit die Bettdecke die Zehenspitzen nicht berührt. Wen stört das? Und dann noch so ein Schaumstoffblock an den Füßen. Soll gut sein für die Gelenke, haben die gesagt. Alles Quatsch! Als ob der jemals wieder laufen würde. Ich finde, die könnten Wichtigeres tun. Der Mann kann sich sowieso kaum noch bewegen. Dann ist das eben so …"

1 **a) Alina berichtet über einen Bewohner der Pflegestation. Beurteilen Sie ihre Ausdrucksweise.**

____

____

____

____

____

b) Notieren Sie Textstellen, an denen Alina fachlich unangemessene Formulierungen benutzt und machen Sie Verbesserungsvorschläge.

Textstellen	Verbesserungsvorschläge

2 **Alina erzählt, dass der Patient bettlägerig und nicht ansprechbar sei. Die Maßnahmen die sie beschreibt, dienen der Kontrakturenprophylaxe. Erklären Sie diesen Begriff und beschreiben Sie die Ziele, die mit solchen Maßnahmen verfolgt werden.**

Kontrakturenprophylaxe: ______________________________

____

____

____

____

____

Ziele: ______________________________

____

____

____

____

____

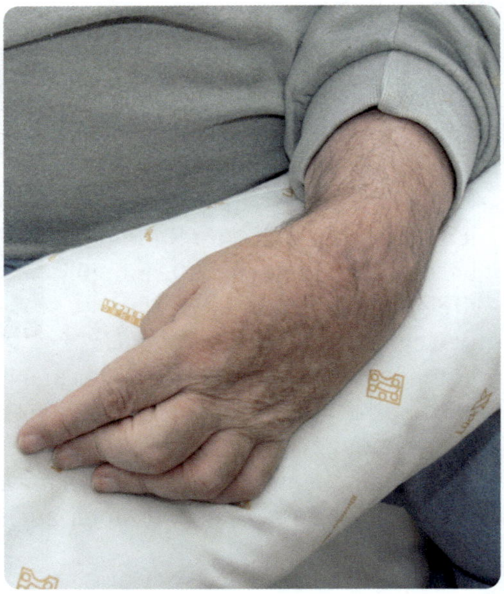

Fingerkontraktur

3 **In den folgenden Tagen ihres Praktikums erfährt Alina mehr über bettlägerige Patienten. Ihr wird erklärt, dass beim Lagern der Patienten darauf geachtet werden muss, keinen Druck auf oberflächliche Nervenbereiche auszuüben, um Empfindungsstörungen oder Lähmungen zu vermeiden. Aus diesem Grund sollen bei der Lagerung in Rückenlage einzelne Gelenke in eine bestimmte Position gebracht werden. Verbinden Sie die folgenden Gelenke mit der entsprechenden Position, in der sie gelagert werden müssen.**

Gelenke …	**… und ihre Position in Rückenlage**
Wirbelsäule ○	○ leichte Beugestellung
Ellenbogengelenk ○	○ Neutralstellung
Daumengelenke ○	○ gerade
Fingergelenke ○	○ 100 °-Winkel
Hüftgelenke ○	○ Neutralstellung
Kniegelenk ○	○ 90 °-Winkel
Fußgelenk ○	○ in Gegenüberstellung zum Zeigefinger

4 **Alina begleitet weiterhin die Pflege bei Herrn Springer. Sie lernt nach und nach, Arbeits- und Pflegeabläufe zunächst genauer zu beobachten, bevor sie sich ein Urteil darüber bildet. Dabei fällt ihr auf, dass alle Pflegefachkräfte bestimmte Regeln bei der Durchführung von Bewegungsübungen zur Kontrakturenprophylaxe beachten. Bilden Sie aus den folgenden „Wortwürmern" sinnvolle Regeln und ordnen Sie diese den richtigen Spalten in der Tabelle zu.**

viermalgelenketäglichdurchbewegen – übungendenvoreinsehenpflegedokumentation – nachmaßnahmederundvorpulsundblutdruck – hinarbeitengelenkvomzumgrößerenkleineren – schmerzenvonanzeichen – lagernentspanntpatienten – dermaßnahmewährendgesichtsfarbeundatmung – hinausbewegenüberdieschmerzgrenzenicht – auffordernzurpatientenmithilfe – durchführenphysiologischebewegungsabläufenur – durchbewegengelenkevorsichtig – übungennachdenmaßnahmenbeobachtungenunddokumentieren

Bewegungsübungen zur Kontrakturenprophylaxe		
Grundsätzlich gilt:	**Das sollte man dabei beobachten:**	**Bei der Durchführung ist zu beachten:**

! Der zeitliche Aufwand für die Übungen zur Kontrakturenprophylaxe ist groß. Er lässt sich verringern, wenn die Übungen in andere Pflegehandlungen (z. B. Körperpflege, Betten, Lagern) integriert werden.

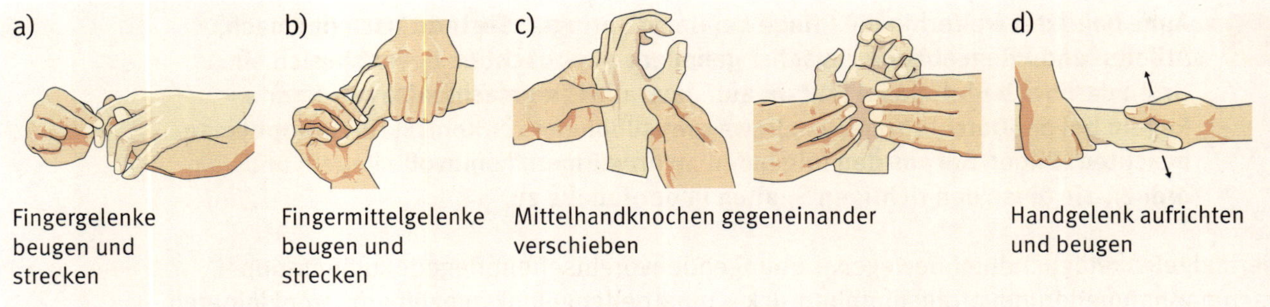

Bewegungsübungen zur Kontrakturenprophylaxe am Beispiel der Hand- und Fingergelenke

5 **Beschreiben Sie anhand eines Beispiels, wie die oben abgebildeten Übungen zur Kontrakturenprophylaxe der Hand- und Fingergelenke in andere Pflegehandlungen einbezogen werden können.**

6 **Erklären Sie Alina die Problematik des Spitzfußes bei Herrn Springer und die Bedeutung von Bettbogen und Schaumstoffblock zur Prophylaxe. Achten Sie auf eine korrekte fachliche Ausdrucksweise.**

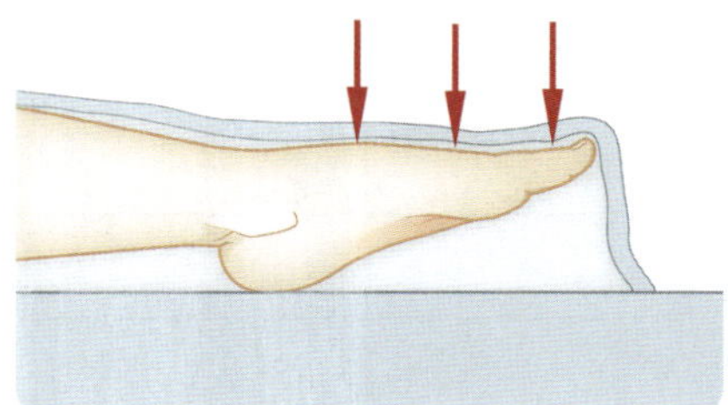

Spitzfuß

7 **Alina kommentiert die Maßnahmen zur Kontrakturenprophylaxe bei Herrn Springer anfangs mit den Worten: „Alles Quatsch!“ Inzwischen sieht sie die Dinge allerdings etwas anders. Wie könnte ihre Aussage nun lauten?**

Datum:

Name:

3.5 Dem Dekubitus vorbeugen (Dekubitusprophylaxe)

Lernfeld:

Fachbuchseite:

Die Situation

Alina hat in der Zwischenzeit mehr Informationen über Herrn Springer (siehe Situation S. 51) gesammelt. Er ist 81 Jahre alt und erlitt vor zwei Jahren einen Apoplex. Kurz vor der Entlassung aus der Rehabilitation bekam er einen Herz- und Atemstillstand. Er wurde reanimiert, intubiert und beatmet und verbrachte lange Zeit auf der Intensivstation. Nach einigen Wochen stellte sich die Spontanatmung wieder ein. Herr Springer reagiert nur selten auf Ansprache und bewegt sich nur nach Aufforderung. Frau Springer versorgte ihn zunächst zu Hause. Auf Dauer war sie jedoch mit ihrem schwerstpflegebedürftigen Mann überfordert. Ein Dekubitus war die Folge, weil sie nicht in der Lage war, regelmäßige Positionswechsel bei ihm durchzuführen. Mit schlechtem Gewissen stimmte sie schließlich zu, ihn auf die Pflegestation eines Seniorenheims zu verlegen.
Gestern half Alina einer Pflegefachfrau bei der Wundbehandlung des Dekubitus 3. Grades am Kreuzbein von Herrn Springer. Der Anblick der Wunde fiel ihr schwer.
Heute besucht Frau Springer mit ihrer sechsjährigen Enkelin Sofia ihren Mann. „Hallo Opa, boah, hast du viele Kissen und Polster in deinem Bett. Wofür sind die?“, fragt Sofia erstaunt und blickt zu Alina, die die Szene beobachtet. „Damit kann dein Opa besser liegen, er kann sich nämlich kaum bewegen“, antwortet Alina. „Ach so“, sagt Sofia nickend, „ja dann ist das eben so.“ Den Satz kenne ich doch, denkt Alina, und verlässt nachdenklich das Zimmer von Herrn Springer.

1 **Erklären Sie folgende Fachbegriffe aus dem Text:**

Apoplex: ______________________________

Rehabilitation: ______________________________

____

reanimieren: ______________________________

intubieren: ______________________________

____

Spontanatmung: ______________________________

Dekubitus: ______________________________

____

2 **Erläutern Sie die gegensätzliche Bedeutung der Bemerkung „Dann ist das eben so“ in der hier beschriebenen Situation im Vergleich zu derselben Aussage Alinas auf S. 51.**

____

____

____

____

____

____

3 **Alina will mehr über das Thema Dekubitus erfahren und findet in den Büchern, die im Aufenthaltsraum der Station stehen, viele Informationen. Sie erfährt, dass für das Auftreten eines Dekubitus drei Faktoren zusammenwirken müssen. Ordnen Sie die folgenden Informationen diesen drei Faktoren in sinnvoller Reihenfolge zu. Nutzen Sie hierzu die unten stehende Tabelle.**

Immobilität, Lähmungen und Empfindungsstörungen erhöhen das Dekubitusrisiko.

Auch arterielle Durchblutungsstörungen, Adipositas, Untergewicht und feuchte Haut begünstigen die Dekubitusentstehung.

Nach dieser Zeit fehlt dem Gewebe der Sauerstoff, es entzündet sich und kann absterben.

Die Haut über vorstehenden Knochen ist besonders gefährdet, da sich dort nur wenig Unterhautfettgewebe befindet.

Schon ca. ein bis vier Stunden Druck können die Haut schädigen.

Der Druck auf den Körper drückt die kleinen Blutgefäße der Haut zusammen.

Auflagedruck	Zeit	Risikofaktoren

4 **Dass Auflagedruck, Zeit und Risikofaktoren den Dekubitus begünstigen, hat Alina nun verstanden. Jetzt will sie es ganz genau wissen und bittet eine Pflegefachfrau, ihr zu erklären, wie es letztlich zum Dekubitus kommt. Diese erklärt ihr den Vorgang der Dekubitusentstehung mithilfe einer Übersicht. Ergänzen Sie darin die folgenden Begriffe:**

Flüssigkeit tritt aus den Blutgefäßen aus – Sauerstoff – Ödeme – Auflagedruck und Zeit – Thrombosen – Mangeldurchblutung – Blutgefäße – Abbauprodukten des Stoffwechsels – Blasen – Nerven – Blutgefäße

Immobilität und andere Risikofaktoren

↓

____

↓

______________ werden zusammengedrückt

↓

____________________ des Gewebes

↙ ↓ ↘

______________- und Nährstoffmangel

Anhäufung von ____________________ ____________________

______________schäden

↘ ↓ ↙

______________ weiten sich

↓

____________________ ____________________

↙ ↓ ↘

es entstehen ____________________ im Gewebe →

es bilden sich ____________

↓

Dekubitus

← es kommt zu ____________________ in den Gefäßen

> **!** Jede intensive Rötung der Haut in einem Auflagebereich ist „verdächtig“. Machen Sie im Zweifelsfall den Test: Wenn Sie die Rötung mit Ihren Fingern wegdrücken können, handelt es sich „nur“ um eine vorübergehende Durchblutungsstörung der Haut. Bleibt sie aber bestehen, handelt es sich um einen Dekubitus der 1. Kategorie.

5 **Herr Springer hat einen Dekubitus am Kreuzbein. Markieren Sie in der Abbildung alle Körperregionen, die besonders dekubitusgefährdet sind.**

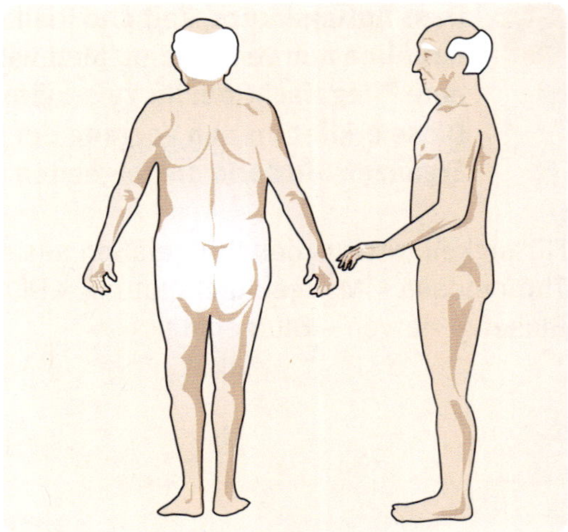

Dekubitusgefährdete Körperstellen

6 **Die Pflegefachfrau, die Alina die Entstehung eines Dekubitus erklärt hat (siehe Aufgabe. 4) füllt nun gemeinsam mit ihr eine Skala zur Risikoeinschätzung eines Dekubitus aus. Laden Sie sich ein geeignetes Assessment-Instrument aus dem Internet herunter (z. B. die „Braden-Skala"). Füllen Sie diese für den Patienten Herrn Springer aus und schätzen Sie auf dieser Grundlage sein Dekubitus-Risiko ein.**

Auszug aus der Braden-Skala zur Dekubitus-Risikoerkennung

	1 Punkt	2 Punkte	3 Punkte	4 Punkte
Sensorisches Empfindungs-vermögen Fähigkeit, adäquat auf druckbedingt Beschwerden zu reagieren	fehlt • keine Reaktion auf schmerzhafte Stimuli; mögliche Gründe: Bewusstlosigkeit, Sedierung oder • Störung der Schmerzempfindung durch Lähmungen, die den größten Teil des Körpers betreffen (z.B. hoher Querschnitt)	stark beeinträchtigt • eine Reaktion erfolgt nur auf starke Schmerzreize • Beschwerden können kaum geäußert werden (z.B. durch Stöhnen oder Unruhe) oder • Störung der Schmerzempfindung durch Lähmung, wovon die Hälfte des Körpers betroffen ist	leicht eingeschränkt • Reaktion auf Ansprache oder Kommandos • Beschwerden können aber nicht immer ausgedrückt werden (z.B., dass die Position geändert werden soll) oder • Störung der Schmerzempfindung durch Lähmung, wovon eine oder zwei Extremitäten betroffen sind	vorhanden • Reaktion auf Ansprache, Beschwerden können geäußert werden oder • keine Störung der Schmerzempfindung
Feuchtigkeit	ständig feucht	oft feucht	manchmal feucht	selten feucht

Quelle: Angelika Zegelin, 1997

7 **Nun, da Alina weiß, wie ein Dekubitus entsteht, versteht sie auch die Maßnahmen, die an Herrn Springer und anderen Bewohnern der Pflegestation zur Behandlung des Dekubitus durchgeführt werden. Welche sechs Maßnahmen bilden die Säulen der Dekubitusbehandlung? Beschriften Sie die Abbildung.**

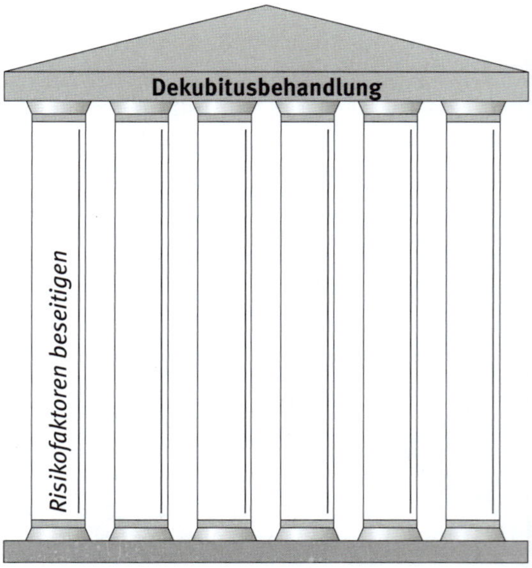

8 **Immer wenn Alina bei der Körperpflege anderer Bewohner assistiert, sieht sie sich eventuelle Hautschäden nun genauer an. Sie lernt dabei verschiedene Dekubitus kennen. Die Pflegefachfrau erzählt ihr, dass man sie, je nachdem, wie weit die Hautschädigung fortgeschritten ist, in vier Kategorien unterteilt.**
Ordnen Sie den vier abgebildeten Dekubitus ihre jeweilige Kategorie zu und beschreiben Sie die Schädigung mithilfe der folgenden Informationen:

- Teilverlust der Haut bis zur Lederhaut
- begrenzte, nicht wegdrückbare Rötung
- vollständiger Hautverlust einschließlich Unterhautfettgewebe
- Nekrose an sichtbaren Muskeln, Sehnen oder Knochen
- vollständiger Gewebeverlust
- evtl. Blasenbildung
- intakte Oberhaut
- schmerzhaft
- evtl. schmerzempfindlich
- evtl. Fettgewebe sichtbar, Muskeln, Sehnen und Knochen jedoch nicht
- oft schmerzarm

	Kategorie	Beschreibung
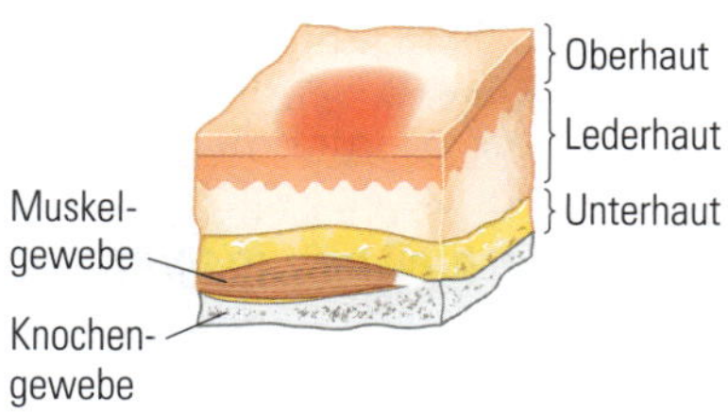		
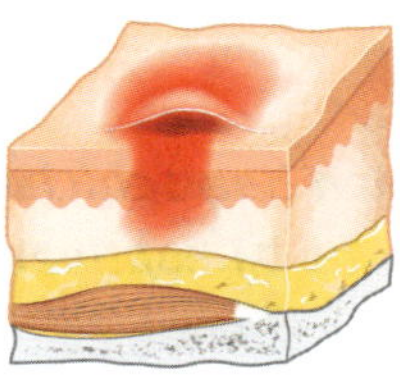		
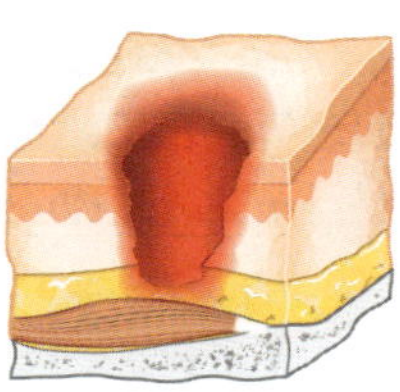		
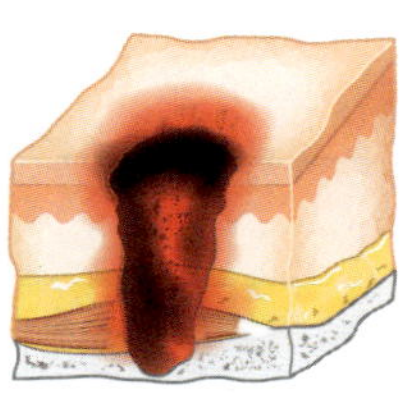		

9 **a) In ihrem Praktikumsbericht möchte Alina über Maßnahmen schreiben, die geeignet sind, einem Dekubitus vorzubeugen. In ihren handschriftlichen Notizen sind ihr leider acht Fehler unterlaufen. Unterstreichen Sie diese.**

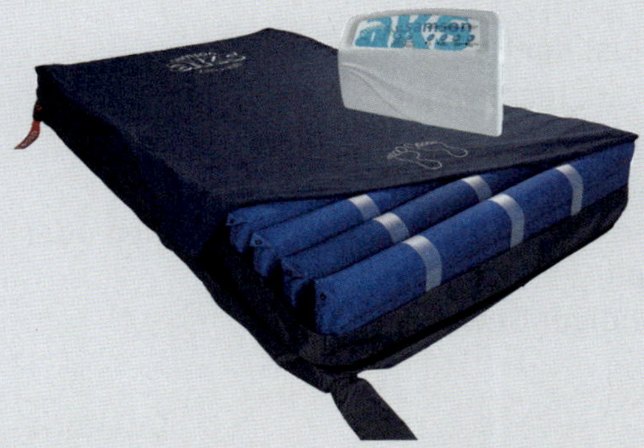

Wechseldruckmatratzen können bei Patienten mit Dekubitus oder starkem Übergewicht den Positionswechsel erleichtern. Ihre Luftkammern werden abwechselnd aufgeblasen.

Dekubitusvorbeugung beginnt mit einer genauen Beobachtung der Haut auf sichtbare Schäden oder Rötungen. Zudem müssen mögliche weitere Risikofaktoren erfasst werden (z. B. mit der Braden-Skala).

Um einen Dekubitus zu verhindern, sollten sich dekubitusgefährdete Menschen so selten wie möglich bewegen. Alte Menschen tun dies im Schlaf meist weniger oft als junge. Manche nehmen Beruhigungsmittel ein. Das ist aber kein Problem, weil sie sich dann noch weniger bewegen. Die Dekubitusgefahr ist bei älteren, mobilen Menschen dadurch stark erhöht. Stundenlanges Sitzen sollte vermieden werden (Rollstühle sind Fortbewegungsmittel, keine Sitzmöbel!).

Auf speziellen Matratzen und Betten können gefährdete Patienten weich und mit gleichbleibendem Druck gelagert werden. Das fördert die Hautdurchblutung. Weich- und Superweichlagerungen können jedoch auch zu einer geringeren Eigenbewegung des Patienten führen. Die Bewegungsförderung hat deshalb immer oberste Priorität.

Reibung an der Hautoberfläche, Scherkräfte (= Verschiebung der verschiedenen Hautschichten gegeneinander) und Feuchtigkeit können die Haut schädigen. Aus diesem Grund ist Kontinenz kein Risikofaktor für den Dekubitus. Da es bei feuchter Haut seltener zu Hautschäden kommt, muss darauf geachtet werden, dass der natürliche Säureschutz- und Fettmantel durch die Hautpflege nicht zerstört wird. Nach dem Waschen sollte die Haut daher mit einem Wasser-in-Öl-Pflegeprodukt rückgefettet werden.

Wenn möglich, erhalten betroffene Patienten ihre Wunschkost. Die Ernährung sollte eiweißarm und vitaminreich sein. Betroffene sollten ca. 2 Liter Flüssigkeit am Tag zu sich nehmen. Besteht die Gefahr von Untergewicht, muss eine energiereiche Aufbaukost angeboten werden. Auch Wunden, Infekte und andere Erkrankungen senken den Energiebedarf.

b) Formulieren Sie zu den gefundenen Fehlern nun die korrekten Aussagen.

- *Zeile 10:* ______________________

Datum: Name:	**3.6** Lagerungsarten anwenden	Lernfeld: Fachbuchseite:

Die Situation

Das Praktikum, das Alina im Seniorenheim absolviert (siehe Situation S. 51 und S. 55), geht zu Ende. In der Schule soll sie eine Präsentation zu einem selbstgewählten Pflegethema durchführen. Ihr ist in den vergangenen Wochen bewusst geworden, dass die Auswahl pflegerischer Tätigkeiten nicht zufällig geschieht. Vielmehr soll mit ihnen ein zuvor festgelegtes Pflegeziel erreicht werden. Dies ist ihr besonders bei den verschiedenen Lagerungsarten aufgefallen, die für Patienten und deren Erkrankungen individuell ausgewählt und durchgeführt wurden. Sie entschließt sich deshalb, die Anwendung verschiedener Lagerungsarten zum Thema ihrer Präsentation zu machen.

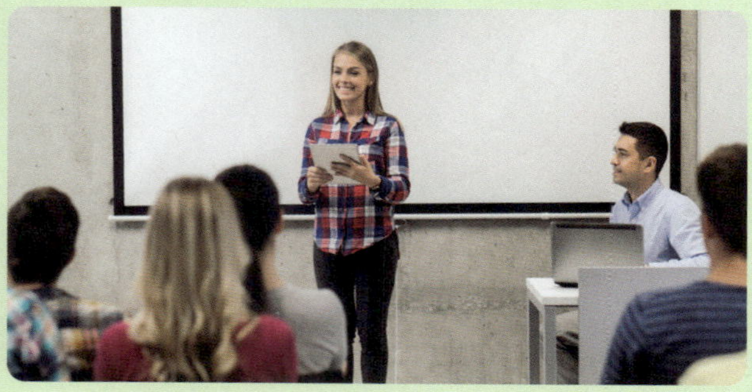

1 **Nach ein paar einleitenden Worten stellt Alina ihren Mitschülern zu Beginn der Präsentation die folgende Frage: „Aus welchen verschiedenen Gründen kann es nötig sein, Menschen in bestimmten Positionen zu lagern?“ Notieren Sie stichwortartig mögliche Antworten.**

2 **Damit ihre Mitschüler die speziellen Lagerungsarten verstehen, beschreibt Alina ihnen zunächst die sog. „physiologische Mittelstellung" als Grundlagerungsart. Sie erklärt, dass die Körperteile wie folgt in ihre Mittelstellung gebracht werden. Benennen Sie in der Tabelle die beschriebenen Körperteile und beschreiben Sie deren Lage in physiologischer Mittelstellung.**

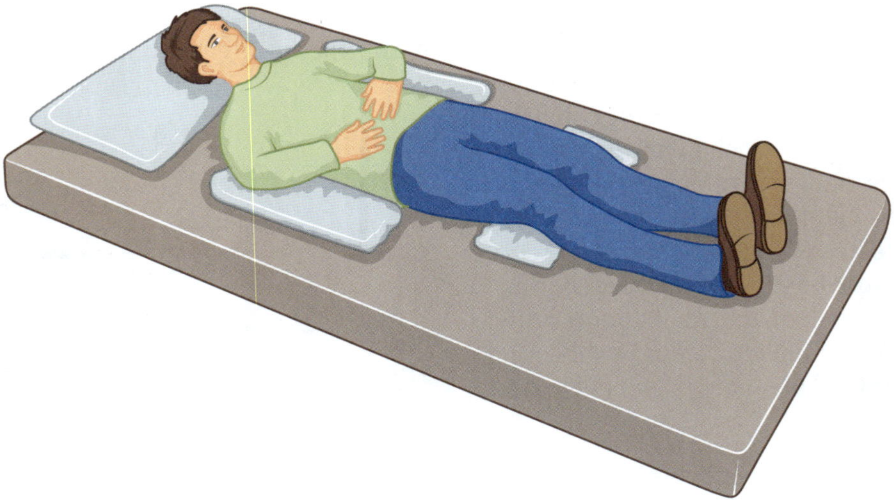

Lagerung in physiologischer Mittelstellung

Körperteil	Beschreibung der Lagerung
______________	In mittlerer Position zwischen maximaler Beugung und Streckung (flaches Kissen unterlegen).
Schultern	______________
______________	Leicht erhöht gelagert, Ober- und Unterarm sind zueinander im Winkel von ca. 100° gebeugt.
Hände	______________ ______________
______________	Gestreckt, so dass sie auf einer Ebenen mit dem Oberkörper liegt. Bei Bedarf verhindern Kissen, dass die Oberschenkel nach außen rotieren.
Wirbelsäule	______________ ______________
______________	Leicht gebeugt (flaches Kissen unterlegen).
Füße	______________ ______________

3 **Bei der Präsentation legt Alina ihren Schwerpunkt auf Lagerungstechniken zur Dekubitus- und Pneumonieprophylaxe. Sie zeigt dazu drei Bilder. Zu jeder Lagerung hat sie sich Notizen zu den Zielen und zur Durchführung gemacht. Vervollständigen Sie Alinas Notizen zu den folgenden Lagerungsarten.**

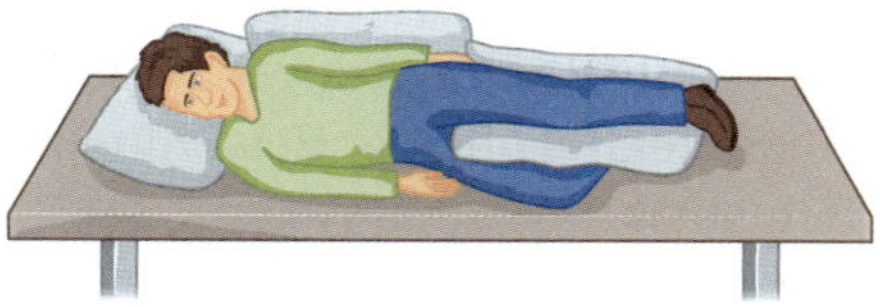

____

Ziel: Druckentlastung der hochgelagerten Körperseite. Zur Dekubitusprophylaxe.

Durchführung: Oberkörper zu einer Seite hin um 30° anheben und mit Kissen stabilisieren...

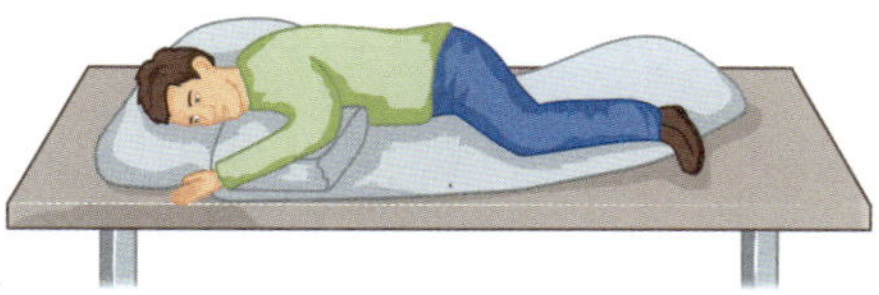

____

Ziel: ________________________________

Durchführung: ________________________________

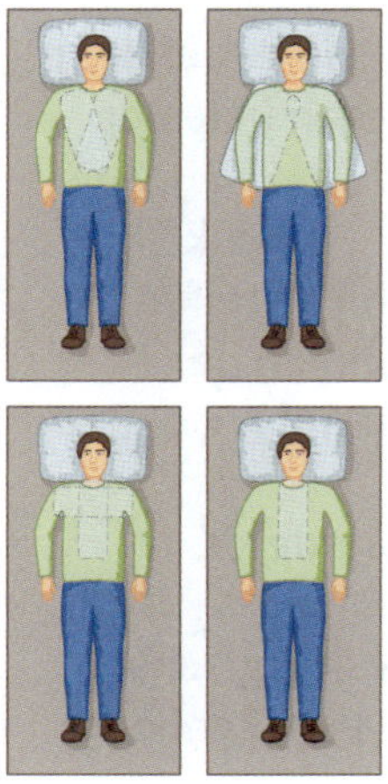

____

Ziel: ________________________________

Durchführung: ________________________________

4 **Im folgenden Rätsel geht es um Begriffe aus dem Themenfeld „Bewegungen unterstützen“. Tragen Sie die Lösungswörter ein (Umlaute bitte wie folgt schreiben: Ä = AE, Ö = OE, Ü = UE).**

Senkrecht:
1. Maßnahmen zur Vorbeugung von Erkrankungen
4. Häufige Sturzursache
5. Hilfsmittel zur Fortbewegung, z. B. nach Frakturen
7. Maßnahmen zur Wiederherstellung der Gesundheit
8. Erhöhen das Dekubitusrisiko
11. Wird durch VATI-Lagerungen vorgebeugt
12. Lagerungshilfsmittel
14. Indikation zur Durchführung spezieller Lagerungen

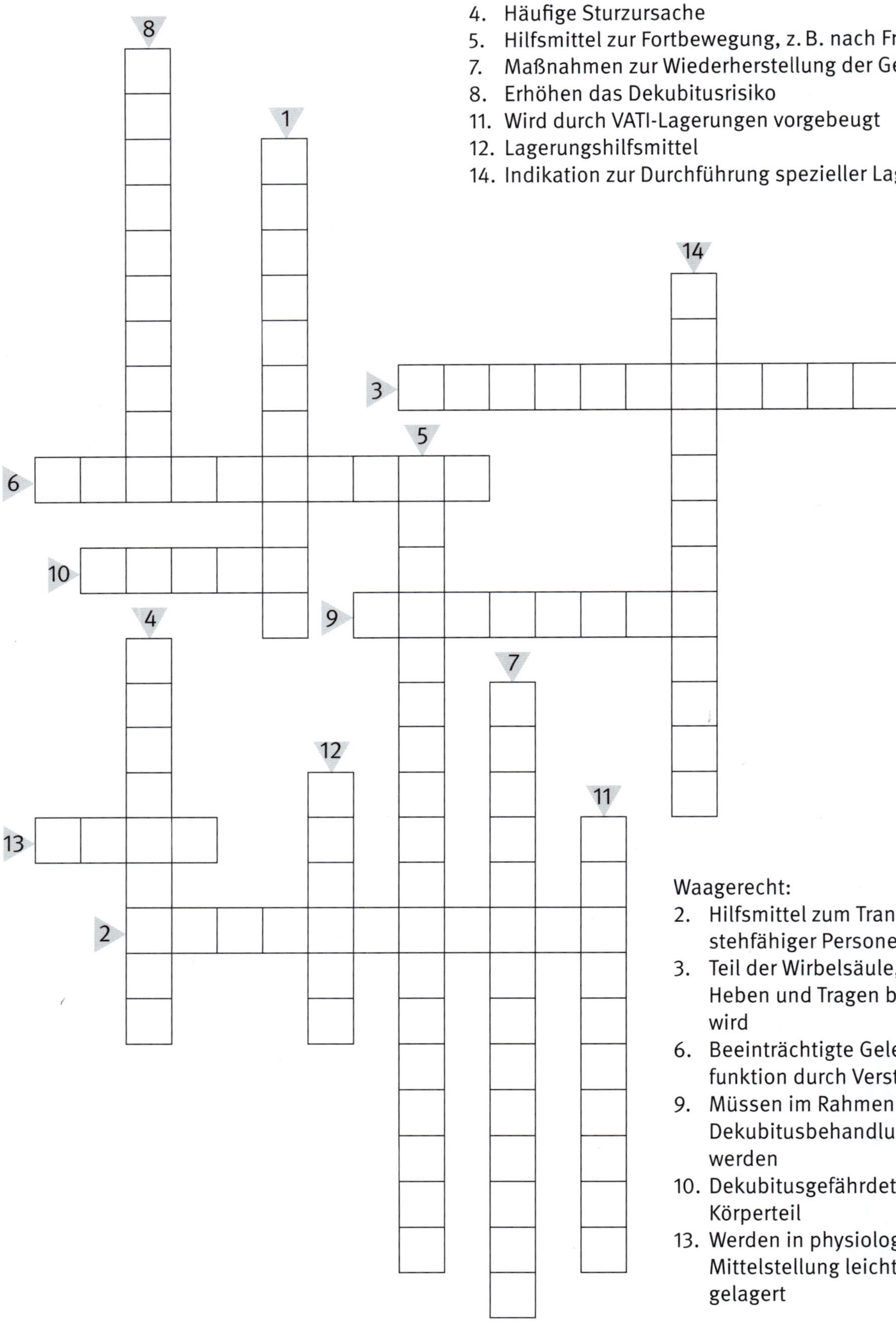

Waagerecht:
2. Hilfsmittel zum Transfer stehfähiger Personen
3. Teil der Wirbelsäule, der beim Heben und Tragen belastet wird
6. Beeinträchtigte Gelenkfunktion durch Versteifung
9. Müssen im Rahmen der Dekubitusbehandlung entfernt werden
10. Dekubitusgefährdetes Körperteil
13. Werden in physiologischer Mittelstellung leicht gebeugt gelagert

Datum: ____________ Name: ____________

4.1 Puls und Blutdruck messen und beurteilen

Lernfeld: ____________ Fachbuchseite: ____________

Die Situation

Es war in der ersten Woche meiner praktischen Ausbildung zur Heilerziehungspflegerin. Marion, die examinierte Kollegin in meinem Wohnbereich, sagte zu mir, ich solle bei Herrn Lübke (69 J.) Puls und Blutdruck messen. Ich war zwar noch etwas nervös, ließ mir aber nichts anmerken.

Als ich Herrn Lübkes Zimmer betrat, rief er mir aufgeregt zu: „Anastasija, das wird aber auch Zeit, dass Sie kommen! Marion war gestern viel früher bei mir."

„Herr Lübke, wir werden Sie schon nicht vergessen", versuchte ich ihn zu beruhigen.

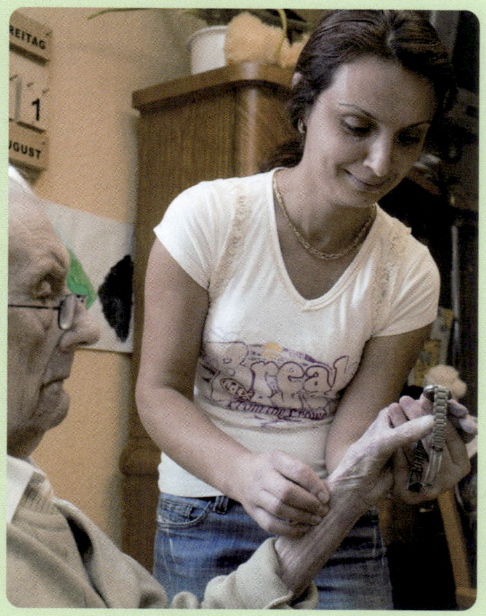

Pulsmessung an der Speichenschlagader

Herr Lübke: „Warum wird hier eigentlich so oft der Blutdruck gemessen? Reicht das nicht auch einmal im Monat?"

Da mir so schnell keine passende Antwort einfiel, sagte ich: „Schwester Marion will das so."

Ich bat Herrn Lübke für einen Moment ruhig zu sein, damit ich die Töne besser hören könne. Er redete aber einfach weiter: „Darf ich auch mal horchen? Das ist schließlich mein Blutdruck! Was hören Sie da eigentlich, und warum? Können Sie den Blutdruck nicht an dem Zeiger da ablesen? Und überhaupt: Schwester Marion macht das immer ganz anders ... Aua, jetzt tun Sie mir auch noch weh! Das ist viel zu eng aufgepumpt!"

Ich tastete mich mit den Fingerkuppen an seinem Handgelenk entlang, um den geeigneten Tastpunkt zu suchen. „Warum legen Sie eigentlich immer zuerst Ihre Finger an mein Handgelenk? Sie sollen doch Blutdruck messen, oder?" Herr Lübke war wieder aggressiv. Ich lächelte, schwieg und konzentrierte mich auf das Zählen. „He! Warum reden Sie nicht mit mir?" Herr Lübke kann einen manchmal rasend machen. „Ihr Puls liegt heute bei 104." Ich legte die Blutdruckmanschette um seinen Oberarm und begann mit der Messung.

„Ruhe!", schrie ich laut. Herr Lübke war für einen Moment überrascht und sprachlos. Gut so.

„180 zu 110", sagte ich. Ich hatte das Stethoskop noch in den Ohren, da hörte ich ihn schon rufen: „Oh Gott, der Wert ist höher als gestern! Was machen wir jetzt, Anastasija?" Ohne ein Wort zu sagen, ging ich aus dem Zimmer. Denn ich war wütend auf Herrn Lübke – und auf mich!

1 **Anastasija tastet den Puls an der Speichenschlagader. Zeichnen Sie in der Abbildung vier weitere mögliche Tastpunkte für den Puls ein und beschriften Sie diese.**

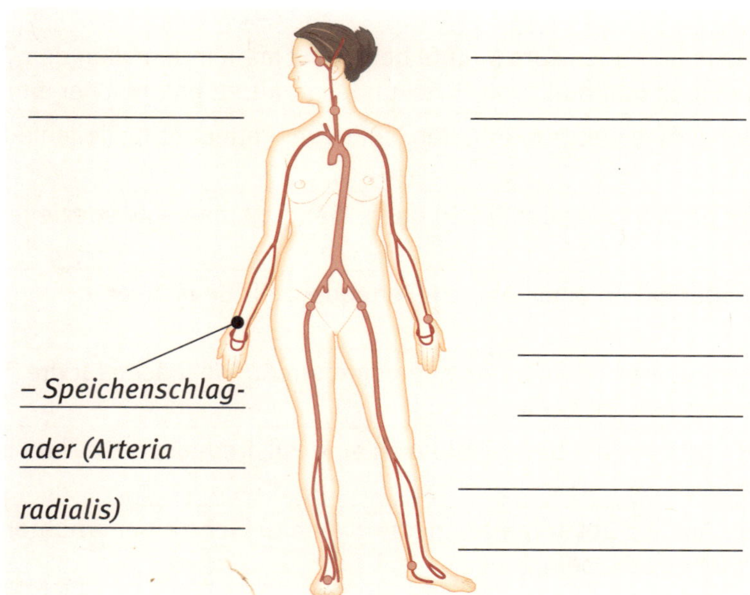

Tastpunkte für den Puls

2 a) **Notieren Sie in der Tabelle die Pulsnormwerte für die vorgegebenen Altersstufen.**

Ruhepulsfrequenz pro Minute im Wachzustand (Normwerte)	
Neugeborenes, Säuglinge	______
3. Monat bis 2. Lebensjahr	______
2. bis 10. Lebensjahr	______
ab 10. Lebensjahr	______
Erwachsene	______

b) **Beurteilen Sie die bei Herrn Lübke ermittelte Pulsfrequenz und geben Sie Auskunft über mögliche Ursachen. Beschreiben Sie auch das weitere Vorgehen von Anastasija nach der Puls- und Blutdruckmessung bei Herrn Lübke.**

______

______

______

! Wenn die Pulsfrequenz anhaltend oder stark von der Norm oder den bekannten Messwerten eines Patienten abweicht, muss der Arzt informiert werden. Zwischenzeitlich sollte der Puls häufiger kontrolliert werden. Die Messergebnisse müssen dokumentiert werden.

3 **Entscheiden Sie, ob die folgenden Aussagen zur Pulsmessung wahr (W) oder falsch (F) sind.**

Außer der Pulsfrequenz kann man auch Rhythmus und Qualität des Pulses beurteilen.	☐
Anhand des Pulsrhythmus erkennt man, ob der Puls kräftig oder schwach ist.	☐
Die Pulsfrequenz pro Minute berechnet man, indem man den Wert, den man innerhalb von 15 Sekunden ermittelt hat, mit vier multipliziert.	☐
Um gültige Werte zu erhalten, sollte der Patient ruhig liegen oder sitzen.	☐
Für die Messung der Pulsfrequenz benötigt man eine spezielle Pulsuhr.	☐
Kinder haben eine höhere Pulsfrequenz als Erwachsene.	☐
Der Daumen ist aufgrund seiner großen Auflagefläche für die Pulsmessung besonders gut geeignet.	☐
Als Tachykardie bezeichnet man eine Pulsfrequenz › 100/min bei Erwachsenen.	☐
Ein Anstieg der Körpertemperatur kann Ursache einer erhöhten Pulsfrequenz sein.	☐

4 **Anastasija überträgt den Blutdruckwert von Herrn Lübke (180/110 mmHg) in die Dokumentation. Dabei gehen ihr all die Fragen von Herrn Lübke noch einmal durch den Kopf. Jetzt, ganz in Ruhe, fallen ihr auch passende Erwiderungen auf seine Fragen ein. Notieren Sie die möglichen Antworten.**

Fragen von Herrn Lübke	Antworten von Anastasija
Warum legen Sie eigentlich immer zuerst Ihre Finger an mein Handgelenk? Sie sollen doch Blutdruck messen, oder?	
He! Warum reden Sie nicht mit mir?	
Warum wird hier eigentlich so oft der Blutdruck gemessen?	
Reicht das nicht auch einmal im Monat?	
Darf ich auch mal horchen? Das ist schließlich mein Blutdruck!	
Was hören Sie da eigentlich, und warum? Können Sie den Blutdruck nicht an dem Zeiger da ablesen?	
Oh Gott, der Wert ist höher als gestern! Was machen wir jetzt, Anastasija?	

5 **Beschriften Sie Stethoskop und Blutdruckmessgerät und vervollständigen Sie den Text zur Messtechnik.**

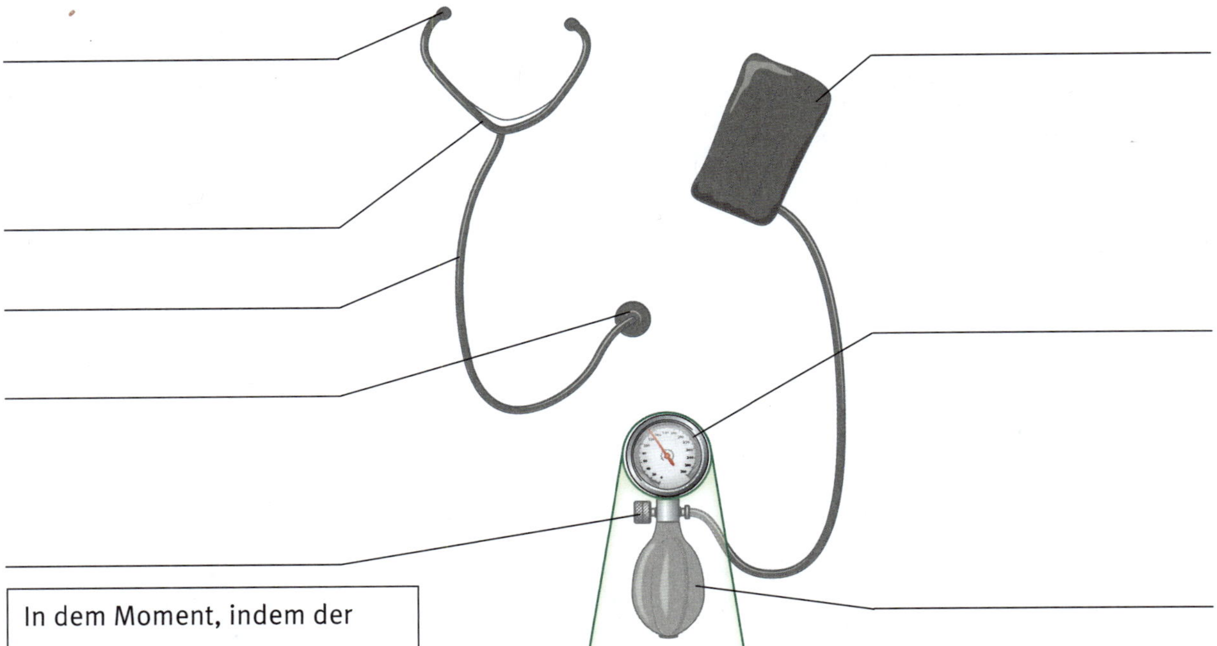

In dem Moment, indem der Blutdruck die Arterie während eines Pulsschlages erstmals ein wenig öffnen kann, strömt Blut hindurch. Der ________ ______ hörbare Ton entsteht (= ____________________ Blutdruckwert).

Der Druck wird weiter _______________, die Arterie _______________, die Töne werden _____________.

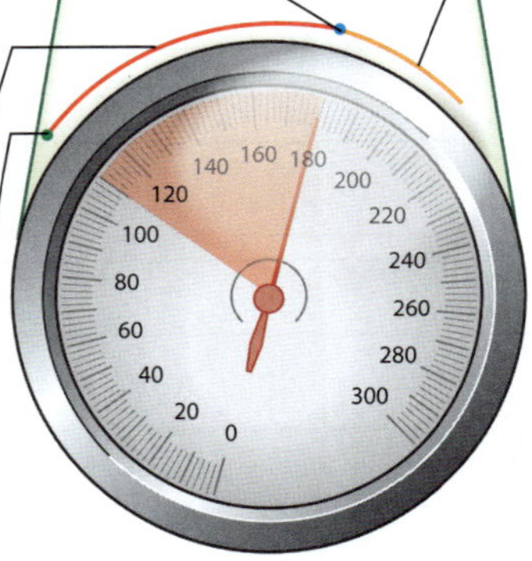

Der Druck in der Manschette ist ______________ als der Druck in der Arterie. Sie wird dadurch zusammengedrückt und ____________________. Durch vorsichtiges Drehen am Ventil wird der Druck in der Manschette langsam ______________.

Unmittelbar bevor der Druck in der Manschette genauso ______________ ist wie in der Arterie, entsteht der ____________ hörbare Ton (= ____________________ Blutdruckwert).

Bei alten Menschen mit ausgeprägter Arteriosklerose ist manchmal ein durchgehendes Strömungsgeräusch bis zum Ende der Messung zu hören. In diesen Fällen wird der diastolische Druck abgelesen, wenn das Geräusch deutlich abnimmt.

6 **Bislang hat sich Anastasija nicht genauer mit der Krankheitsgeschichte (= Anamnese) und der Dokumentation von Herr Lübke befasst. Sie weiß aber, dass sie nur auf der Grundlage seiner gesamten Daten seinen Blutdruckwert richtig beurteilen kann. Während sie in seiner Akte blättert, überlegt sie, wie der Blutdruckwert von Herrn Lübke zu beurteilen ist. Und welche Faktoren (bei korrekter Messtechnik) einen zu hohen Blutdruck begünstigen können. Beurteilen Sie den ermittelten Blutdruckwert und notieren Sie mögliche Einflussfaktoren.**

7 **Gerade „Anfängern" unterlaufen besonders häufig Fehler bei der Blutdruckmessung. Nennen Sie mögliche Fehlerquellen.**

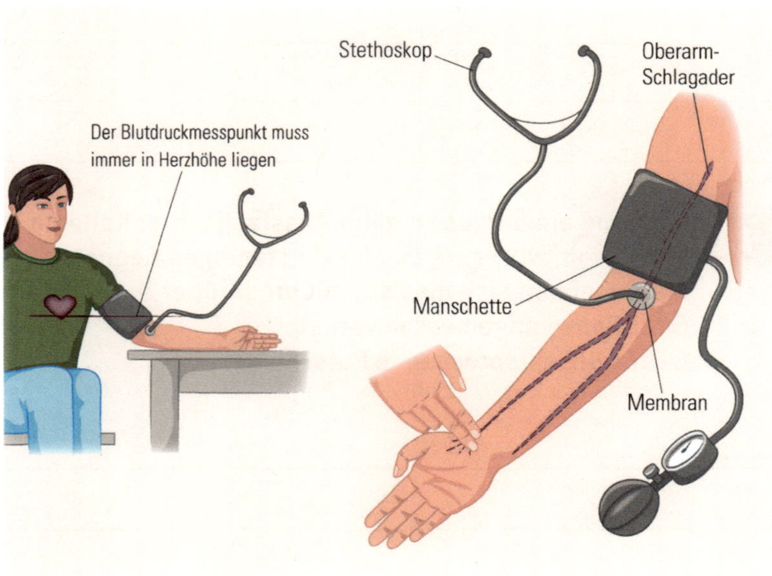

Blutdruckmessung

8 **Erleben Sie selbst, wie es zu fehlerhaften Ergebnissen kommen kann. Messen Sie dazu bei einer anderen Person den Blutdruck zunächst auf korrekte Weise. Führen Sie anschließend Messungen durch, in denen die fehlerhaften Handlungen aus Aufgabe 7 absichtlich ausgeführt werden. Vergleichen Sie Ihre Ergebnisse in der Klasse.**

9 **Wie erklären Sie sich Anastasijas Wut – zum einen auf Herrn Lübke und zum anderen auf sich selbst?**

Gründe für die Wut auf Herrn Lübke:

Gründe für die Wut auf sich selbst:

10 **Während einer Pause erzählt Anastasija ihrer Kollegin Marion von Herrn Lübke und davon, wie er sie durch sein ständiges Gequatsche gereizt hatte. Marion nimmt sich die Zeit, mit ihr darüber zu reden, wie man sich in solchen Situationen angemessen verhält. Geben Sie entsprechende Ratschläge.**

Datum: ______ Name: ______	**4.2** Thrombosen vorbeugen (Thromboseprophylaxe)	Lernfeld: ______ Fachbuchseite: ______

Die Situation

Ich sagte zu Herrn Rielander: „Kommen Sie, ziehen Sie jetzt den anderen Strumpf am rechten Bein an. Den linken habe ich kontrolliert, der sitzt korrekt. Sie machen das immer besser, wirklich! Sie wissen doch auch, dass das wichtig ist, Herr Rielander. Gerade jetzt, wo Sie sich so wenig bewegen können."

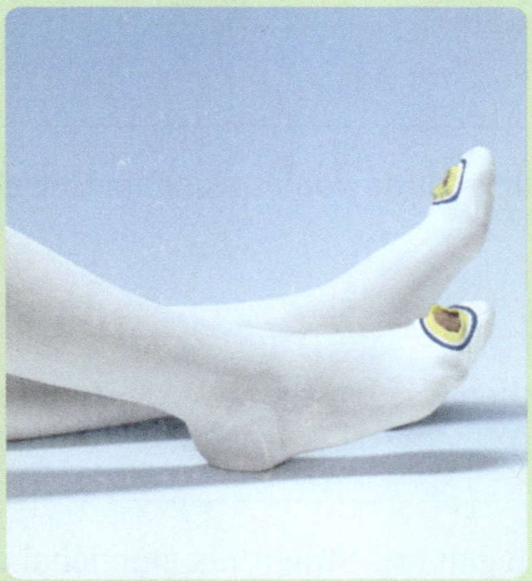
MT-Strumpf

„Ja? Weiß ich das? Es ist halt anstrengend und außerdem juckt es den ganzen Tag immer so am Bein. Können wir die Strümpfe heute nicht mal weglassen, Schwester Vera? Bringt doch sowieso nichts. Und was zu trinken bräuchte ich auch noch ..."

Manchmal fällt es mir bei meiner Arbeit im ambulanten Pflegedienst schwer, Patienten zu motivieren. Herr Rielander ist so ein Patient. 1.75 m groß, dabei 105 kg schwer. Er hatte vor einem halben Jahr einen Herzinfarkt, es liegt eine Herzinsuffizienz 2. Grades vor. Er hat ausgeprägte Varizen. Trotz seiner Gehbehinderung versorgte er sich bis vor Kurzem selbstständig in seiner kleinen Wohnung. Vor einer Woche aber ist er beim Zigarettenholen die Treppe hinuntergestürzt: Eine leichte Gehirnerschütterung und Prellungen. Der Arzt in der Klinik verordnete Herrn Rielander daraufhin Bettruhe. Zurzeit komme ich zweimal täglich zu ihm, da er fürs Waschen und Anziehen jetzt natürlich Hilfe braucht.

Dass er zur Vermeidung von Thrombosen vorsorglich medizinische Thromboseprophylaxestrümpfe tragen soll, will er nicht verstehen und sucht nach Ausreden. Jeden Tag muss ich ihn neu überreden, was für mich sehr anstrengend ist. Er wiederum schluckt seinen Frust mit Schokoriegeln herunter. Und das bei seinem Übergewicht!

Ehrlich gesagt, glaube ich, dass Herr Rielander zurzeit den Glauben an sich verliert und sich mehr und mehr aufgibt. Er lässt sich total hängen und von mir bedienen. Dazu wird er jeden Tag schwerer. Ich habe die ganze Arbeit mit ihm, bin freundlich und er arbeitet praktisch gegen mich.

„So Herr Rielander, hier ist Ihr Wasser. Aber jetzt probieren Sie bitte den rechten Strumpf. Ich helfe Ihnen auch dabei und erkläre Ihnen das noch mal."

1 **Begründen Sie, warum es sinnvoll ist, dass Vera die angezogenen MT-Strümpfe (medizinische Thromboseprophylaxestrümpfe) bei Herrn Rielander nochmals kontrollieren möchte.**

______

______

2 **Motivieren Sie Herrn Rielander zum Tragen der MT-Strümpfe. Erklären Sie ihm, warum deren Anwendung für ihn so wichtig ist.**

______

______

______

______

______

______

3 **Begründen Sie in einem Gespräch mit Herrn Rielander einige wichtige Aussagen zum Anlegen, Tragen und Pflegen von MT-Strümpfen. Vervollständigen Sie hierzu die folgenden Sätze.**

Die MT-Strümpfe, die Sie seit einer Operation vor fünf Jahren aufbewahrt haben, können Sie nicht wieder verwenden, weil

____

Hautschuppen, Schweiß und Cremerückstände können sich im Gewebe des Strumpfes ansammeln. Aus diesem Grund

____

Wenn die MT-Strümpfe häufig gewaschen worden sind, werde ich neue Strümpfe für Sie bestellen, weil

____

Sie sollten Ihre Beine vor dem Neuanlegen des Strumpfes möglichst eine Viertelstunde lang flach oder leicht erhöht lagern, damit

____

Beim Wechsel der Strümpfe schaue ich mir Ihre Haut genau an, weil

____

____

Sie können erst dann auf die Strümpfe verzichten, wenn Sie wieder mehrmals täglich aufstehen können, denn

____

____

4 **Ziel der Pflege ist es, dass Herr Rielander seine MT-Strümpfe innerhalb weniger Tage selbstständig anziehen kann. Heute hilft ihm Vera noch und beschreibt ihm das Anziehen der Strümpfe Schritt für Schritt mithilfe der folgenden Abbildungen. Ergänzen Sie die Erläuterungen zu den Zeichnungen.**

a)
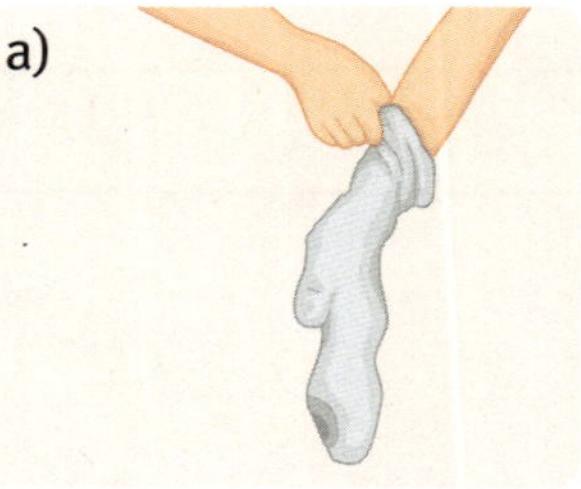

b)
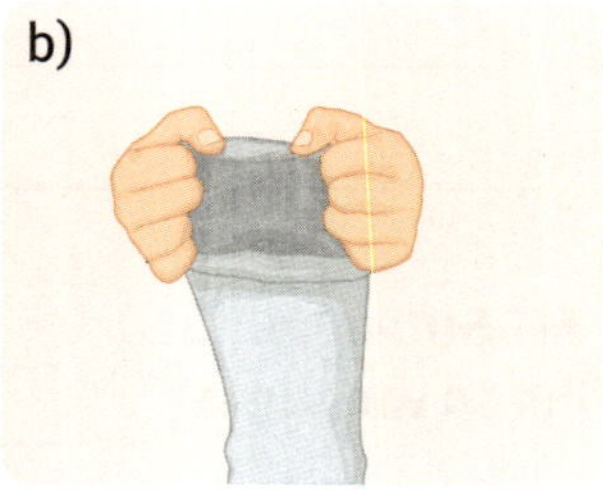

c)
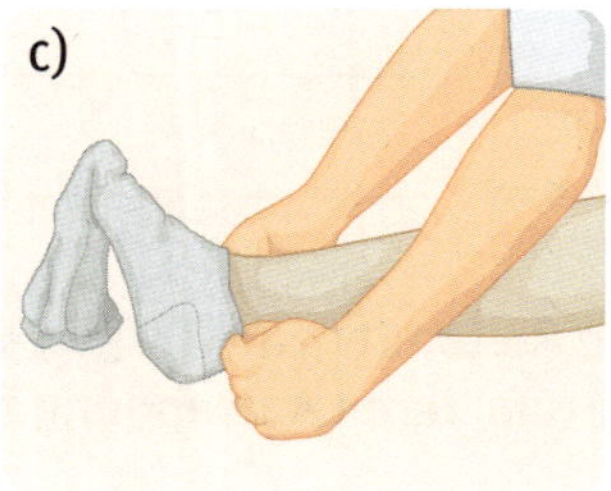

d)
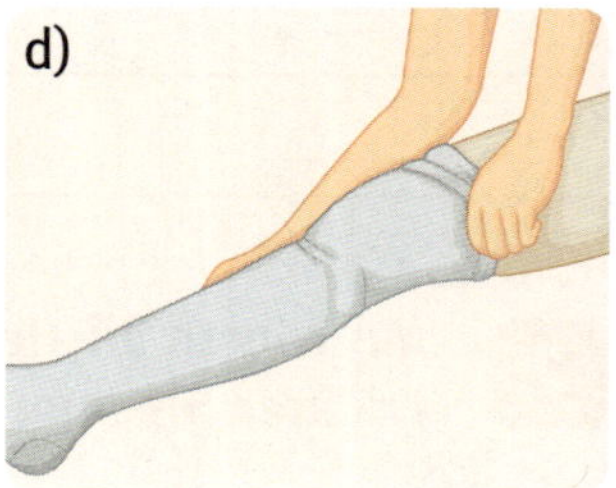

Anziehen von MT-Strümpfen

a)	b)	c)	d)
Fassen Sie zuerst ...	*Danach ...*		

5 **Nennen Sie weitere Maßnahmen die geeignet sind, Thrombosen vorzubeugen.**

> **!** Der Arzt Rudolf Virchow (1821 – 1902) erforschte die Entstehungsumstände von Thrombosen. Er fand drei wesentliche Faktoren:
> - Veränderungen an der Gefäßinnenwand
> - Veränderung der Strömungsgeschwindigkeit des Blutes
> - Veränderung der Zusammensetzung (Viskosität) des Blutes
>
> Die nach ihm benannte „Virchow'sche Trias" ist die Grundlage für Assessment-Instrumente (z. B. die sogenannte „Frowein-Skala"), mit denen das Thromboserisiko von Patienten bewertet werden kann.

6 **a) Für Vera ist es belastend, das Gefühl zu haben, gegen den Willen von Herrn Rielander argumentieren und arbeiten zu müssen. Nennen Sie mögliche gesprächsfördernde und gesprächshemmende Verhaltensweisen, die in einer solchen Situation sinnvoll bzw. nicht sinnvoll sind.**

Das Gespräch fördern, indem man ...	Das Gespräch hemmen, indem man ...
nachfragt, ob man die Bedenken des anderen richtig verstanden hat	*die Bedenken des anderen bagatellisiert (herunterspielt)*

b) Wählen Sie einige der in Aufgabe 6 a genannten fördernden <u>oder</u> hemmenden Verhaltensweisen aus. Entwerfen und notieren Sie in Partnerarbeit ein Gespräch, in dem Vera diese anwendet.

7 **Eine mögliche Vorstufe von Thrombosen sind Varizen (Krampfadern). Das Tragen von medizinischen Kompressionsstrümpfen wirkt auch ihnen entgegen. Erklären Sie den Begriff „Varizen“ und beschreiben Sie deren Symptome.**

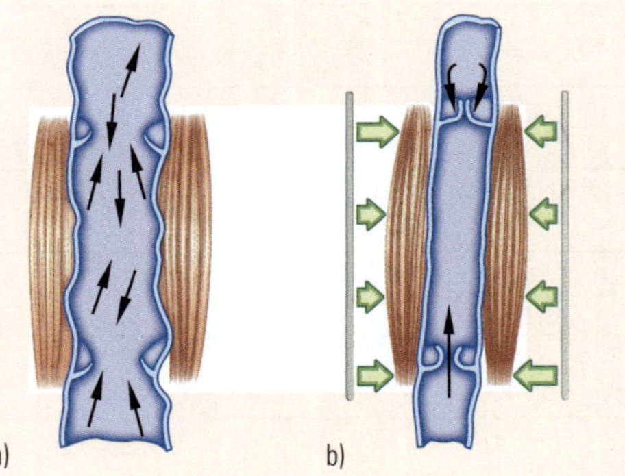

Varizen ohne und mit Kompressionsstrumpf

8 **In regelmäßigen Abständen erfasst Vera das Thromboserisiko von Herrn Rielander. Laden Sie sich ein geeignetes Assessment-Instrument aus dem Internet herunter (z. B. die „Frowein-Skala“). Füllen Sie die Skala für den Patienten Herrn Rielander aus und beurteilen Sie auf dieser Grundlage sein Thromboserisiko.**

Risikofaktoren	Kategorie	P	Kategorie	P	Kategorie	P
Gefäßwandschädigung						
Varikosis	nein	0	leicht	1	stark	4
Frühe Thrombose/ Lungenembolie	nein	0	ja	4		
AVK	nein	0	Stadium I-IIIa	2	Stadium IIb-IV	4
Alter	40	1	>60	2	>70	3
Hämodynamik						
Mobilität	mobil	0	teilmobil (bis ca. 12 Std./Tag)	2	immobil (länger als 72 Stunden ununterbrochen	4

Quelle: Frowein-TVT-Score zur Einschätzung des Thromboserisikos – nach Frowein, 1997

Auszug aus der Frowein-Skala zur Thrombose-Risikoeinschätzung

9 **Nennen Sie Faktoren, die die Entstehung von Varizen begünstigen können.**

Datum: ______________ Name: ______________

4.3 Den Blutzucker messen und die Insulinanwendung kennenlernen

Lernfeld: ______________ Fachbuchseite: ______________

Die Situation

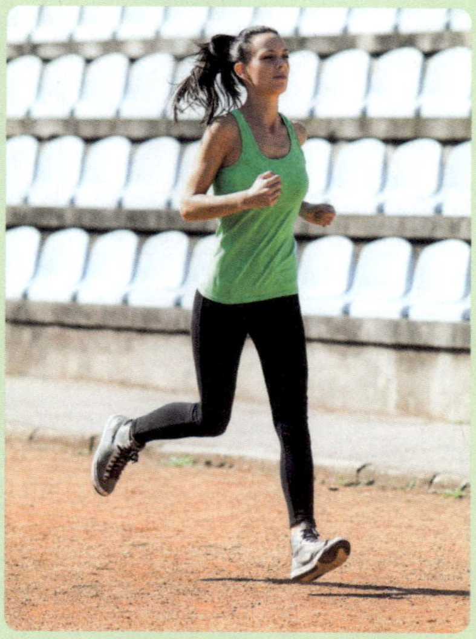

Ich heiße Ayleen und bin 17 Jahre alt. Meinen Diabetes habe ich zunächst gar nicht bemerkt, im Gegenteil: Beim Sport lief alles wie geplant.
Ich lief 5 000 Meter in 16:35 Minuten und war für die Landesmeisterschaften qualifiziert. Das Einzige was mir auffiel: Ich hatte oft großen Durst und hatte ein paar Kilo abgenommen.
„Was soll's, ich trainiere ja auch mehr als sonst", dachte ich. Nur das ständige zur Toilette gehen hat mich genervt. Ich schob es auf die Nervosität vor dem Wettkampf. Dann aber ließen meine Leistungen vor den Landesmeisterschaften auf einmal nach. Ausgerechnet jetzt! Außerdem bin ich eine lächerliche Erkältung einfach nicht mehr losgeworden. Mein Arzt hat ziemlich bald gemerkt was Sache war.

Nach der Urinzucker- und Blutzuckerkontrolle war die Diagnose schnell klar: Typ-1-Diabetes. Das ist erst ein paar Monate her. Ich hätte nie gedacht, dass mich das treffen könnte und zuerst hat mich das auch ganz schön umgehauen. Inzwischen kontrolliere ich regelmäßig meinen Blutzucker, spritze mir Insulin und trainiere wieder regelmäßig. Morgen informiere ich die Projektgruppe ‚Ernährung und Gesundheit' aus der 12. Klasse zum Thema Diabetes mellitus. „Du bist ja jetzt Expertin", haben sie gesagt. Dann treffe ich dann auch Merle, meine stärkste Konkurrentin aus dem Verein. Sie läuft die 5 000 in 16:10 Minuten. An meine alten Zeiten komme ich bestimmt wieder ran, da kann sie sich drauf verlassen!

1 **In der Projektgruppe will Ayleen zunächst von den Anfängen ihrer Erkrankung berichten. Notieren Sie ihre Symptome sowie weitere typische Krankheitszeichen bei Typ-1-Diabetes.**

Am Anfang:

____

____

____

____

____

____

Im späteren Krankheitsverlauf:

____

____

____

____

____

2 Ayleen ist sich sicher: Die Schülerinnen und Schüler der 12. Klasse möchten bestimmt wissen, wie die wichtigsten Symptome genau zustande kommen. Sie will es ihnen erklären und macht sich Notizen. Helfen Sie ihr, einen kurzen Informationstext zu diesem Thema zu verfassen und nutzen Sie dabei die folgenden Begriffe:

Insulin – Inselzellen – Bauchspeicheldrüse – Glucose – Energie – Insulinproduktion – Fettgewebe – Blutzucker – Urin – Flüssigkeit

So kommen die Symptome bei Typ-1-Diabetes zustande:

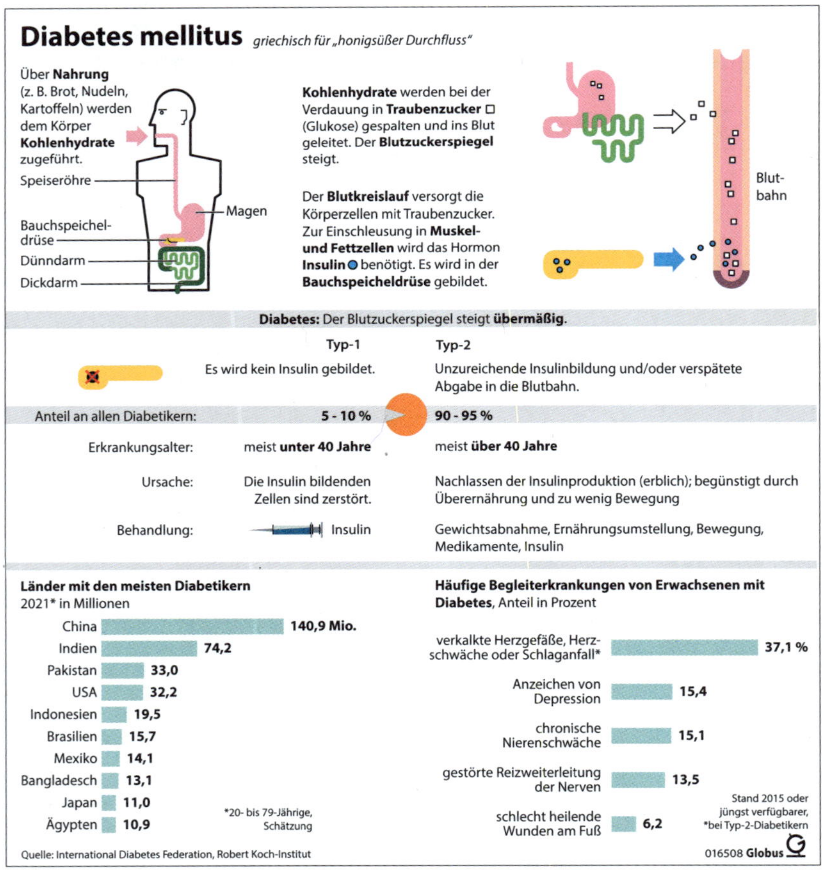

Blutzuckerwerte in mg/dl (mmol/l) bei stoffwechselgesunden Menschen

Unterzucker (Hypoglykämie)	Normbereich		Überzucker (Hyperglykämie)
	vor dem Essen	nach dem Essen	
‹ 60 (‹ 3,3)	60 – 100 (3,3 – 5,6)	100 – 140 (5,6 – 7,8)	› 140 (› 7,8)

Die Nahrungsaufnahme beeinflusst den Blutzuckerspiegel stark. Nach einem kohlenhydratreichen Essen (z. B. Nudeln) können BZ-Werte von bis zu 220mg/dl gemessen werden. Die Betreffende ist dennoch nicht zuckerkrank. Zur Diagnostik des Diabetes mellitus sollte der BZ-Wert deshalb nüchtern gemessen werden, d.h. 12 Std. nach der letzten Mahlzeit.

3 **Ayleen hat sich leider getäuscht. Als sie die Schülerinnen und Schüler am Projekttag über die Symptome des Typ-1-Diabetes informiert, hören diese ihr gar nicht richtig zu. Na ja, sie hat wohl etwas zu viel und zu schnell geredet. Ihr Glück: Zur Abwechslung kann sie mit dem Beamer eine Abbildung zeigen, die den Verlauf des Blutzuckerspiegels nach einer Mahlzeit bei Gesunden und Diabetikern zeigt.**
Beschriften Sie die Abbildung und beschreiben Sie, was sie aussagt.

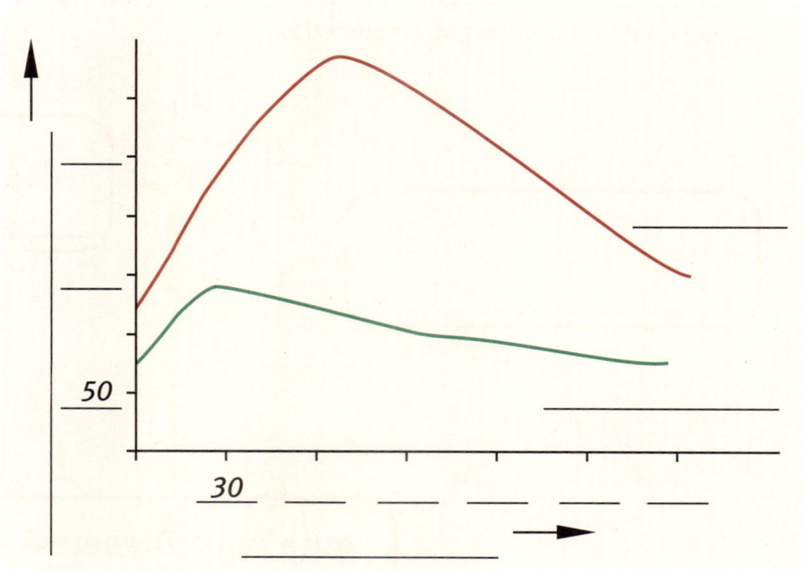

Verlauf des Blutzuckerspiegels nach einer Mahlzeit bei Gesunden und Diabetikern

4 **„Habt ihr noch Fragen bis hierher?" fragt Ayleen die Schüler. „Ja. Was passiert eigentlich, wenn dein Blutzuckerwert viel zu hoch oder viel zu niedrig ist? Das kann doch gefährlich sein, oder?" fragt ein Schüler. Daraufhin beschreibt Ayleen die typischen Symptome einer Über- und Unterzuckerung. Ergänzen Sie die Tabelle.**

Symptome der Hyperglykämie: entwickeln sich meist schleichend	Symptome der Hypoglykämie: entwickeln sich meist schnell

! **Diabetes und seine Entstehung:** Drei Faktoren werden für das Entstehen von Typ-1-Diabetes verantwortlich gemacht: Erbliche Veranlagung, äußere Faktoren (z. B. bestimmte Virusinfektionen) oder eine Fehlsteuerung des körpereigenen Immunsystems, bei der die T-Lymphozyten die insulinproduzierenden Zellen der Bauchspeicheldrüse zerstören.

5 Was die Schülerinnen und Schüler der 12. Klasse viel mehr interessiert, sind Fragen wie diese: „Musst du dich spritzen?“, „Tut das weh?“, „Zeig’ mal deine Spritzen – mich selbst spritzen, das könnte ich nie!“ und: „Wie geht das genau mit dem Blutzucker kontrollieren?“
Ayleen reagiert auf all diese Fragen gelassen: „Okay, ich zeig’ euch das gleich mit dem Messen und Spritzen, vorher muss ich euch aber noch erklären, dass Insulin spritzen nicht alles ist. Zur Behandlung gehört in Wirklichkeit viel mehr …“
Ergänzen Sie im Schaubild die Aspekte, auf die ein Typ-1-Diabetiker achten muss, um seinen Diabetes gut einzustellen.

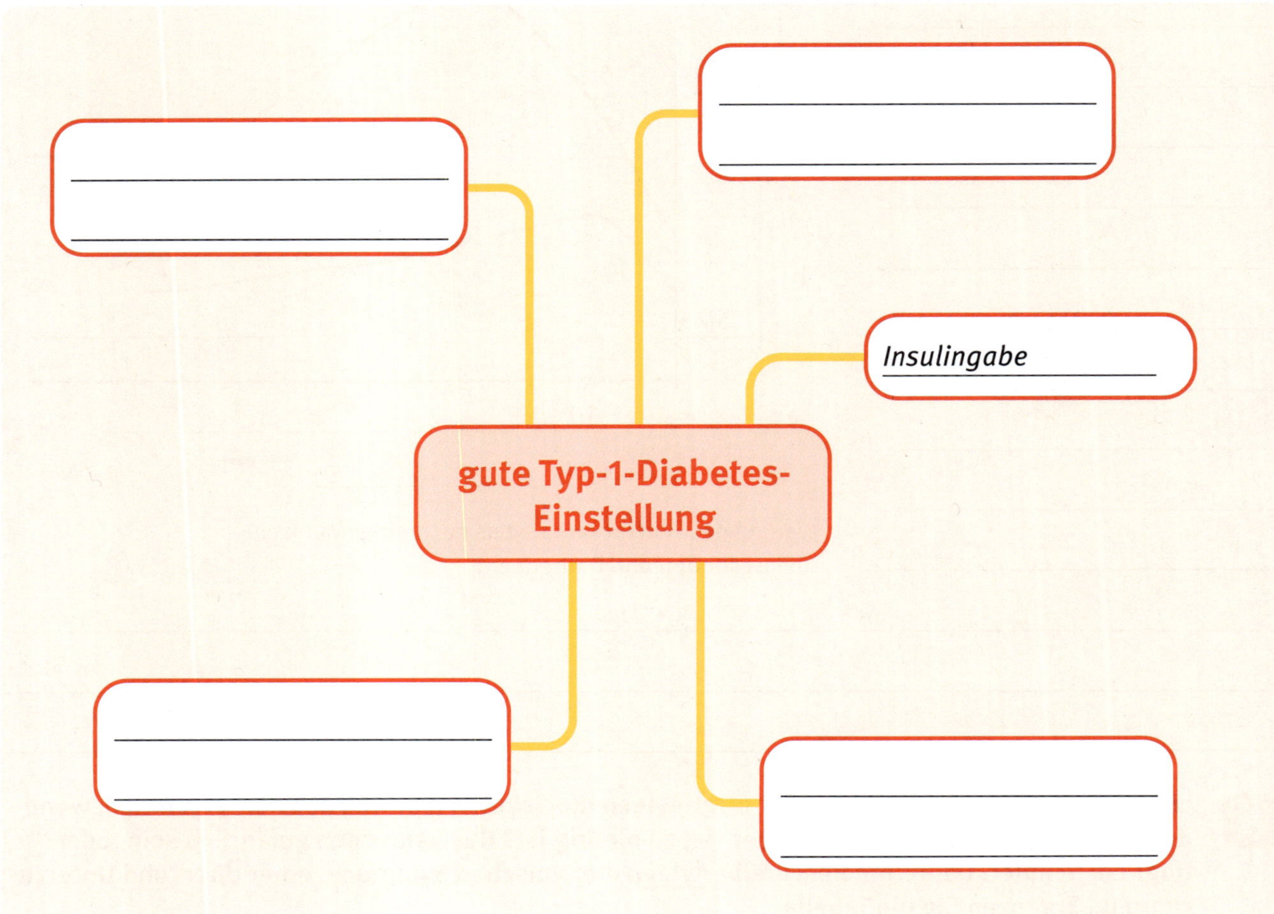

6 Ayleen ist optimistisch, was ihre zukünftigen sportlichen Leistungen betrifft. Sie hofft, schon bald wieder an ihre alten Zeiten heranzukommen.
Ist ihre Einschätzung realistisch? Kann sie als Diabetikerin wieder an ihre Leistungen aus der Vergangenheit anknüpfen?
Informieren Sie sich zu diesem Thema und halten Sie Ihre Ergebnisse stichwortartig fest.

7 **„Und jetzt wird gemessen", sagt Ayleen. „Ich messe normalerweise viermal täglich meinen Blutzucker, jeweils vor den Mahlzeiten. Es ist jetzt halb zwölf, kurz vor der Mittagspause, also ein guter Zeitpunkt." Während sie das Messgerät aus der Verpackung holt, erzählt sie den Zwölftklässlern: „In medizinischen Einrichtungen geht das alles etwas steriler zu. Die Pflegekräfte ziehen Einmalhandschuhe an, die Einstichstelle wird desinfiziert usw. Zu Hause sehen die meisten das aber alles etwas lockerer. Und jetzt beginne ich mit der Blutzuckermessung. Ich erkläre euch alles Schritt für Schritt."**

Nummerieren Sie Ayleens Aussagen in der richtigen Reihenfolge, indem Sie die Ziffern 1 bis 10 eintragen.

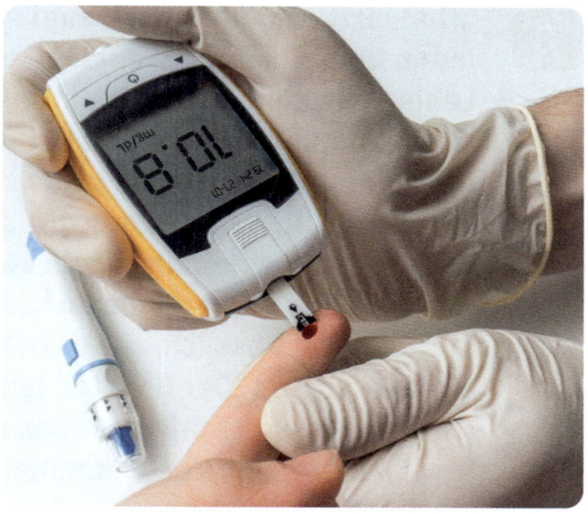

Blutzuckermessung

☐	Jetzt lege ich das Gerät vorsichtig zur Seite und nehme die Einstichhilfe in die Hand.
☐	Dann nehme ich das Gerät mit dem Teststreifen und nehme den austretenden Blutstropfen mit dem Testfeld des Teststreifens auf.
☐	Wenn nötig, drücke ich noch mit einem Tupfer oder Papiertuch auf die Einstichstelle, bis die Blutung gestillt ist. Der Teststreifen kommt in den Müll. Gerät ausschalten. Fertig.
☐	Dann nehme ich einen Teststreifen aus der Verpackung und führe ihn hier in den kleinen Schlitz am Gerät ein.
☐	Also, erst wasche ich meine Hände. Eigentlich mit warmem Wasser und Seife. Geht hier im Klassenraum aber nur mit kaltem Wasser.
☐	Wenn es gleich piept, lese ich den Wert ab: ... 140 mg/dl.
☐	Ich trage den Wert dann in mein Blutzucker-Profil-Heft ein. Dann können mein Arzt und ich immer sehen, wie sich meine Blutzuckerwerte entwickeln.
☐	Jetzt schalte ich das Gerät ein.
☐	Nun beginnt auch schon die Messung.
☐	Damit steche ich seitlich an die Fingerbeere.

! In der stationären Pflege (z. B. in Seniorenheimen oder Krankenhäusern) wird die Einstichstelle zuvor desinfiziert. Da Reste des Desinfektionsmittels den Wert verfälschen könnten, wird der erste Tropfen Blut mit einem Tupfer abgewischt. Der zweite Tropfen wird für die BZ-Messung genutzt. Manchmal kommt nicht genügend Blut für den „Zweiten Tropfen" aus dem Finger. Wenn man dann am Finger herumdrückt um Blut herauszupressen, tritt auch Gewebeflüssigkeit aus und verfälscht das Messergebnis. Besser: Vorher den Finger massieren und wärmen. Dann klappt's auch mit dem „Zweiten Tropfen"!

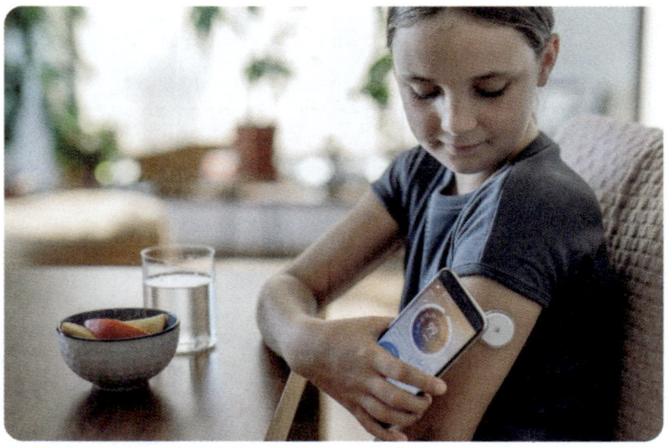

CGM-Systeme (CGM = Continuous Glucose Monitoring) messen fortwährend den Zuckerwert im Unterhaut-Fettgewebe (nicht im Blut). Der gemessene Wert hinkt dem BZ-Wert deshalb um etwa 10 Minuten hinterher. Bei den meisten Geräten bilden Sensor und Sender eine Einheit. Die ermittelten Werte werden an ein Empfangsgerät übertragen, welches auch eine Insulinpumpe (siehe Seite 80) oder z. B. ein Smartphone mit einer entsprechenden App sein kann.

8 **„Und jetzt zum Spritzen“, sagt Ayleen. „Also: Die Versorgung mit Insulin muss auf jeden Diabetiker individuell eingestellt werden, je nach Diabetestyp, Alter, Lebensgewohnheiten, Ernährungsverhalten usw. Ich z. B., spritze nach dem „Basis-Bolus-Prinzip“. Das heißt, den Grundbedarf an Insulin spritze ich mir immer abends mit einem langwirksamen Insulin. Das ist die Basis.**
Den Bolus, also sozusagen die „Extra-Portion“, spritze ich mir immer vor den Mahlzeiten. Da nehme ich ein kurzwirksames Insulin. Das funktioniert aber nur, weil ich meinen Insulinbedarf schon gut abschätzen kann. Der Vorteil dieser Methode ist, dass ich keine strikten Essenszeiten und Broteinheiten-Mengen einhalten muss. Der Nachteil ist: Ich muss oft messen und spritzen.
Ich benutze zum Spritzen einen Pen. Es gibt aber auch andere Möglichkeiten Insulin zu verabreichen. Ich stelle euch die drei Möglichkeiten jetzt vor.“

Ordnen Sie die folgenden Aussagen den drei Verabreichungsarten in der Tabelle zu:

- Man benötigt passende Insulinpatronen.
- Das Insulin fließt über einen dünnen Schlauch und eine Kanüle ins subkutane Fettgewebe.
- Insulin muss aus einem Fläschchen aufgezogen werden.
- Wird nach Gebrauch vollständig entsorgt.
- Ist etwa scheckkartengroß.
- Hat die Form eines Kugelschreibers.
- Schlauch und Kanüle werden alle 1 bis 3 Tage gewechselt.
- Das Insulin wird durch Drehung oder per Knopfdruck injiziert.
- Die Handhabung ist besonders einfach.
- Probleme werden über ein Alarmsystem signalisiert.

Insulinpen	Einwegspritze	Insulinpumpe
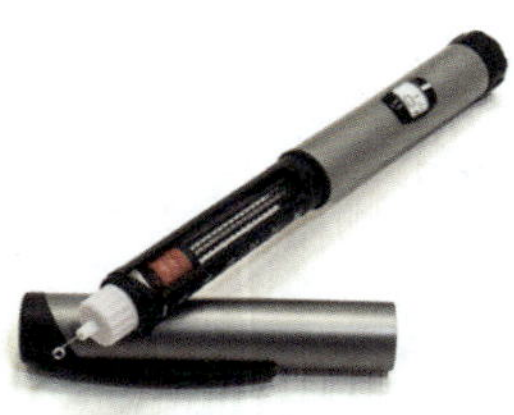	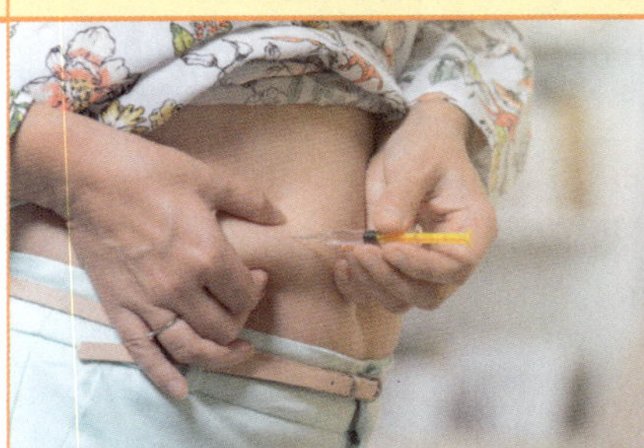	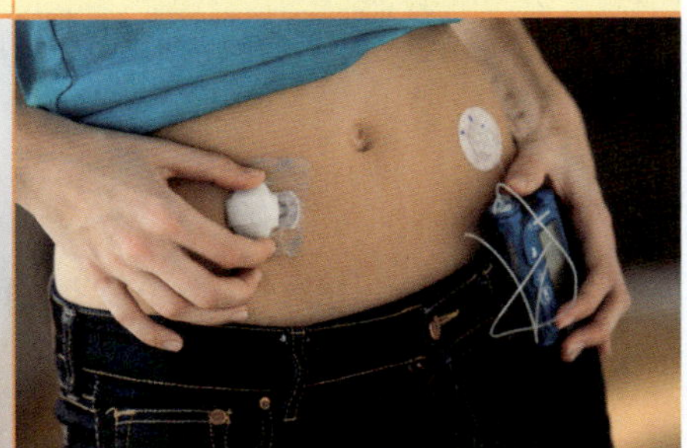

Datum: ______________ Name: ______________

4.4 Pneumonien vorbeugen (Pneumonieprophylaxe)

Lernfeld: ______________ Fachbuchseite: ______________

Die Situation

Die examinierte Pflegefachfrau Kirsten arbeitet im ambulanten Pflegedienst. Während der Fahrt erzählt sie ihrer Kollegin Oxana das Wichtigste zur nächsten Patientin: „Wir fahren jetzt zu Frau Hetterichs. Sie ist 84 Jahre alt und hatte kürzlich eine Lungenentzündung. Die erste in ihrem Leben. Mit der Atmung ging es ihr richtig schlecht, aber seit einer Woche ist sie glücklicherweise über den Berg, auch wenn das Atmen noch schmerzhaft und unregelmäßig ist und sie sehr anstrengt."

Frau Hetterichs weiß bereits, dass sie zukünftig von Oxana betreut wird, da für Kirsten in wenigen Tagen der Mutterschutz beginnt. Die Vermeidung einer weiteren Pneumonie steht bei der Klientin im Mittelpunkt der geplanten pflegerischen Maßnahmen.

„Tja, Frau Hetterichs, das soll ja nicht noch mal vorkommen, mit der Lungenentzündung, oder? Ich öffne erst mal kurz das Fenster, frische Luft ist ganz wichtig!" Während Kirsten das Fenster öffnet und anschließend ein neues Glas und eine Flasche Wasser aus der Küche holt, beugt sich Oxana über Frau Hetterichs, die halbsitzend im Bett fernsieht, und legt ihr ein Kissen hinter den Oberkörper. Im gleichen Moment bemerkt sie, wie Frau Hetterichs ihr einen 20-Euro-Schein in die Kitteltasche steckt und ihr zuflüstert: „Du kümmerst dich demnächst bestimmt besonders um mich. Und mach nicht alles so schnell wie Kirsten. Bring ein bisschen mehr Zeit mit!" Oxana ist von der Situation überrascht und weiß nicht, wie sie reagieren soll. Ohne zu antworten geht sie ins Bad, um die Utensilien für die Mund- und Nasenpflege zu holen.

Auf der Fahrt zum nächsten Klienten wendet sich Kirsten an sie: „Nächste Woche musst du noch die Atemskala zur aktuellen Einschätzung des Pneumonierisikos bei Frau Hetterichs ausfüllen, denk bitte daran." „Okay", antwortet Oxana, „aber zu Frau Hetterichs muss ich dir noch was erzählen. Und ich habe da auch noch eine Frage ..."

1 **Die Beobachtung der Atmung ist eine der wichtigsten Aufgaben, um Pneumonien vorzubeugen. Tragen Sie die Lösungswörter in das Rätsel zum Thema „Die Atmung beobachten" ein (Umlaute bitte wie folgt schreiben: ä = AE, ö = OE, ü = UE).**

Waagerecht:

1 Ein Atemzug besteht aus Einatmung, Ausatmung und ...
2 Führt zu einer erhöhten Atemfrequenz.
3 In diesem Zustand ist die Atemfrequenz niedrig.
4 Gemeinsames Symptom von Asthma bronchiale, Bronchitis und Lungenentzündung.

Senkrecht:

5 Wenn die Atmung behindert ist, entstehen oft ...
6 Bei Schmerzen im Brustbereich werden die Atemzüge ...
7 Sie produziert in den Atemwegen das Sputum.
8 Bei akuter Atemnot leiden die Betroffenen vielfach an starker ...

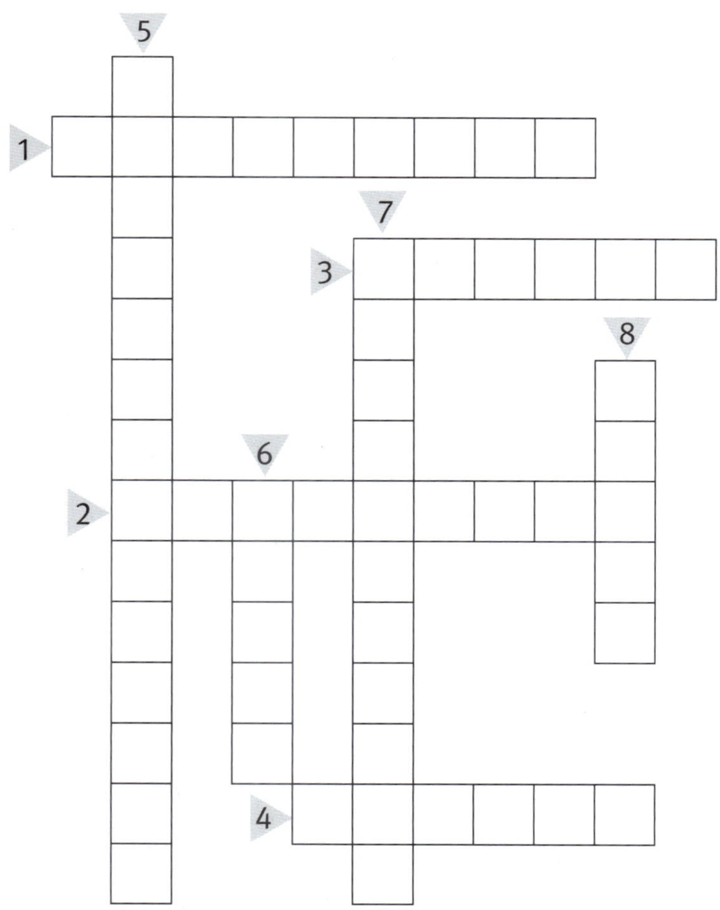

2 **Um zu verstehen, wie Maßnahmen zur Vorbeugung und Behandlung von Pneumonien wirken, muss Oxana den Aufbau der Atemwege genau kennen. Ihre Ausbildung zur Altenpflegerin liegt erst wenige Jahre zurück. Sie erinnert sich an die Modelle der Atemwege, die ihre Lehrerin damals mit in den Unterricht brachte. Beschriften Sie die beiden Abbildungen. Markieren Sie anschließend alle Begriffe, die von einer Pneumonie direkt betroffen sind.**

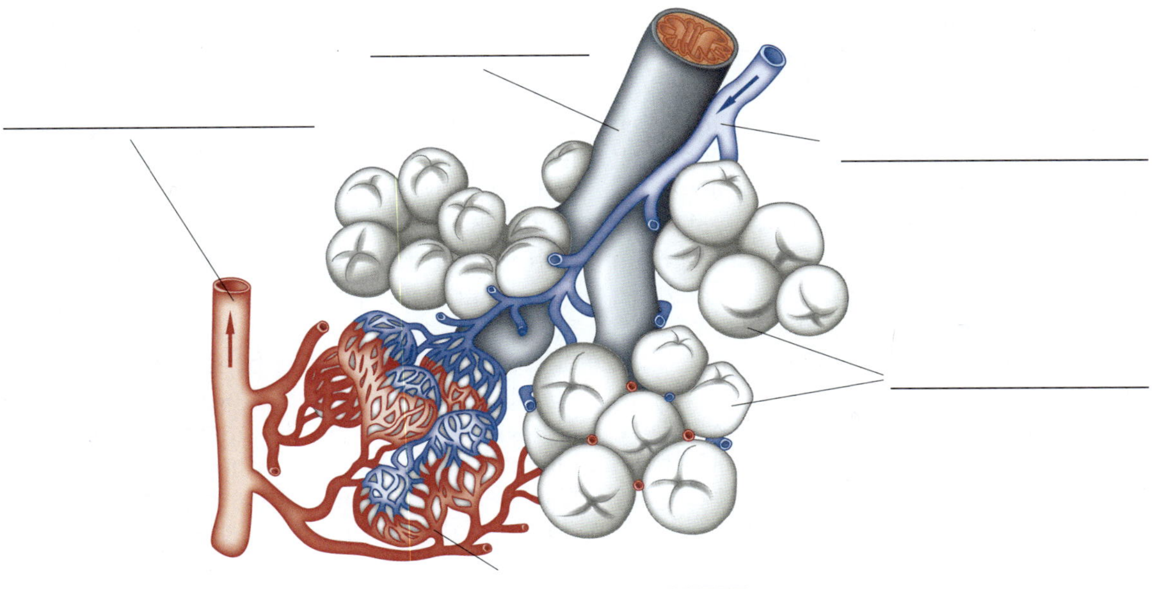

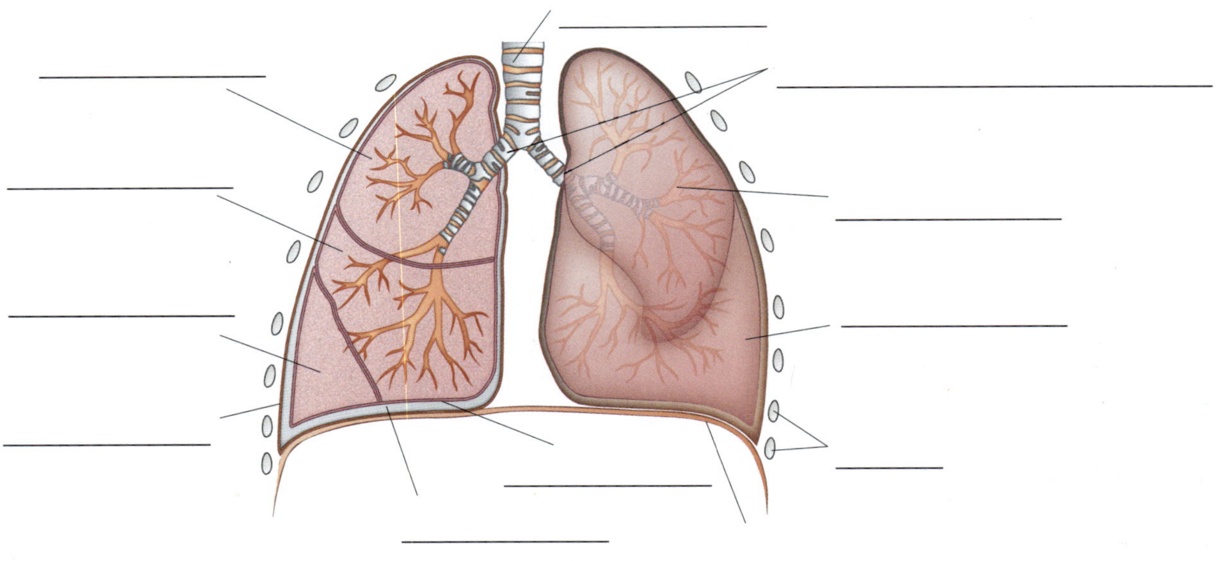

Manche Atemübungen können im Rahmen der Pneumonieprophylaxe für alte Menschen sinnvoll in den Tagesablauf integriert werden. Beispiele:

- Tischspiel: Wegpusten leichter Gegenstände (z. B. kleine Bälle). Es verliert derjenige, bei dem der Gegenstand herunterfällt (erfordert tiefes Ein- und Ausatmen).
- Luftballons aufblasen, gemeinsames Singen (beides erfordert tiefes Einatmen).

3 Mit Maßnahmen zur Pneumonieprophylaxe können nach dem LISA-Prinzip vier verschiedene Ziele erreicht werden. Kirsten und Oxana haben während ihres Aufenthalts bei Frau Hetterichs zu jedem dieser Ziele eine Maßnahme eingeleitet (siehe Situation S. 81). Ergänzen Sie die nicht benannten Ziele und die bereits eingeleiteten Maßnahmen in der Tabelle. Kennen Sie weitere Maßnahmen, um die jeweiligen Ziele zu erreichen? Dann notieren Sie auch diese in der entsprechenden Spalte.

	Ziel 1:	Ziel 2:	Ziel 3:	Ziel 4:
			Sekret lösen	*Aspiration vermeiden*
eingeleitete Maßnahme	*für frische Luft sorgen, lüften*	*Mund- und Nasenpflege*		
mögliche weitere Maßnahmen	*Atemübungen*			*evtl. beim Essen und Trinken assistieren*

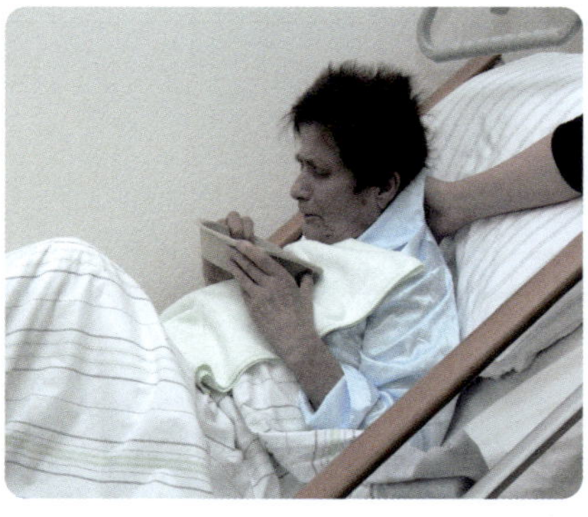
Frau Hetterichs beim Abhusten

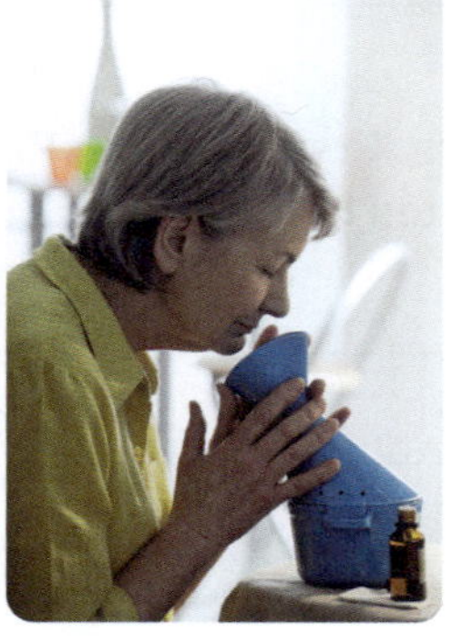
Dampfinhalation mit Inhalierbecher

4 **Kirsten und Oxana führen im Verlauf ihres Besuches bei Frau Hetterichs weitere Maßnahmen durch, die dafür sorgen, dass sich das Sekret in ihren Atemwegen löst. Formulieren Sie passende Fragen und Antworten, die sich mit folgenden Themen befassen:**

Thema	Frage	Antwort
Flüssigkeitsbedarf	____________________ ____________________	Damit sich das gelöste Sekret verflüssigen kann.
Ätherische Öle	Auf welchen Wegen können ätherische Öle aufgenommen werden, um sekretlösend zu wirken?	____________________ ____________________
Sekret	____________________ ____________________	Durch das Einatmen von Wasserdampf.
Abklopfen	In welcher Phase der Atmung wird der Brustkorb des Patienten beklopft?	____________________ ____________________

5 **Auch verschiedene Dehnlagerungen können bei Frau Hetterichs zu einer verbesserten Entfaltung der Lunge beitragen. Benennen Sie die dargestellten Lagerungsarten.**

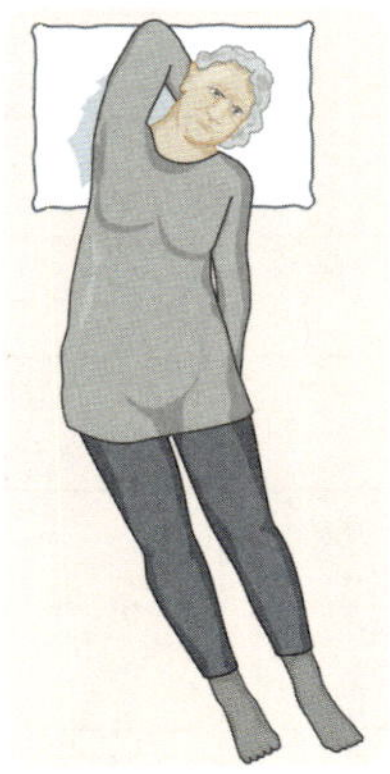

a) ____________________

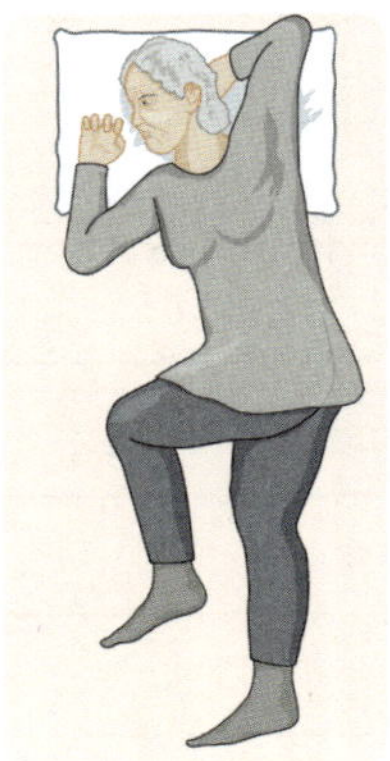

b) ____________________

6 **Beschreiben Sie die Veränderungen im Lungengewebe, die bei einer Pneumonie zur Behinderung der Atmung führen.**

____

____

____

7 **Notieren Sie typische Symptome, die Kirsten bei der Pneumonie von Frau Hetterichs vermutlich beobachten konnte.**

____________________ ____________________

____________________ ____________________

____________________ ____________________

____________________ ____________________

8 **Welche der folgenden Aussagekombinationen trifft auf die Pneumonie zu? Kreuzen Sie die Lösung an.**

◯ a) 1, 2, 4, 5, 6, 10, 11 ◯ b) 2, 3, 5, 6, 9, 11 ◯ c) 2, 3, 4, 5, 7, 9, 12 ◯ d) 3, 5, 8, 9, 11

1. Wird durch die Grippeschutzimpfung verhindert.
2. Tritt vor allem bei bettlägerigen oder wenig aktiven, älteren Menschen auf.
3. Die Schleimhaut in den Lungenbläschen schwillt an.
4. Kann zu Metastasen führen.
5. Betroffene sollten viel trinken.
6. Hohes Fieber ist ein typisches Symptom.
7. Das Gewebe der Bronchien wuchert bösartig.
8. Sie wird auch Bronchitis genannt.
9. Bettlägerige Personen gelten als Risikogruppe.
10. Atemübungen müssen alle zwei Tage durchgeführt werden.
11. Eine Hochlagerung des Oberkörpers erleichtert oft die Atmung.
12. Nicht zu viel lüften, damit der Kohlendioxidgehalt im Zimmer ansteigen kann.

9 **Auf der Fahrt zum nächsten Patienten möchte Oxana mit Kirsten über Frau Hetterichs und das „Trinkgeldproblem“ sprechen. Formulieren Sie in Partnerarbeit ein Gespräch zwischen den beiden, in dem es darum geht, wie man sich als Pflegekraft in einer solchen Situation verhält. Tragen Sie das Gespräch in verteilten Rollen in der Klasse vor und diskutieren Sie anschließend.**

10 **Schätzen Sie das aktuelle Pneumonierisiko von Frau Hetterichs ein. Ergänzen Sie die fehlenden Faktoren in der Atemerfassungsskala und vergeben Sie anschließend die Punkte für die 84-Jährige. Nutzen Sie dazu die Informationen aus der Situation (siehe S. 81).**

Atemskala nach Bienstein

Patient Name: ______________ Vorname: ______________ Geb.-Dat.: ______________

Faktoren	**Einschätzung**		Punkte
Bereitschaft zur Mitarbeit	**0** kontinuierliche Mitarbeit **1** Mitarbeit nach Aufforderung	**2** nur nach Aufforderung **3** keine Mitarbeit	
______________ ______________	**0** keine **1** leichter Infekt (Nase/Rachen)	**2** Bronchialinfekt **3** Lungenerkrankung	
______________ ______________	**0** keine **1** leichte „grippale“ Infekte	**2** schwere Verläufe **3** mit bleibender Einschränkung der Atmung	
Immunschwäche	**0** keine **1** leicht (lokale Infektion)	**2** erhöhte **3** völlige	
Raucher (R)/ Passivraucher (P)	**0** Nichtraucher, P geringfügig **1** 6 leichte Zigaretten/Tag/ P regelmäßig	**2** 6 starke Zigaretten/Tag/ P regelmäßig **3** mehr als 6 starke Z./Tag/ P ständig	
Schmerzen	**0** keine **1** leichte (Dauer-)Schmerzen	**2** mäßige Schmerzen, atmungsbeeinflussend **3** wie vor, jedoch stark	
______________	**0** keine **1** bei flüssiger Nahrung	**2** bei breiiger Nahrung **3** komplette Schluckstörung	
Manipulative oro-tracheale Maßnahmen	**0** keine **1** Nasen- und Mundpflege	**2** oro-nasale Absaugung **3** oro-nasale und endotracheale Absaugung	
______________	**0** keine **1** Gehhilfen	**2** hauptsächlich Bettruhe **3** völlige Immobilität	
Berufstätigkeit	**0** nicht lungengefährdend **1** Arbeit ‹ 2 Jahre in lungengefährdendem Beruf	**2** 2–10 Jahre in... **3** › 10 Jahre in...	
Intubationsnarkose Beatmung	**0** keine in den letzten 3 Wochen **1** kurze (‹ 2 Std.)	**2** länger (› 2 Std.) **3** lang (› 12 Std.)	
______________	**0** keine Einschränkung **1** leichte E. (reagiert adäquat auf Ansprache)	**2** reagiert (jedoch inadäquat) **3** keine Reaktion auf Anspr.	
Atemanstrengung Zwerchfell- u. Thoraxatmung	**0** ohne Anstrengung **1** mit Anstrengung	**2** mit großer Hilfestellung **3** keine Zwerchfell- und Thoraxatmung möglich	
______________	**0** 14–20 Atemzüge/min. **1** Atmung unregelmäßig	**2** Atmung brady- oder tachypnoeisch **3** Atmung sehr unregelmäßig	
Medikamente mit atemdepressiver Wirkung	**0** keine **1** unregelmäßige Einnahme, geringe Atemdepression	**2** regelmäßige Einnahme, mäßige Atemdepression **3** regelmäßige Einnahme (Opiate, Barbiturate)	
	Datum	HZ Summe:	

Bewertung: 0–6 Punkte = nicht gefährdet/7–15 Punkte = gefährdet → prophylaktische Maßnahmen!/
16–45 Punkte = stark gefährdet → prophylaktische Maßnahmen!

Atemskala zur Einschätzung des Pneumonierisikos

Die Situation

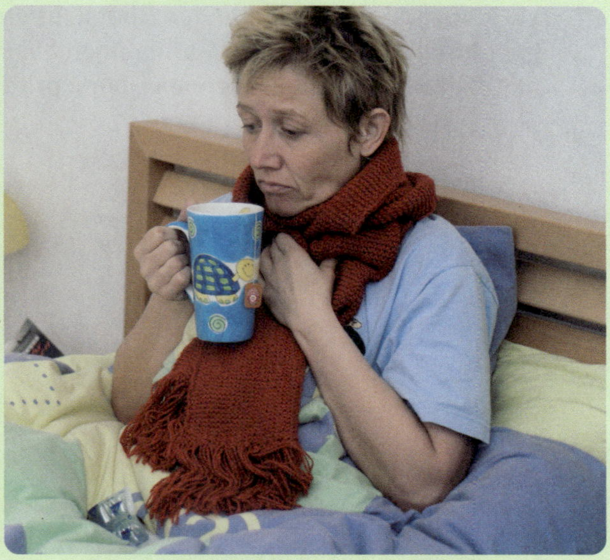

Meine Frau Bettina liegt schon seit zwei Tagen mit 39.0 °C Fieber im Bett. Ihr geht es wirklich schlecht. Aber auch mir reicht es langsam. Ich laufe das ganze Wochenende zu Hause herum wie ein Krankenpfleger: Decke holen, Wärmflasche vorbereiten, Bettwäsche wechseln, für Getränke sorgen, die Kinder ruhig halten, damit sie schlafen kann und so weiter. Wenn das so weitergeht, muss ich wahrscheinlich doch noch Wadenwickel bei Bettina machen. Ich weiß gar nicht, was ich dafür alles brauche.

Auf das alte Glasthermometer bin ich gestern Abend versehentlich draufgetreten. Heute muss ich ein neues kaufen. Da gibt es ja verschiedene Modelle. Keine Ahnung, welches das Beste ist. Was ich aber sicher weiß ist, dass es auch Medikamente gegen Fieber gibt. So langsam könnte Bettina die mal nehmen. „Nein, Gerd, mein Körper braucht das nicht“, sagt sie. Unsere kleine Corinna, die ist zwei Jahre alt, hatte vor Kurzem auch hohes Fieber – fast 40 °C über mehrere Tage. Wadenwickel, kühle Waschungen, Bettina hat alles Mögliche bei ihr ausprobiert. Und am Ende gab es doch Zäpfchen für Corinna. Hat der Arzt empfohlen. Also, warum nicht gleich so, Bettina?

1 a) **Welche Gründe könnte Gerds Frau haben, fiebersenkende Arzneimittel abzulehnen?**

____

____

____

b) **Der Arzt hatte der zweijährigen Corinna ein fiebersenkendes Medikament verschrieben. Warum kann dies bei Kindern sinnvoll sein?**

____

____

____

2 **Denken Sie an Ihre letzte eigene fiebrige Erkrankung zurück und notieren Sie stichwortartig: Was war Ihnen unangenehm, was hat Ihnen gut getan?**

____

____

____

____

____

3 **Gerd berichtet von verschiedenen Maßnahmen, die er zur Pflege seiner Frau durchgeführt hat. Welche Symptome im Einzelfall auftreten und welche Maßnahmen angewendet werden sollten, richtet sich nach dem jeweiligen Fieberverlauf. Verbinden Sie in der folgenden Übersicht die dargestellten Symptome und Maßnahmen bei Fieber mit der jeweils dazu passenden Überschrift.**

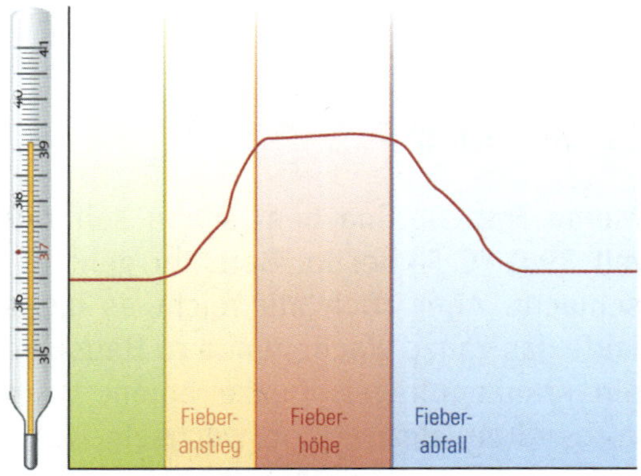

Fieberverlauf

Die Körpertemperatur steigt an. Die Pulsfrequenz erhöht sich und die Betroffenen zittern.

Symptome während des Fieberanstiegs

Versorgen Sie den Patienten mit Decke, Wärmflasche und einem warmen Getränk. Kontrollieren Sie regelmäßig Atmung, Puls und Blutdruck.

Pflegemaßnahmen während der Fieberhöhe

Der Patient klagt über ein ausgeprägtes Krankheitsgefühl. Er hat weder Hunger noch Durst. Er fühlt sich müde und schwach, seine Haut ist trocken und heiß.

Pflegemaßnahmen während des Fieberabfalls

Der Patient beginnt zu schwitzen. Er sollte mehrere Liter Flüssigkeit trinken (z. B. Tee oder Wasser). Ab ca. 39 °C können Wadenwickel angewendet werden. Atmung, Puls und Blutdruck sind in regelmäßigen Abständen zu kontrollieren.

Symptome während der Fieberhöhe

Der Betroffene fühlt sich noch schwach, er möchte sich ausruhen oder schlafen. Er schwitzt stark. Seine Haut ist jedoch nicht mehr so heiß wie zuvor.

Pflegemaßnahmen während des Fieberanstiegs

Kontrollieren Sie weiterhin Atmung, Puls und Blutdruck und fordern Sie den Betroffenen zum Trinken auf. Bieten Sie dem Patienten kohlenhydratreiche Nahrung an.

Symptome während des Fieberabfalls

4 **Gerd muss ein neues Fieberthermometer kaufen. Benennen Sie die dargestellten Thermometer und zeigen Sie Gerd ihre jeweiligen Vor- und Nachteile auf.**

Thermometer		Vorteile	Nachteile
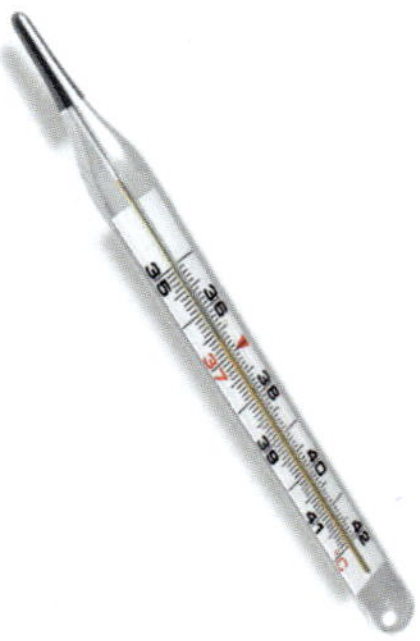			
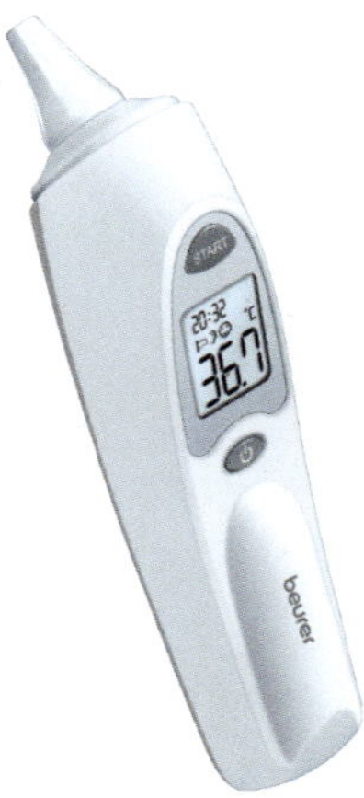			
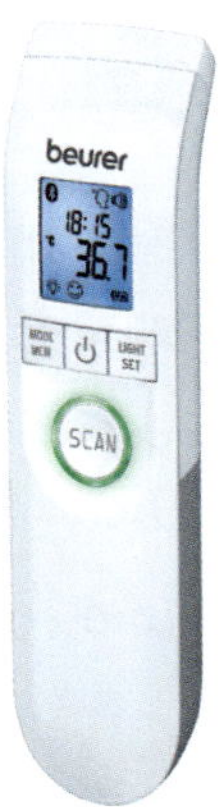			
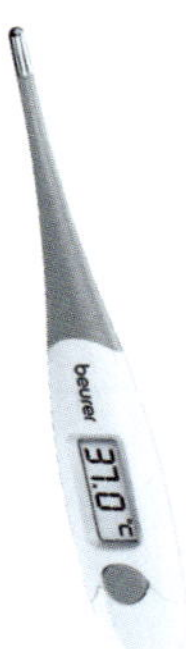			

5 **Was genau geschieht eigentlich im Körper, wenn Fieber die typischen Symptome auslöst?**
Markieren Sie die zusammengehörenden Satzteile (z. B. mit verschiedenen Farben) und bilden Sie so drei sinnvolle Antworten auf diese Frage.

Die Muskelschicht	sondern Schweiß ab,	um	um die Durchblutung	und Wärmeabgabe	gekühlt wird.
Die Schweißdrüsen	erhöht sich,	weitet sich,	der Körper	Wärme	abzugeben.
Die Atemfrequenz	der Blutgefäße	damit	über die Ausatmung	von außen	zu erhöhen.

6 **Vervollständigen Sie den Text zur Messung der Körpertemperatur mit den folgenden Formulierungen:**

- unter der Zunge
- unter der Achsel
- zu gleichen Tageszeiten
- an der gleichen Körperstelle
- im Enddarm
- an der Körperoberfläche
- im Körperinneren

Die Messung der Körpertemperatur kann man an verschiedenen Orten durchführen.

Die axillare Messung (______________________) ergibt einen niedrigeren Wert als die sublinguale (______________________) und die rektale Messung (____________________) weil sie ____________________________ durchgeführt wird.

Die rektale Messung zeigt die Temperatur ___________________________ am genauesten an.

Damit die Messergebnisse eines Patienten miteinander verglichen werden können, sollte man immer _______________________________, mit dem gleichen Thermometer und _______________________________ messen.

> **!** Eine rektale Messung wird von vielen als unangenehm empfunden. Schützen Sie daher die Intimsphäre des Kranken während der Messung. Achten Sie auf die Anwendung von Schutzhüllen, um eine Keimverschleppung zu vermeiden.
> Führen Sie das Thermometer nie gegen Widerstände rektal ein. Bei Bedarf erleichtert Feuchtigkeit oder ein Gleitmittel das Einführen.

7 **Verbinden Sie die folgenden Aussagen mit den passenden Messmethoden.**

- Achten Sie auf eine trockene Achselhöhle. ○
- Der Patient muss mit angezogenen Beinen auf der Seite liegen. ○
- Für diese Messung eignet sich das Infrarotthermometer. ○
- Das Thermometer liegt während der Messung im Mund bzw. unter der Zunge. ○
- Bei einer Körperkerntemperatur von 38 °C zeigt das Thermometer ca. 37,5 °C. ○
- Während der Messung muss der Mund geschlossen sein. ○
- Hiermit erhalten Sie das genaueste Messergebnis. ○
- Für diese Messungen ist das Digitalthermometer geeignet. ○

- ○ Axillare Messung
- ○ Rektale Messung
- ○ Messung im Ohr
- ○ Sublinguale Messung

! Fieber bei Kindern ist allein noch kein Grund für einen Arztbesuch, solange das Kind trinkt bzw. die Windel bei Babys nass ist. Hilfreich sind „Hausmittel": Viel trinken, z. B. Kräutertee, evtl. mit Honig gesüßt, Wadenwickel oder Brustwickel. Fiebersenkende Medikamente wie Ibuprofen® oder Paracetamol® können helfen, wenn das Kind sehr erschöpft ist. Dauert das Fieber länger als drei Tage oder steigt über 39 Grad (bei Säuglingen) bzw. 39,5 Grad (Kinder >1 Jahr), sollten Eltern eine Arztpraxis aufsuchen.

8 **Tragen Sie die gesuchten Begriffe in die entsprechenden Kästchen ein. Das Lösungswort von oben nach unten gelesen beschreibt eine Reaktion des Körpers beim Fieberanstieg.**

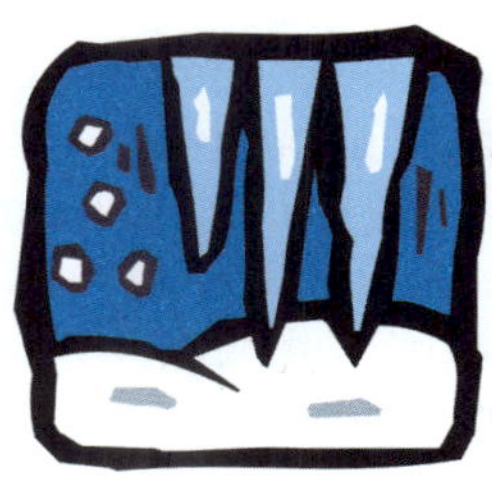

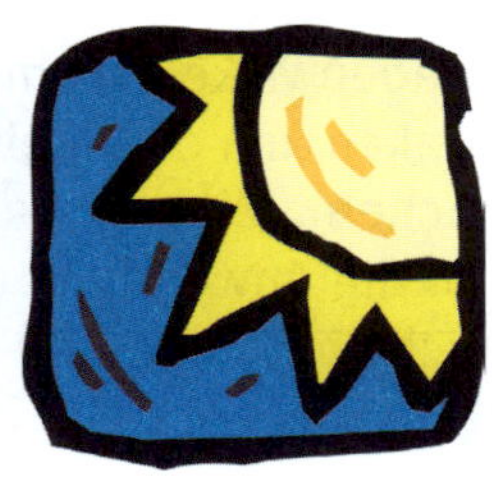

1 Gefahr, wenn die Wärmeabgabe des Körpers behindert wird

2 mögliche Ursache starken Schwitzens

3 verantwortlich für den Schweißgeruch

4 Hautschicht, welche die Schweißdrüsen enthält

5 wichtig bei hohem Flüssigkeitsverlust durch Schwitzen

6 Hauptbestandteil des Schweißes

7 durch diesen Vorgang verschafft der Schweiß dem Körper Kühlung

1											
2											
3											
4											
5											
6											
7											

Lösungswort:

9 **Gerd ist unsicher, welche Materialien er benötigt, um bei seiner Frau Wadenwickel anzuwenden. Notieren Sie alle hierzu erforderlichen Materialien.**

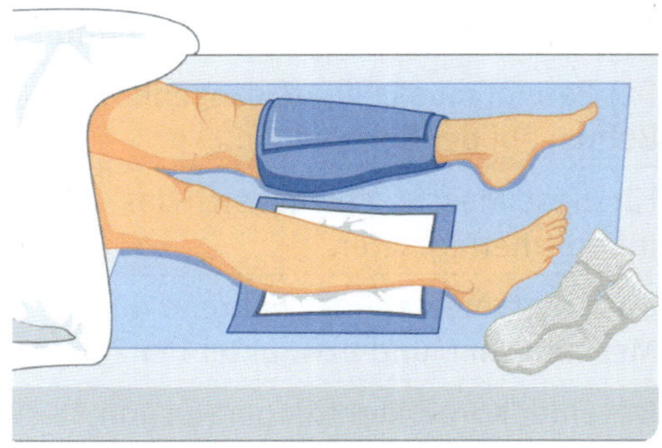

10 **Geben Sie Gerd wichtige Tipps zur Durchführung der Wadenwickel bei Bettina. Unterstreichen Sie dazu im folgenden Text alle Fehler und korrigieren Sie die fehlerhaften Textstellen. Übertragen Sie den gesamten Text anschließend fehlerfrei auf ein gesondertes Blatt.**

Wadenwickel anwenden

Wadenwickel können dazu beitragen, die Körpertemperatur zu senken. Sie werden angewendet, solange die Temperatur 39 °C nicht übersteigt. Wenn der Kreislauf des Kranken stabil ist, steht der Anwendung von Wadenwickeln nichts im Wege. Die Temperatur des Patienten sollte nach jedem Wickel um mindestens 1 °C sinken, um den Kreislauf zu entlasten. Wadenwickel müssen wiederholt werden, um den nötigen Erfolg zu sichern. Mit dem nächsten Wickel sollte man warten, bis die Waden wieder kalt sind. Wenn im Anschluss an die Anwendung der Wadenwickel Puls- und Atemfrequenz steigen, ist das normal. Hierbei handelt es sich um Zeichen sinkender Temperaturen. Um die Bildung von Abwehrkräften zu fördern, empfiehlt sich die gleichzeitige Gabe von fiebersenkenden Arzneimitteln.

Korrekturen der fehlerhaften Textstellen:

Datum: ____________________

Name: ____________________

5.1 Beim Aus- und Ankleiden unterstützen

Lernfeld: ____________

Fachbuchseite: ________

Die Situation

Ich heiße Verena und bin 24 Jahre alt. Seit Beendigung meiner Ausbildung bin ich im ambulanten Pflegedienst tätig. Auf meiner Tour versorge ich Herrn Becker. Trotz seiner 84 Jahre und einem Schlaganfall ist er noch sehr lebensfroh. Ich glaube, er freut sich, wenn ich zu ihm komme. Er genießt die persönliche Zuwendung. Seine Beweglichkeit ist jedoch weiterhin stark eingeschränkt, trotz kleiner Fortschritte. Das Aus- und Anziehen der

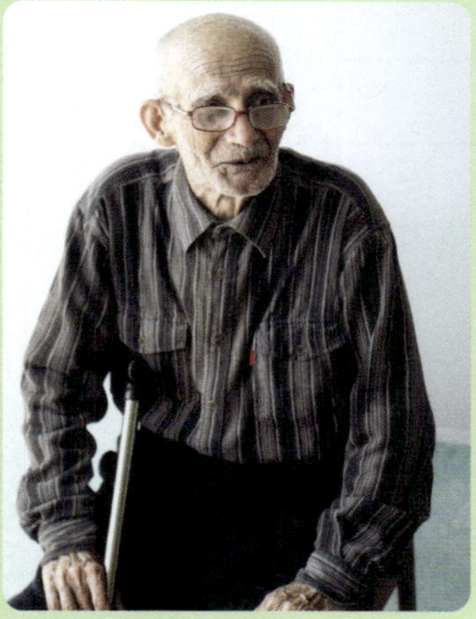

Kleidung gelingt nur mit Unterstützung. Unterwäsche, Hemd, Hose, Socken, Schuhe – das kostet Zeit. Manchmal mehr als ich eigentlich habe. Außerdem möchte Herr Becker stets die Kleidung tragen, die er schon vor Jahrzehnten trug, als er noch gesund war. Das ist nicht immer praktisch. Immerhin habe ich ihn davon überzeugt, Hausschuhe mit Klettverschluss anzuschaffen. Wer weiß, vielleicht reicht meine Überzeugungskraft noch zu mehr.

1 **Welche weiteren Anregungen zur Auswahl geeigneter Kleidung kann Verena Herrn Becker geben?**

____

____

____

____

____

____

! Kleidung beeinflusst das Wohlbefinden eines Menschen positiv. Einen alten Menschen tagsüber in Nachtkleidung zu belassen, verstärkt das Krankheitsgefühl und verringert sein Wohlbefinden.

2 **Notieren Sie Tipps zum Aus- und Ankleiden alter Menschen. Berücksichtigen Sie dabei u. a. die folgenden Aspekte: Intimsphäre, Bewegungseinschränkungen, Verbände und Katheter etc.**

____

____

____

____

____

____

____

3 **Beschreiben Sie mithilfe der folgenden Bilder Schritt für Schritt, wie Verena Herrn Becker die Hose anzieht.**

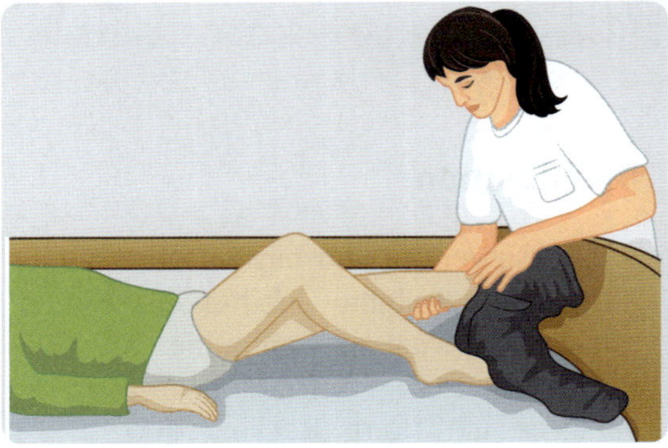

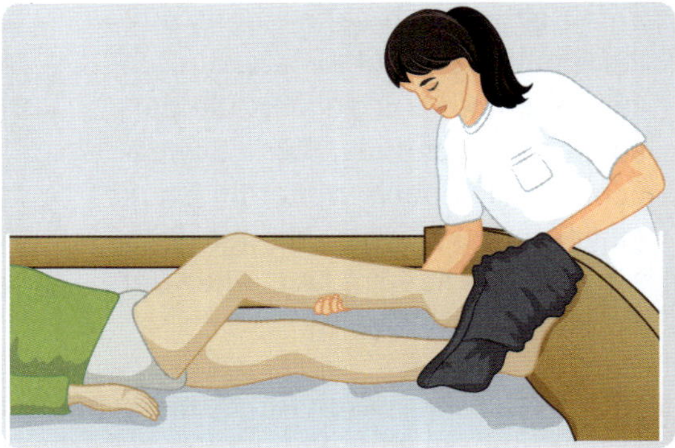

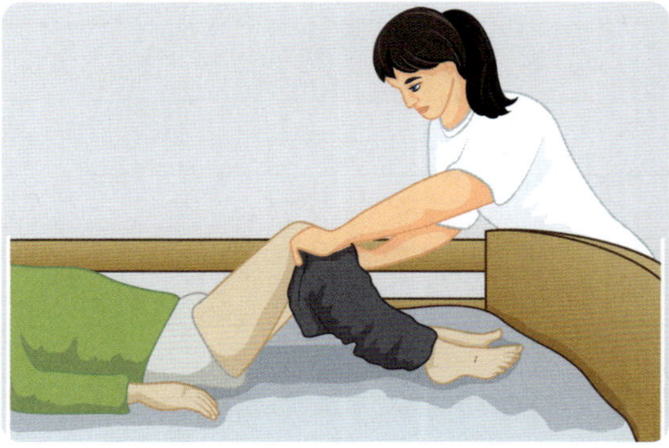

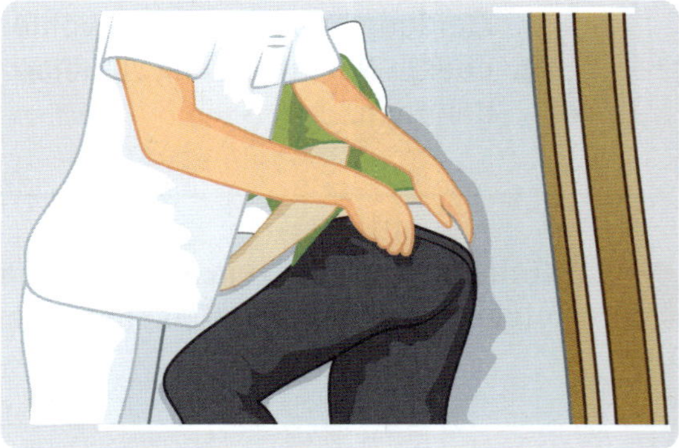

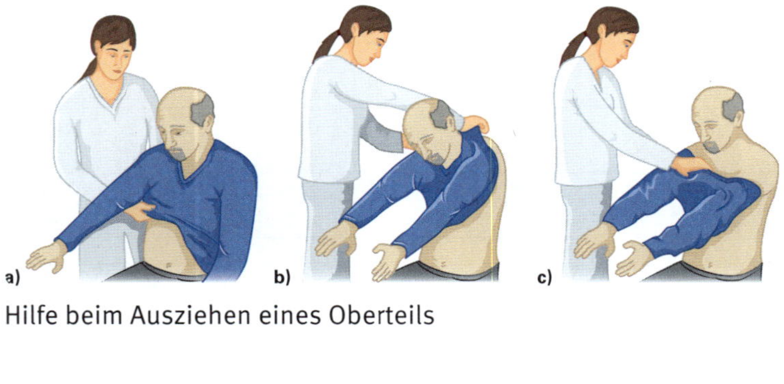

Hilfe beim Ausziehen eines Oberteils

Die Situation

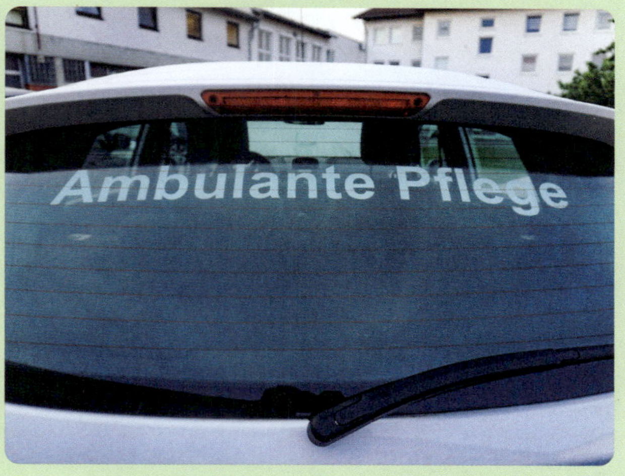

Gleich 8:00 Uhr. Dann kommt Verena vom ambulanten Dienst und hilft mir beim Aufstehen (siehe Situation S. 93). Am meisten freue ich mich aufs Waschen. Warmes Wasser, die Berührung meiner Haut, und dabei kann ich mich mit ihr über alles Mögliche unterhalten. „Und für Sie, Herr Becker, noch eine Massage zum Schluss", sagt Verena immer, wenn sie die Lotion an meinen Armen und am Oberkörper verstreicht. Ich genieße das.

Wegen meiner Lähmungen nach einem Schlaganfall bin ich auf Hilfe angewiesen. Manche Bereiche des Körpers kann ich inzwischen schon wieder selbst erreichen, wenn ich vor dem Waschbecken sitze. Ein großer Fortschritt. Einmal pro Woche bereitet mir Verena ein Ölbad vor – wegen meiner trockenen Haut. Heute ist es wieder so weit. Endlich, ich sehe schon das Auto ...

Oh nein, das ist nicht Verena! Erika steigt aus. Muss das sein? Die hat nie Zeit. Sie lässt mich kaum zu Wort kommen und fertigt mich hektisch ab. Waschen, trocknen, wegfahren – so arbeitet Erika. Aber was soll ich machen? Ich hoffe nur, dass morgen Verena wieder kommt.

„Guten Morgen, Herr Becker. Da war wieder Stau auf der Bundesstraße. Gut geschlafen? Soll ich Ihnen den Fernseher anmachen? Erst mal lüften. Wo sind denn die Handtücher? Ich lass schon mal das Wasser laufen. Und los geht's ..."

1 **Welche Bedeutung hat die morgendliche Körperpflege für Herrn Becker?**

____

____

____

2 **Menschen, die auf Hilfe angewiesen sind, müssen akzeptieren, dass sie von verschiedenen Personen mit unterschiedlichen Charakteren betreut werden. Anders als bei Verena, empfindet Herr Becker die Pflege durch Erika als „hektisch". Nennen Sie mögliche Gründe für Erikas Hektik.**

____

____

____

____

____

____

____

____

3 **Bei der Vorbereitung und Durchführung des Wannenbades für Herrn Becker muss Erika einige Regeln beachten. Ergänzen Sie die passenden Begründungen.**

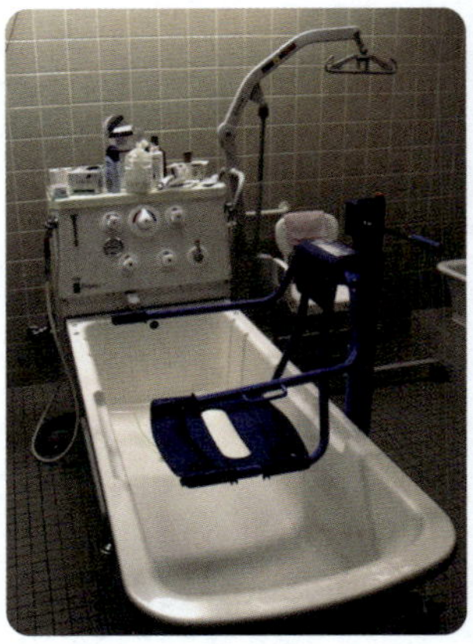

Mobiler Badewannenlifter in einer stationären Einrichtung

Regel	Begründung
Erika sollte Herrn Becker erst dann beim Entkleiden helfen, wenn sie das Badewasser eingelassen hat ...	
Beim Einsteigen sollte die Wanne noch nicht voll gefüllt sein ...	
Erika benutzt einen Badelifter ...	
Das Bad sollte nicht länger als ca. 15 Minuten dauern ...	
Nach einem normalen Bad würde Erika Herrn Becker kurz abduschen ...	
Nach dem heutigen Ölbad duscht und trocknet sie Herrn Becker nicht ab, sondern legt ihm lediglich zwei große Badetücher um ...	
Nach dem Bad gönnt Erika Herrn Becker eine Ruhepause im Liegen ...	

4 **Normalerweise wäscht sich Herr Becker am Waschbecken, wobei er Unterstützung braucht. Ergänzen Sie dazu den Text und setzen Sie die fehlenden Wörter aus folgenden Wortbestandteilen zusammen:**

lappen – Kon – gungen – schuhe – Beine – tuch – Streich – bewe – mal – freie – turen – griffe – Füße – Rand – Wasch – Halte – Hand – hand – mit – ohne – gegen – Ein – seifen

Herr Becker wäscht sich seinen Möglichkeiten entsprechend selbstständig und in der von ihm gewünschten Reihenfolge. Er möchte, dass dem Wasser etwas ____________ Waschlotion (pH 5,5; hautneutral) zugegeben wird. Hilfe benötigt er beim Waschen des Rückens, des Intimbereichs und der Beine und Füße. Den Rücken lässt er sich besonders gern waschen. Die Pflegekraft tut dies mit langen und festen ____________, die den ____________ seines Körpers folgen. Herr Becker wünscht meist beruhigende Waschungen, also wäscht die Pflegekraft ____________ der Haarwuchsrichtung. Bei belebenden Waschungen wäscht sie ____________ die Haarwuchsrichtung. Auf den glatten ____________ des Waschbeckens legt sie ein ____________.
Hierdurch verhindert sie, dass der gelähmte Arm von Herrn Becker ins Waschbecken rutscht und seine Schulter dabei verletzt werden könnte.
Da Herr Becker nur kurz stehen kann und ihn der Vorgang schwächt, wird sein Intimbereich (____________ Waschzusatz) zum Schluss gewaschen. Die Pflegefachperson achtet darauf, dass der Boden trocken ist und alle Utensilien wie Seife, ____________ und Handtuch bereitliegen. Zum Schutz trägt sie unsterile ____________.
Die ____________ und ____________ werden je nach Wunsch von Herrn Becker in der Dusche abgeduscht oder im Fußbad gereinigt. Beim Aufstehen benutzt Herr Becker ____________ neben dem Waschbecken.

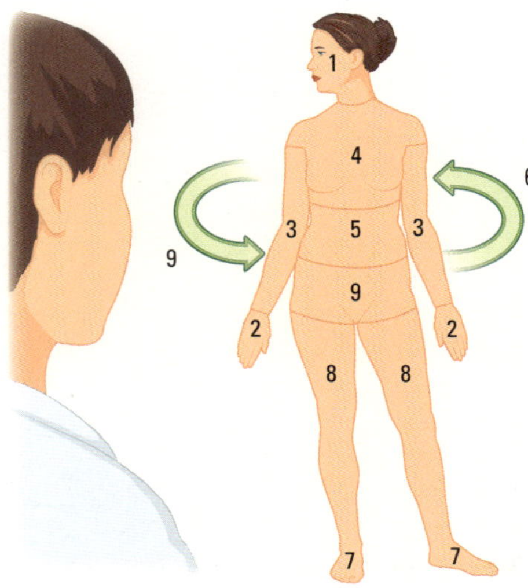

Reihenfolge beim Waschen. Individuelle Wünsche sowie Besonderheiten bei Erkrankungen (z. B. Schlaganfall) sind zu berücksichtigen.

> **!** Wenn Sie Patienten mit einem Schlaganfall (Apoplex) waschen, beginnen Sie immer auf der gesunden Seite und enden auf der gelähmten. So ziehen Sie die Empfindungen auf die gelähmte Körperseite hinüber. Dies fördert die Körperwahrnehmung des Apoplektikers.

5 **Waschen Sie sich Ihre Hände für jeweils eine Minute mit Wasser, mit Wasser und Seife sowie mit einer Waschlotion (Syndet). Vergleichen Sie, wie sich Ihre Haut nach den drei Waschungen anfühlt.**

6 **Die Hautpflege gehört zu Erikas und Verenas häufigsten Aufgaben. Da der Zustand der zu pflegenden Haut dabei oft sehr unterschiedlich ist, wenden Sie bei verschiedenen Patienten jeweils unterschiedliche Hautpflegemittel an. Notieren Sie Informationen zu deren Zusammensetzung, Eigenschaften oder Anwendungsgebieten in der Pflege.**

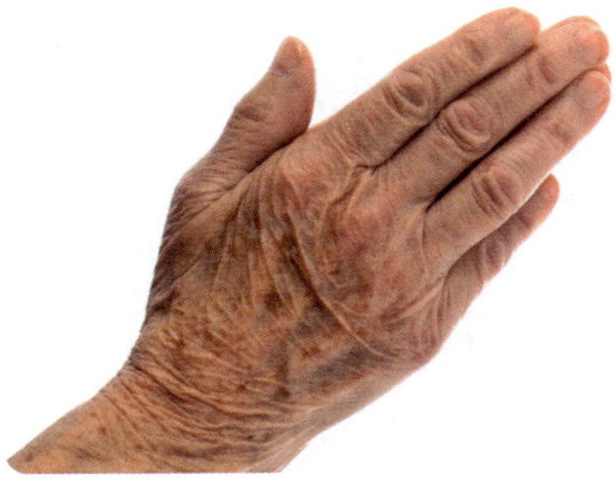

Trockene Altershaut

Pflegemittel	Zusammensetzung, Eigenschaften, Anwendungsgebiete
Creme	
Lotion	
Salbe	
Wasser-in-Öl-Emulsion	
Öl-in-Wasser-Emulsion	
Pflegepuder	

Datum: ____________

Name: ____________

5.3 Die Haare waschen

Lernfeld: ____________

Fachbuchseite: ____________

Die Situation

Meine Mutter ist mittlerweile 92 Jahre alt, dement und bettlägerig. Früher war sie eine bekannte Tänzerin. Wenn sie eines liebt, dann ist es das Haarewaschen. Danach erscheint sie mir glücklich. Sie betrachtet sich dann stolz im Spiegel.
Zum Haarewaschen lege ich ihre Lieblingsmusik auf. Sie liegt dann ganz entspannt im Bett. Das erleichtert meinem Mann und mir die Arbeit. Er muss mich dabei unterstützen, denn ich bin selbst nicht mehr jung und das Ganze ist ein bisschen aufwendig. Fast jeden Tag zeigt meine Mutter auf den Plattenspieler, mit dem ich während des Haarewaschens ihre uralten Schallplatten abspiele. Höchstens alle drei Tage gebe ich nach und lege eine Schallplatte für sie auf. Das lohnt sich dann auch für uns: Nach dem Haarewaschen ist meine Mutter für einige Stunden ruhiger und weniger aggressiv als an anderen Tagen.

1 a) **Die Basale Stimulation® stellt eine Möglichkeit für Pflegebedürftige dar, ihre Umgebung über Sinnes-, Körper- und Bewegungserfahrung wahrzunehmen. Die Tochter berücksichtigt diese Möglichkeit bei der Pflege ihrer Mutter.**
Diskutieren Sie die Bedeutung der Basalen Stimulation® in der Pflege.

b) **Welche Fragen hat sich die Tochter möglicherweise gestellt, um den Wünschen ihrer Mutter gerecht zu werden?**
Formulieren Sie mögliche Fragen und Antworten zur oben beschriebenen Situation.

Frage: *Worauf legt meine Mutter besonderen Wert?*

Antwort: *Auf ein gepflegtes Äußeres, darauf umsorgt zu werden und im Mittelpunkt zu stehen.*

Frage: ____________

Antwort: ____________

Frage: ____________

Antwort: ____________

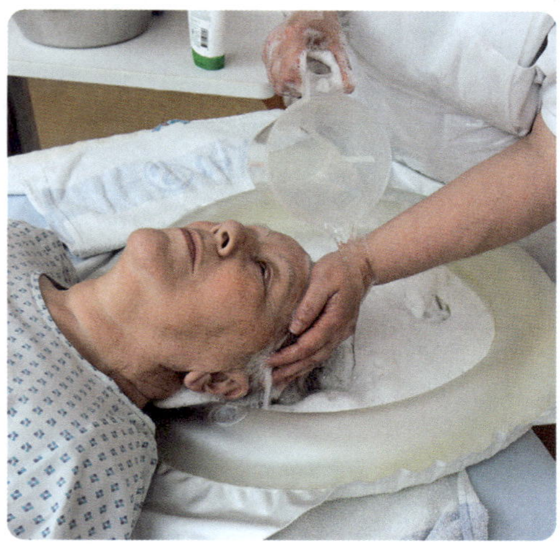

Haarwäsche im Bett

2 **Notieren Sie alle Utensilien, die für eine Haarwäsche im Bett benötigt werden, in der Reihenfolge, in der sie zum Einsatz kommen.**

3 **Nehmen Sie nun die Liste aus Aufgabe 2 zur Hand und versuchen Sie, Ihrer Mitschülerin den Vorgang der Haarwäsche im Bett (Vorbereitung und Durchführung) Schritt für Schritt zu erklären. Wenn Sie möchten, können Sie sich auch stichwortartig Notizen machen.**

Vorbereitung:

Durchführung:

4 **Bilden Sie aus den folgenden Satzteilen 5 nützliche Hinweise zum täglichen Frisieren der Haare.**

Für jeden Pflegebedürftigen – Während bzw. nach dem Frisieren – gesäubert und von Haaren befreit werden. – lässt sich die Eigenaktivität – müssen Bürsten und Kämme – sollte der Pflegebedürftige sich im Spiegel betrachten können. – zur Seite gekämmt oder zu einem Zopf gebunden werden. – Durch das selbstständige Bürsten und Kämmen der Haare – Um Druckstellen durch Haarspangen zu vermeiden, – sollte ein eigener Kamm oder eine eigene Bürste benutzt werden. – Nach dem Frisieren – sollten lange Haare bei bettlägerigen Menschen – von alten Menschen oder Menschen mit einer Behinderung fördern.

! Wenn Sie nähere Informationen zu einem bestimmten Haarpflegeprodukt benötigen, versuchen Sie herauszufinden, ob es bereits von der Stiftung Warentest getestet wurde. In den Testberichten können wissenswerte Angaben über das Produkt nachgelesen werden. Eine andere Möglichkeit besteht darin, auf der Internet-Seite des Herstellers eine detaillierte Produktbeschreibung anzusehen.

Datum: ____________	# 5.4 Den Mundraum und die Zähne pflegen	Lernfeld: ____________
Name: ____________		Fachbuchseite: ____________

Die Situation

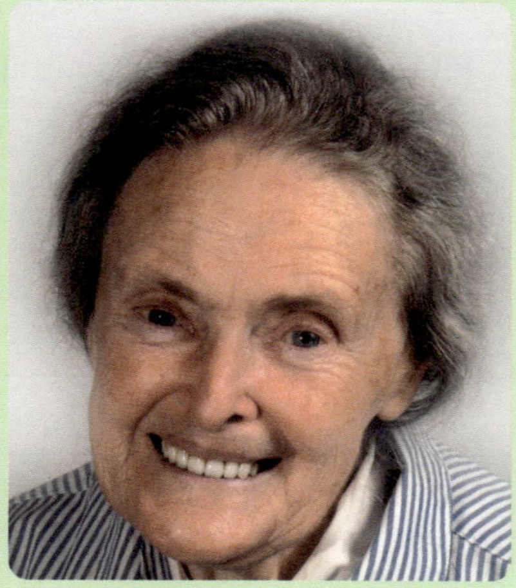

Denise: „Igitt, das könnte ich nicht! Meiner Oma die Zähne putzen. Und anschließend vielleicht noch den Po abwischen? Niemals! Ich verstehe nicht, wie du das aushältst."
Seima: „Wieso? Sie ist doch meine Oma. Ich mag sie. Deshalb mache ich das einfach."
Denise: „Ja, aber ... ich weiß nicht, wenn ich da in ihrem Mund rumputzen würde, da könnte ich ihr doch auch weh tun. Und was du von dem Gebiss erzählt hast – also, ich stell mir das wirklich ekelig vor."
Seima: „Weißt du, in unserer Kultur ist es total normal, dass man alten Menschen hilft – auch wenn sie Pflege brauchen. Und das meiste erledigt ja sowieso meine Mutter. Nur das Zähneputzen am Morgen und am Abend, das ist meine Aufgabe. Für meine Oma mache ich das gern, auch wenn es immer ein bisschen dauert."
Denise: „Wieso? Was musst du denn da alles machen? Du hast doch gesagt, sie hat ein Gebiss. Dafür gibt's doch diese Reinigungstabletten. Die kenne ich aus der Werbung. Damit geht das doch alles von alleine, oder?"
Seima: „Also, ganz so einfach ist das nicht, Denise. Da muss ich schon einiges beachten und verschiedene Hilfsmittel benutzen. Mundpflege bedeutet ja nicht nur, saubere Zähne oder ein sauberes Gebiss zu haben ..."

1 a) **Denise kann sich nicht vorstellen, ihrer Oma die Zähne zu putzen und empfindet Ekel bei dieser Vorstellung. Ist ihre Einstellung gerechtfertigt?**
Tauschen Sie sich hierzu in der Klasse aus und begründen Sie Ihre Meinungen.

b) **Würde Ihnen das Durchführen einer pflegerischen Tätigkeit bei Angehörigen leichter oder schwerer fallen als bei „fremden" Patienten?**
Diskutieren Sie das Thema in Ihrer Lerngruppe.

2 **Seima erklärt Denise, dass Mundpflege nicht nur bedeutet, saubere Zähne oder ein sauberes Gebiss zu haben.**
Welche verschiedenen Ziele sollen mit einer fachgerechten Mund- und Zahnpflege außerdem erreicht werden?

____

____

____

____

____

____

____

____

____

____

3 **Seima erwähnt, dass sie für die Mundpflege ihrer Oma Hilfsmittel anwendet. Informieren Sie sich (z. B. in Fachbüchern, Broschüren oder beim Fachpersonal in Zahnarztpraxen, Drogerien oder Apotheken) über die verschiedenen Hilfsmittel und ergänzen Sie die Übersicht mit den wichtigsten Informationen. Als Hilfe sind in der rechten Spalte einige Stichworte aufgeführt, die Sie bei Ihren Erklärungen berücksichtigen können.**

Hilfsmittel zur Mundpflege	Informationen zum Hilfsmittel und seiner Anwendung	Stichworte
Zahnpasta 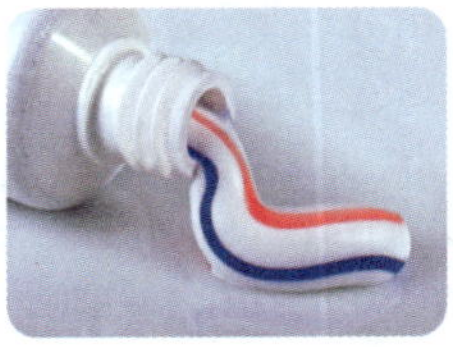		Inhaltsstoffe, Anwendung
Zahnbürste 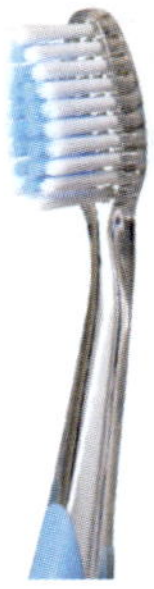		Bürstenkopf, Zahnbürsten für Senioren, Wechsel der Zahnbürste
Elektrische Zahnbürste 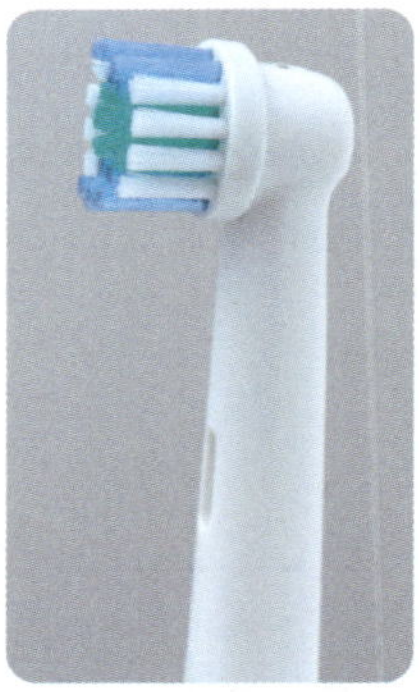		Funktionsweise, Putzwirkung, -zeit, Vor- und Nachteile
Zahnseide, Zahnseide-Sticks 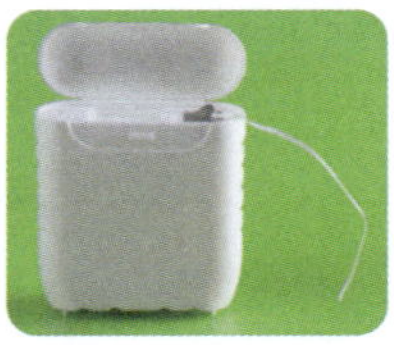 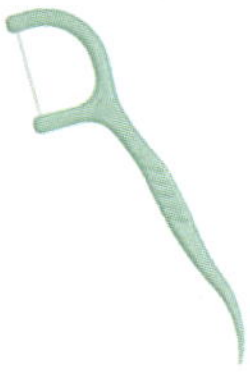		Zweck, Anwendung, verschiedene Arten

→

Hilfsmittel zur Mundpflege	Informationen zum Hilfsmittel und seiner Anwendung	Stichworte
Mundspüllösung 		Zweck, Anwendung, Inhaltsstoffe, Alternativen
Prothesen-Reinigungs-tabletten 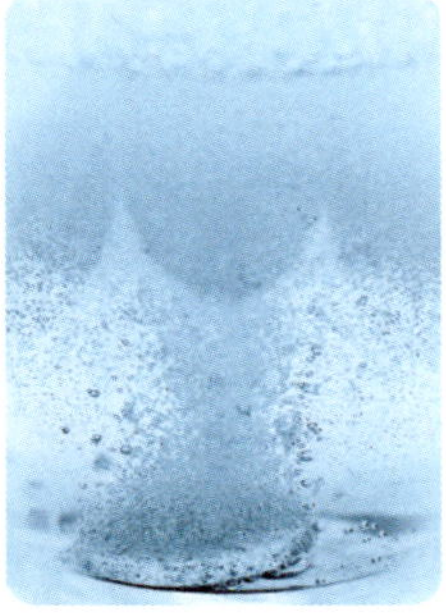		Wirkung, Anwendung, Vor- und Nachteile, Alternativen

Zahnpasten enthalten u.a. Polierstoffe, die die Zahnoberfläche reinigen (Produkte, die die Zähne weiß machen sollen, enthalten mehr Polierstoffe als gewöhnliche Zahnpasta) sowie wasserbenetzende Mittel (Tenside), die schäumen und dafür sorgen, dass die Zahnpasta nicht sofort mit dem Speichel weggespült wird. Außerdem sollte eine Zahnpasta Fluoride enthalten. Sie hemmen die Kariesentstehung.

Zahnpasta für Erwachsene sollte einen Fluoridanteil von 1 000–1 500 ppm enthalten. Die Abkürzung ppm (engl.) bedeutet parts per million (= Teile pro Million).
Kinderzahnpasta sollte höchstens 500 ppm Fluorid enthalten.

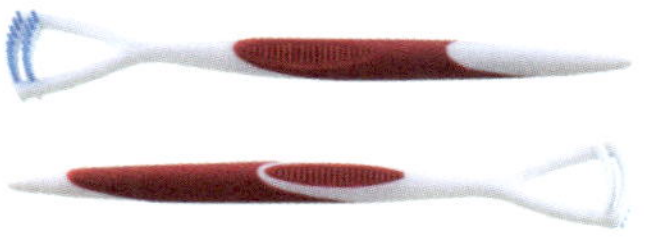

Zungenbürste

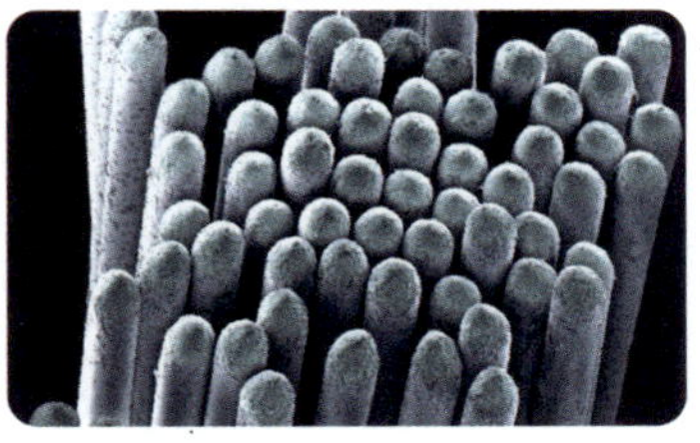

Mikroskopansicht abgerundeter Borsten

> **!** Frauen in manchen asiatischen Bergvölkern schmücken sich mit schwarz gefärbten Zähnen. Der Lack, der zum Färben verwendet wird, besteht aus zerdrückten Ameisenflügeln, Betelblättern, Kokosrinde und Zitronensaft. Er wird mehrfach auf die Zähne aufgetragen, bis diese ganz schwarz sind. Für die Frauen ist er Schmuck und Schutz zugleich, denn er schützt nachweislich vor Karies. Von Nachahmung wird dennoch abgeraten.

4 **Viele ältere Menschen tragen eine Teil- oder Vollprothese. Aus diesem Grund führt Seima bei ihrer Oma die Mundpflege in Verbindung mit der Prothesenpflege durch. Wie das genau funktioniert, erklärt sie im Folgenden ihrer Freundin Denise. Vervollständigen Sie den Text mit den passenden Begriffen.**

„Also, zuerst ________________ ich meine Oma, dass ich jetzt die Mundpflege ________________.

Dann sorge ich für gute Lichtverhältnisse, damit ich alles gut sehen kann und ____________

das Kopfteil des Bettes hoch, um zu ________________, dass sie sich verschluckt.

Als Nächstes ___________ ich ein Handtuch auf Omas Oberkörper.

Danach ________________________ ich meine Hände und ziehe ________________________________

an. Nun nehme ich die ___________________ vorsichtig aus ihrem Mund, ___________ sie in

die Prothesendose und lasse Oma den Mund mit warmem Wasser ausspülen. Dann ____________

ich systematisch die _________________ und die Außen- und Innenseiten der verbliebenen Zähne

mit einer weichen _________________ und Zahnpasta. Die Borsten reiben dabei immer vom

_________________ zum Zahn hin, also von „rot nach weiß“. Dort wo die Zähne fehlen, _______________

ich mit der Zahnbürste sanft und ohne Druck den Kieferkamm und das Zahnfleisch. Wenn ich damit fertig bin, reinige ich ihre Zunge mit der Zungenbürste. Danach kann Oma ihren Mund ausspülen. Übrigens: Wenn man möchte, dass die Fluoride länger wirken können, kann man den entstandenen Schaum auch nur _________________, statt ihn mit Wasser auszuspülen.

Danach lasse ich etwas Wasser ins Waschbecken laufen

und _____________ darüber die Zahnprothese mit einer Zahnbürste, unter fließendem Wasser und mit einem Tropfen milder Seife oder Spülmittel.

Dabei ____________ ich darauf, ob die Prothese Schäden oder Veränderungen aufweist.

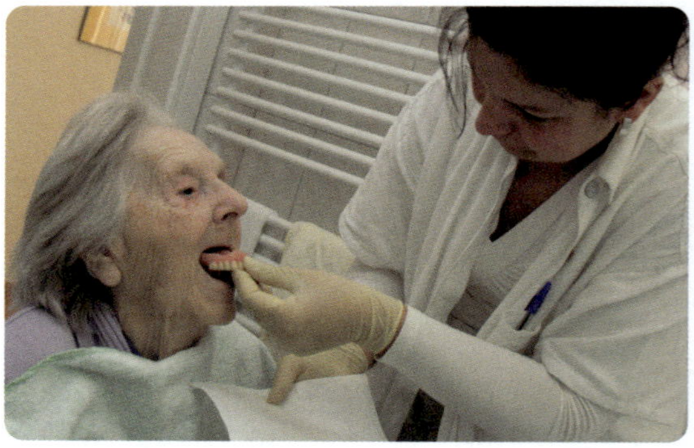

Einsetzen einer Oberkieferprothese

Anschließend ____________ ich die Prothese gründlich ab.

Bevor ich ihr die Prothese wieder _______________, schaue ich noch in ihren Mundraum, um eventuelle Auffälligkeiten zu entdecken. Zum Schluss ______________ ich ihr den Mund ab und trage ihr eine Lippenpflege auf. Wenn ich mit allem fertig bin, lasse ich das Wasser aus dem Waschbecken ablaufen und _____________ die verwendeten Hilfsmittel wieder weg.“

5 **Denise wundert sich: „Eins verstehe ich nicht: Warum lässt du Wasser ins Waschbecken einlaufen, bevor du die Zahnprothese reinigst?"**
Geben Sie Denise eine Antwort.

____

____

____

> **!** Trinkwasser mit Zitronensaft (als Getränk oder als Mundspülflüssigkeit) ist erfrischend und fördert den Speichelfluss. Die Zitronensäure wirkt auf natürliche Art gegen Mundtrockenheit und Mundgeruch.
> Dosierung: 1–2 Teelöffel auf ein Glas Wasser (je nach Wunsch des Patienten).
> Da Zitronensäure den Zahnschmelz angreift, anschließend mit klarem Wasser nachspülen.

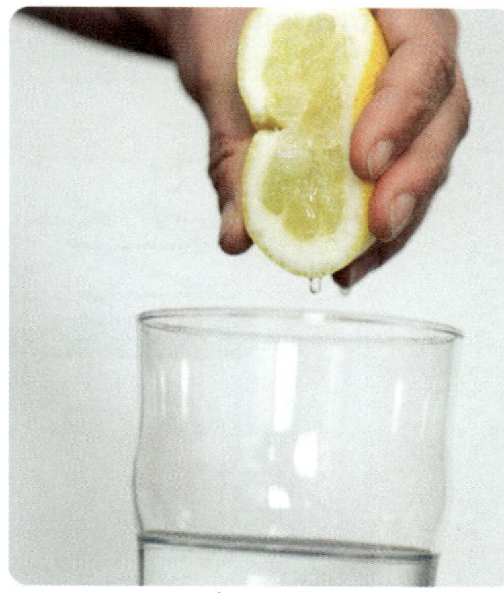

Zitronensaft fördert den Speichelfluss

6 a) **Denise:** „Okay, das ist doch alles etwas aufwändiger mit der Mund- und Zahnpflege bei deiner Oma als ich gedacht hatte. Da bin ich froh, dass ich meine Zähne gründlich und systematisch selbst pflegen kann."
Seima: „Ach ja? Wie putzt man denn seine Zähne gründlich und systematisch? Erklär mit das doch mal bitte!"
Denise: „Okay, pass auf. Hier kommt die Anleitung zum Zähneputzen ..."

Vervollständigen Sie Denises Anleitung, indem Sie die folgenden Begriffe einfügen:

Eckzahn – Zahn – Oberkiefer – Zahnbeläge – Zunge – Mahlzähne – Zahnkrone – Schneidezähne – Unterkiefer – Kauflächen

Anleitung zum Zähneputzen

„Zunächst reinigst du die ______________ der ______________. Hier darfst du schrubben. Danach gilt: Du musst den Bürstenkopf im 45°-Winkel auf ______________ und Zahnfleisch ansetzen. Mit leichtem Druck führst du 3–4 kleine Kreisbewegungen aus, um die ______________ zu lösen. Dann bewegst du den Bürstenkopf mit einer auswischenden Bewegung zur ______________ hin, um die Zahnbeläge zu entfernen. Ein Putzabschnitt umfasst bis zu 2 Zähne. Die Reinigung wird gründlicher, wenn du den Vorgang bei jedem Abschnitt wiederholst. Gehe systematisch vor: Putze erst außen und dann innen, erst den ______________, dann den ______________. Noch ein Tipp: Wenn du auf der Innenseite der ______________ von Eckzahn zu ______________ putzt, halte den Bürstenkopf möglichst senkrecht. Sonst musst du jeden Tag den Spiegel putzen! Zum Schluss reinigst du die ______________ mit einem Zungenreiniger. So entfernst du Bakterien, die sich dort aufhalten."

b) **Seima:** „Das hört sich ein bisschen kompliziert an!"
Denise: „Ist es am Anfang auch. Aber probier es mal aus. So saubere, glatte Zähne hattest du lange nicht mehr."
Seima: „Mach' ich. Aber ich glaube, dann muss ich zehn Minuten früher aufstehen als sonst, oder?"
Denise: „Na ja, die üblichen drei Minuten wirst du am Anfang nicht einhalten können. Aber nach ein bis zwei Wochen konsequenter Anwendung klappt das auch in drei Minuten. Versprochen!"

Wiederholen Sie die wichtigsten Aussagen der Zahnputzanleitung aus Aufgabe 6 a. Notieren Sie dazu stichwortartig, welche Vorgehensweise die folgenden Abbildungen darstellen.

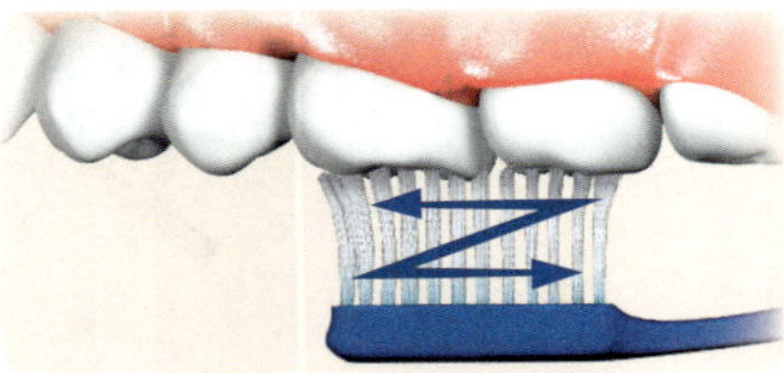 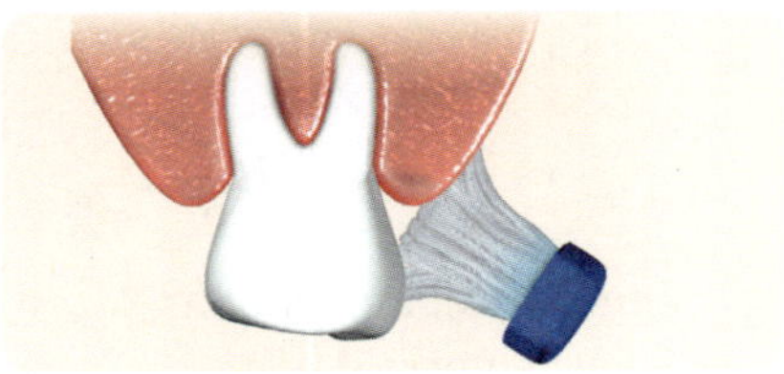	
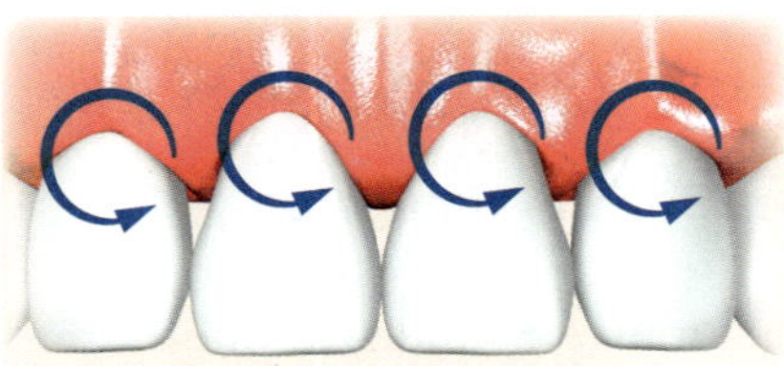	
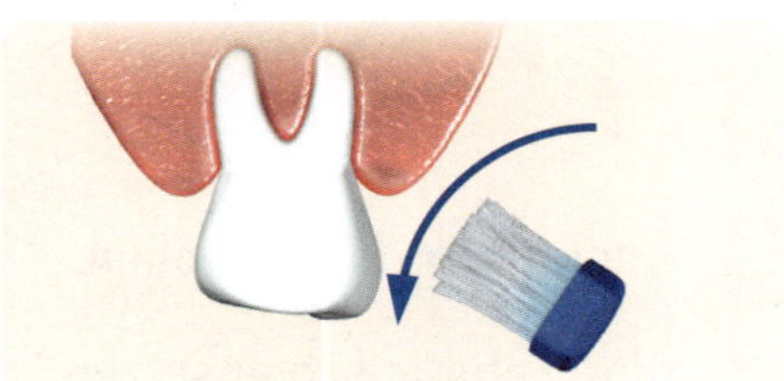	
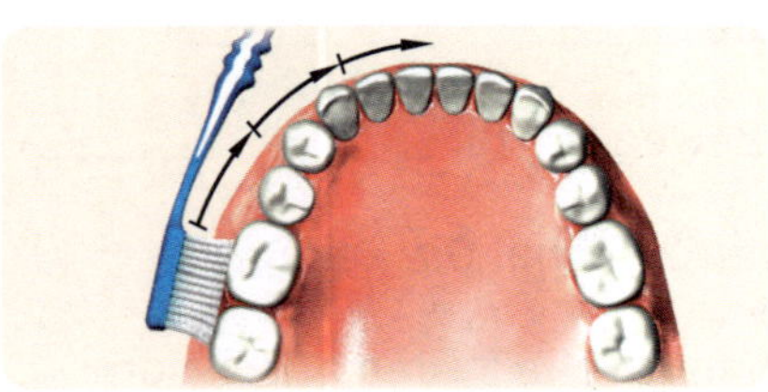	

7 **Versetzen Sie sich in die Situation eines Patienten bzw. Bewohners: Putzen Sie sich gegenseitig (in Ihrer Lerngruppe oder mit Ihrem Partner) nach der Anleitung von Seite 105 die Zähne. Wie fühlt sich das an? Beschreiben Sie Ihre Eindrücke.**

Datum: ____________ Name: ____________

5.5 Die Füße eines Diabetikers beobachten

Lernfeld: ____________ Fachbuchseite: ____________

Die Situation

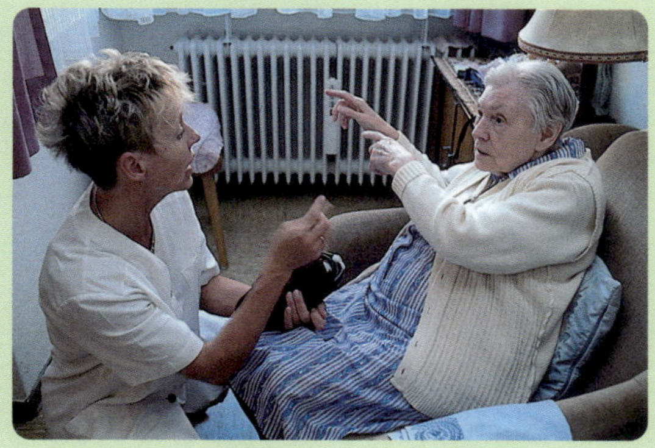

Frau Fink (72 J.) bewohnt eine Zweizimmerwohnung in einer betreuten Einrichtung für Menschen mit einer geistigen Behinderung. Seit ihrer Kindheit leidet sie aufgrund einer Hirnschädigung u.a. an schweren Sprachstörungen. Vor 10 Jahren ist bei ihr Diabetes mellitus Typ 2 diagnostiziert worden.
Obwohl ihr Hausarzt und ihre Heilerziehungspflegerin Alice sie regelmäßig beraten, hat Frau Fink Schwierigkeiten, die Empfehlungen zum gesundheitsbewussten Verhalten einzuhalten. Sport und Bewegung lehnt sie ab. Lieb gewonnene Ernährungsgewohnheiten wie Weißbrot mit Marmelade zum Frühstück, das sie als einzige Mahlzeit des Tages selbst zubereitet, möchte sie trotz Adipositas nur ungern ändern. In letzter Zeit kam es mehrfach zu Entgleisungen ihres Blutzuckerspiegels. Alice hat in mehreren Gesprächen versucht, Frau Fink die Gefahren und Folgeschäden des Diabetes mellitus zu erklären. Sie hat jedoch Zweifel, ob diese ihre Erklärungen versteht und die Auswirkungen ihres Verhaltens immer realistisch einschätzen kann.
Als Frau Fink heute den Speiseraum zum Abendessen betritt, geht sie mit verzweifelter Mine auf die Heilerziehungspflegerin zu und deutet auf ihren linken Fuß. Daraufhin geht Alice mit ihr zurück in ihre Wohnung und sieht sich den Fuß genauer an. Sie entdeckt eine entzündete, nicht verheilte Wunde am äußeren Rand des linken, großen Zehennagels. Auf ihre Frage, wie und wann das passiert sei, holt Frau Fink ihre Nagelschere aus dem Bad und zeigt sie Alice mit schuldbewusstem Blick. Danach deutet sie auf den Kalender und zeigt auf die vorletzte Woche. Dann beginnt sie zu weinen ...

1 **In letzter Zeit kam es wiederholt zu Entgleisungen des Blutzuckerspiegels bei Frau Fink. Vermuten Sie aufgrund ihrer Lebensgewohnheiten eher Störungen durch Über- oder Unterzuckerung? Begründen Sie Ihre Antwort.**

2 **Alice ist sich unsicher, ob Frau Fink ihre Erklärungen verstehen und die Auswirkungen ihres Verhaltens richtig einschätzen kann. Wie denken Sie darüber? Notieren Sie Ihre Ansicht.**

3 **Eine häufige Folgeerkrankung bei Diabetikern ist, wie auch im Fall von Frau Fink, die sog. „diabetische Neuropathie“. Erklären Sie den Begriff im Zusammenhang mit der Fußbeobachtung bei Diabetikern.**

4 **Betrachten Sie die folgenden Abbildungen und beschreiben Sie die dargestellten Gefahren für den Fuß eines Diabetikers.**

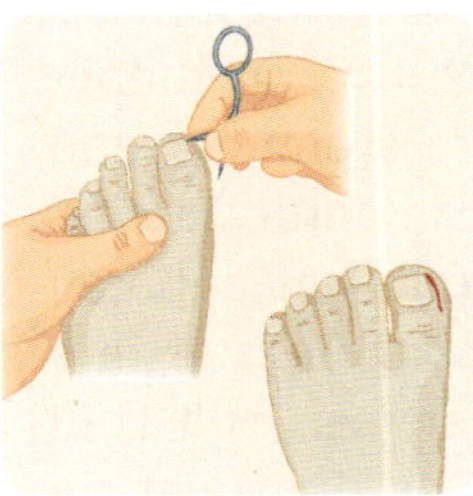

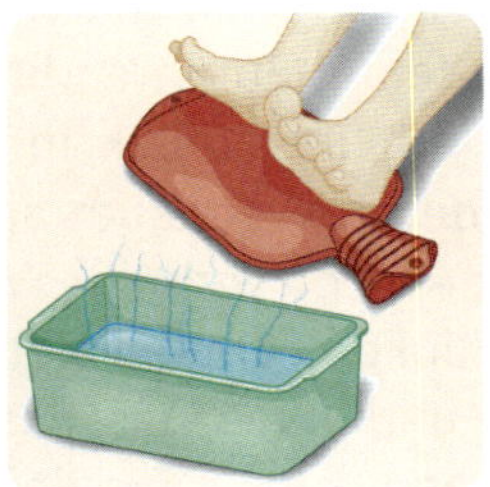

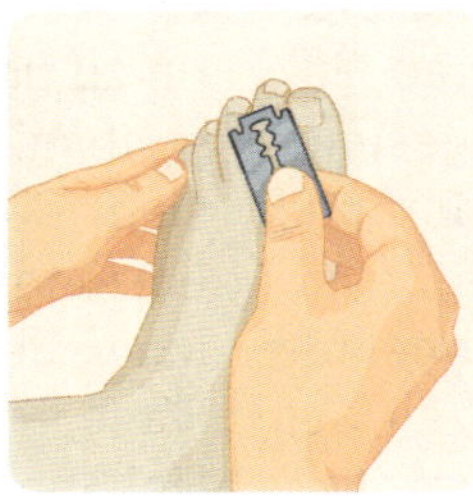

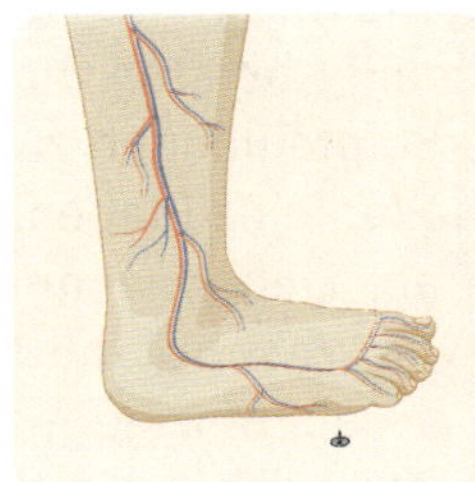

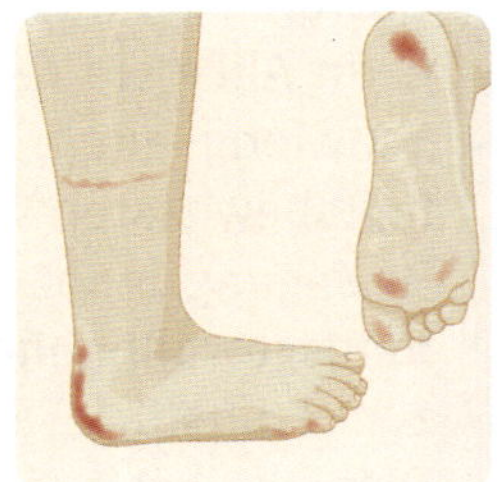

5 **Alice kommt nach Rücksprache mit ihren Kolleginnen zu dem Entschluss, Frau Finks Füße zukünftig von einer fachkompetenten Fußpflegerin (Podologin) pflegen zu lassen. Diese erklärt Frau Fink bei ihrem ersten Besuch anschaulich, worauf bei der Fußpflege in ihrem Fall besonders geachtet werden muss. Die dazu passenden Bilder hängt sie außerdem in Frau Finks Badezimmer.**
Ergänzen Sie in den Erläuterungen der Fußpflegerin die folgenden Begriffe und formulieren Sie mit eigenen Worten passende Begründungen.

ausgetrocknet – verbrennen – drücken – untersucht – verletzt – heilt –
bequem – waschen – abtrocknen – desinfiziert – tragen – kürze – einschnüren

→

5.5 Die Füße eines Diabetikers beobachten

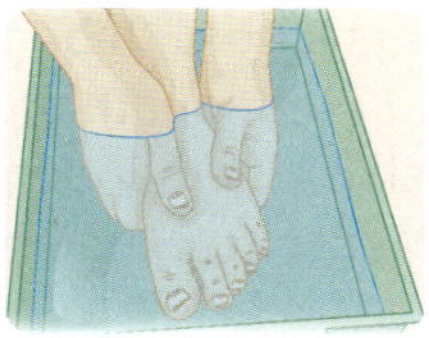

„Also Frau Fink, ______________ Sie Ihre Füße am Besten für wenige Minuten in lauwarmem Wasser mit einer rückfettenden Waschlotion.

Begründung: Das regt die Durchblutung an, Sie können sich dabei nicht ______________ und die Haut wird nicht ______________.

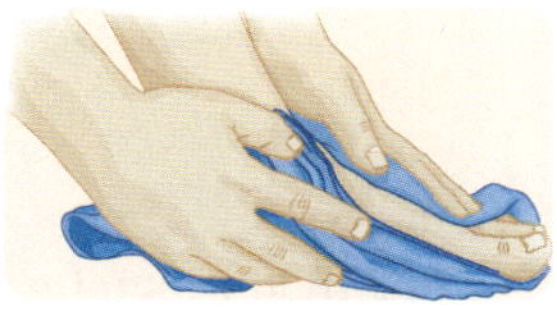

Nach dem Waschen die Füße sanft aber gründlich ______________.

Achten Sie vor allem auf die Bereiche zwischen den Zehen.

Begründung: ____

____.

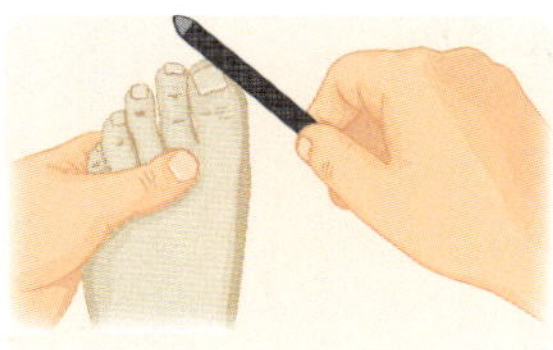

Ihre Fußnägel ____________ ich gerade und nur so weit, dass sie mit der Zehenkappe abschließen.

Begründung: ____

____.

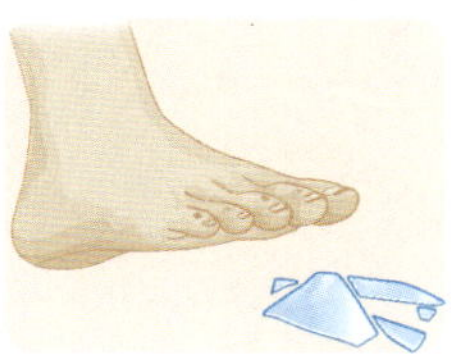

Gehen Sie bitte niemals barfuß.

Begründung: ____

____.

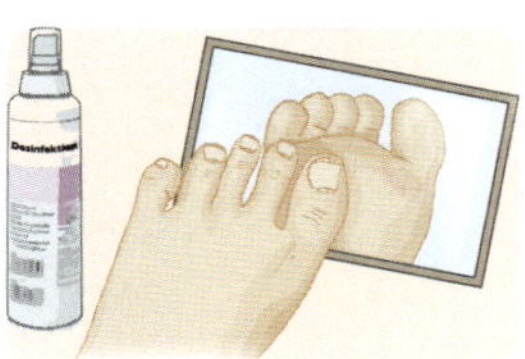

Zur Sicherheit müssen wir gemeinsam darauf achten, ob Sie sich unter den Füßen ______________ haben. Sie können dazu einen Spiegel benutzen. Auch die kleinsten Wunden sind wichtig und müssen ______________ werden.

Begründung: ____.

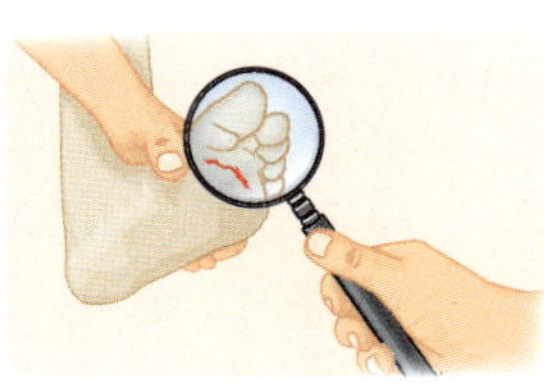

Wenn eine Wunde an Ihrem Fuß nicht ____________, so wie die, die Sie mir heute gezeigt haben, muss sie vom Arzt ______________ werden.

Begründung: ____

____.

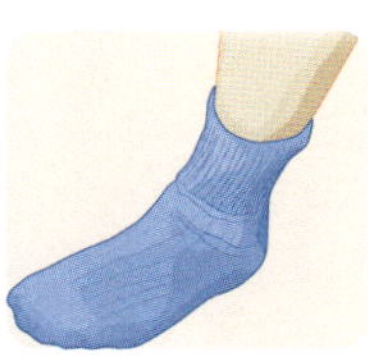

Sie sollten bequeme Socken ____________, die nicht ______________.

Begründung: ____

____.

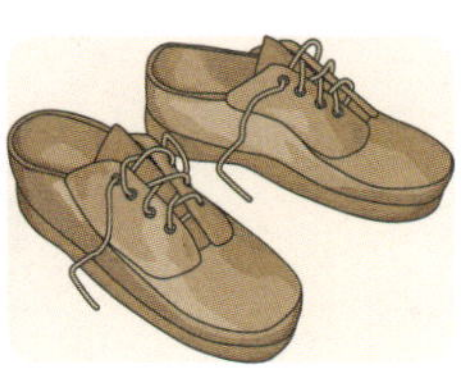

Außerdem sollten wir uns gemeinsam Ihre Schuhe genau ansehen.

Sie sollten nirgendwo ______________, sondern gut passen und ______________ sein. Am Besten sind Schuhe aus weichem Leder."

> **!** Auch ein gut eingestellter Diabetes kann schwere Folgeerkrankungen verursachen. Neben dem diabetischen Fuß gehört dazu die krankhafte Veränderung der Netzhaut (Retinopathie), die zur Erblindung führen kann. Diabetiker haben ein fünffach höheres Risiko zu erblinden als die Normalbevölkerung. Jedes Jahr erblinden in Deutschland ca. 1 700 Menschen infolge von Diabetes mellitus.

6 **Tragen Sie die gesuchten Begriffe in das Kreuzworträtsel ein (Schreibweise: ä = AE, ö = OE, ü = UE, ß = SS).**

Waagerecht:
1 Mögliche Folge von Hautverletzungen durch Neuropathien
2 Sie müssen beim Diabetiker besonders beobachtet werden
3 Nervenschädigung
4 Dies sollte Frau Fink ändern

Senkrecht:
5 Begünstigt Fußpilz
6 Sie können Druckstellen am Fuß verursachen
7 Starkes Übergewicht
8 Hilfsmittel zur Fußpflege
9 Medizinische Fußpflegerin
10 Senkt den Blutzuckerspiegel

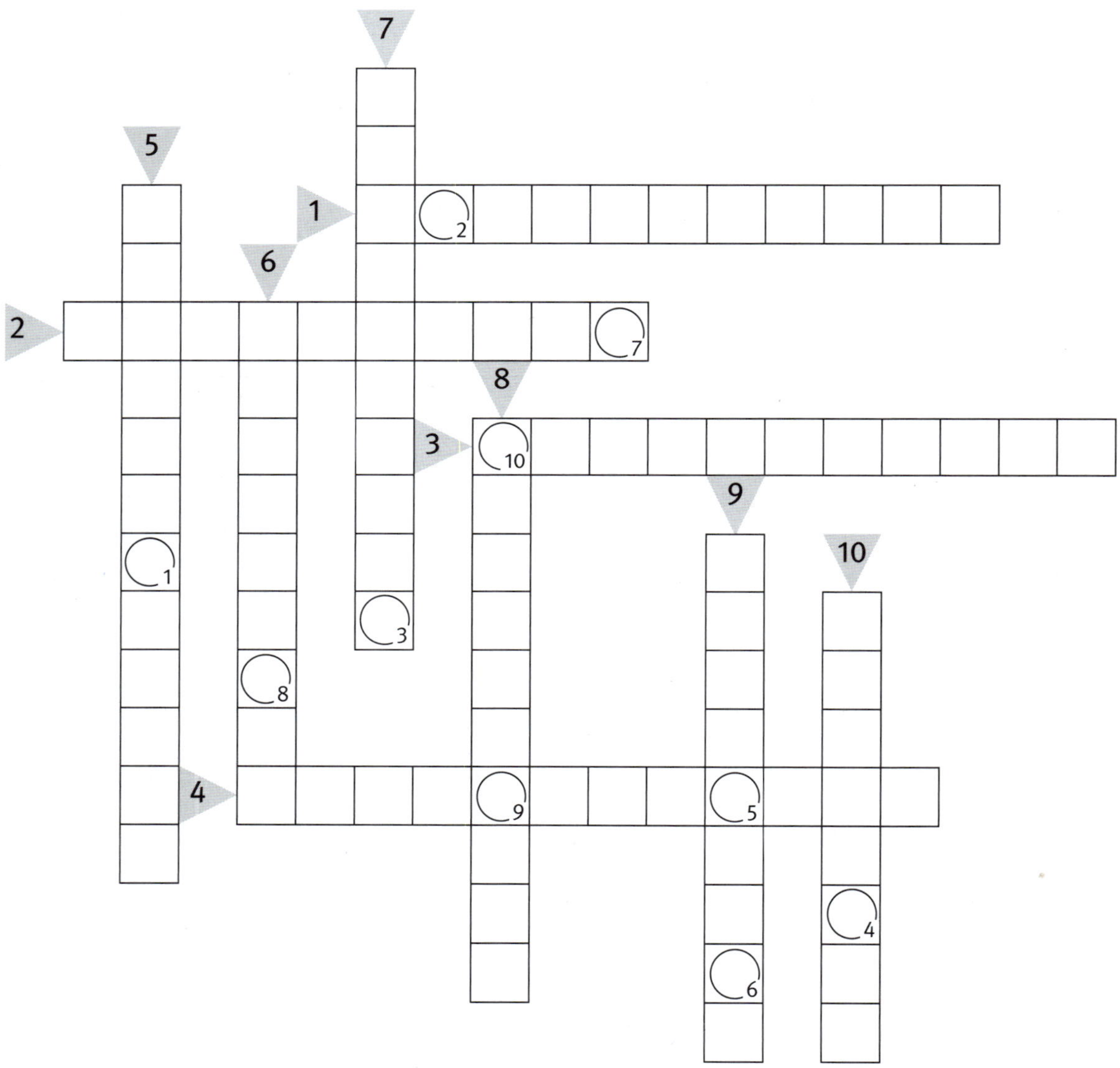

Lösungswort:

1	2	3	4	5	6	7	8	9	10

Die Situation

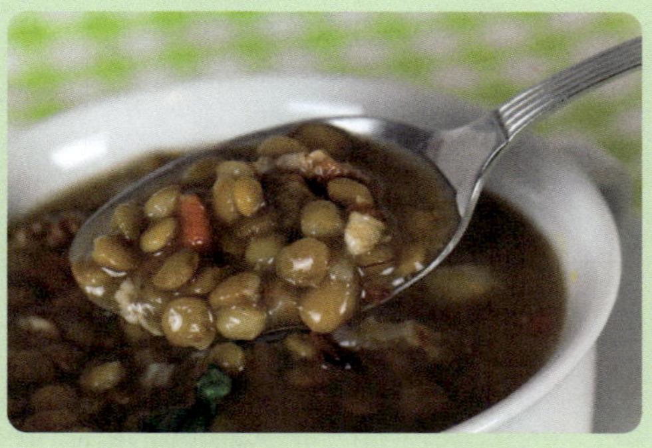

Herr Steinhäuser ist 76 Jahre alt, Witwer, und lebt allein in seiner Wohnung. Früher war er ein ambitionierter Hobbykoch, der gern und häufig Gäste zum Essen einlud. Allerdings kann er seit einiger Zeit aus Krankheitsgründen sein Mittagessen nicht mehr selbst zubereiten. Daher hat seine Tochter vor einigen Monaten die tägliche Lieferung einer warmen Mahlzeit organisiert.
„Guten Tag Herr Steinhäuser, hier kommt Ihr Mittagessen. Soll ich Ihnen die Warmhaltebox schon öffnen?“ „Ja, von mir aus. Was gibt's denn heute?“ ‚Moment, ich seh' mal nach – Linsensuppe und zum Nachtisch Erdbeerjoghurt. In Ordnung? Ich muss weiter. Tschüss, bis morgen!“
Herr Steinhäuser löffelt lustlos Linsensuppe. Er hat keinen Appetit. Stattdessen träumt er mit offenen Augen: „Möhren-Ingwer-Suppe mit Pfefferlachs, Spätzle mit grünem Spargel und Korianderpesto, Maronensoufflé an Vanilleschaum. Seine Gäste kommen herein, öffnen eine Flasche Spätburgunder, ein Abend mit Freunden, Gesprächen und gutem Essen. Das Leben könnte so schön sein. Aber mit Linsensuppe und Erdbeerjoghurt?“
Herr Steinhäuser wird aus seinen Gedanken gerissen: Er hat sich verschluckt und dabei Suppe ausgespuckt. Sie läuft an seiner Hose hinab auf den Fußboden. Manchmal hat er Probleme beim Schlucken. Als wäre das nicht schlimm genug, zittern seit einiger Zeit seine Hände und er kleckert viel häufiger. Gestern ist ihm das Wasserglas aus der Hand gefallen. Erst am Abend konnte seine Tochter die Scherben beseitigen. „Ich besorge dir mal einen Becher mit Trinkaufsatz, dann passiert das nicht so leicht“, sagte sie daraufhin.
„Da hat sie sicher recht“, dachte Herr Steinhäuser da. Aber Spätburgunder aus dem Plastikbecher? Das Leben könnte so schön sein ...

1 **Dass Herr Steinhäuser früher gerne mit Freunden gekocht und gegessen hat, beeinflusst sicher seine Vorstellungen zum Thema Ernährung. Nennen Sie weitere Faktoren, die die Essgewohnheiten von Menschen beeinflussen können und verdeutlichen Sie diese anhand von Beispielen.**

• *Lebensstil – z. B.: Gibt es täglich gemeinsame Mahlzeiten mit der Familie?*
Kocht man gerne selbst, lässt sich „bekochen“ oder nutzt man Fertiggerichte?
Ernährt man sich vegetarisch oder verwendet man Bio-Produkte?

2 **Herr Steinhäuser scheint mit seiner Lebenssituation unzufrieden zu sein. Beschreiben Sie auf der Grundlage der beschriebenen Situation mögliche Ursachen.**

____

____

____

____

____

____

3 **Mangelnder Appetit, wie bei Herrn Steinhäuser, kann unterschiedliche Ursachen haben. Notieren Sie diese rund um die folgende Abbildung.**

Umzug, fremde Umgebung

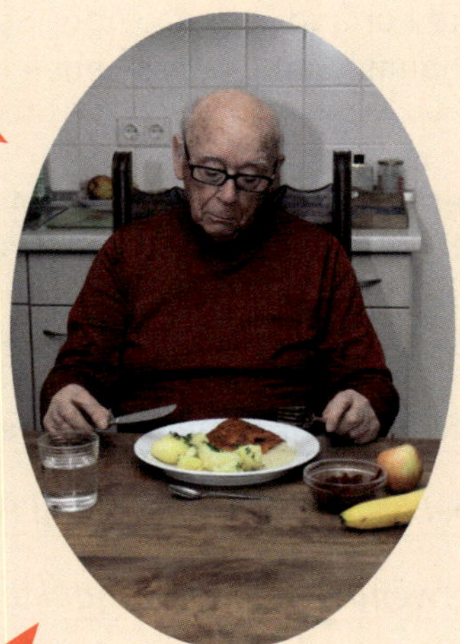

4 **Die Tochter von Herrn Steinhäuser erkennt, dass ihr Vater beim Mittagessen ihre Unterstützung benötigt. Beim Pflegestützpunkt ihres Wohnortes erhält sie die Informationen, die sie für eine fachgerechte Hilfe braucht. Zunächst besorgt sie einige Hilfsmittel, die ihrem Vater das Essen und Trinken erleichtern können. Notieren Sie zu jedem Hilfsmittel die jeweiligen Vorteile für Herrn Steinhäuser.**

Hilfsmittel		Vorteile für Herrn Steinhäuser
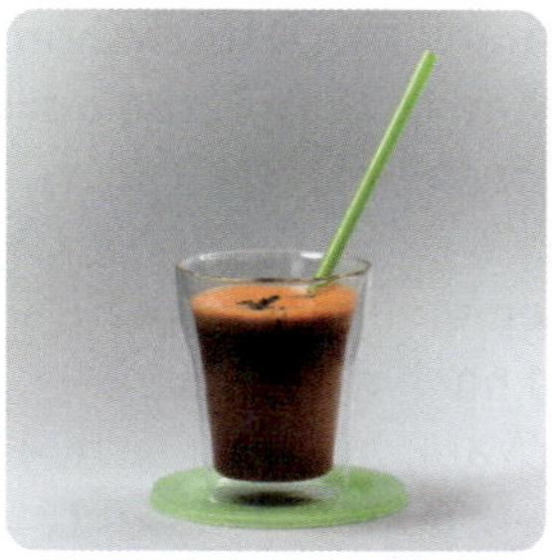	Trinkhalm	
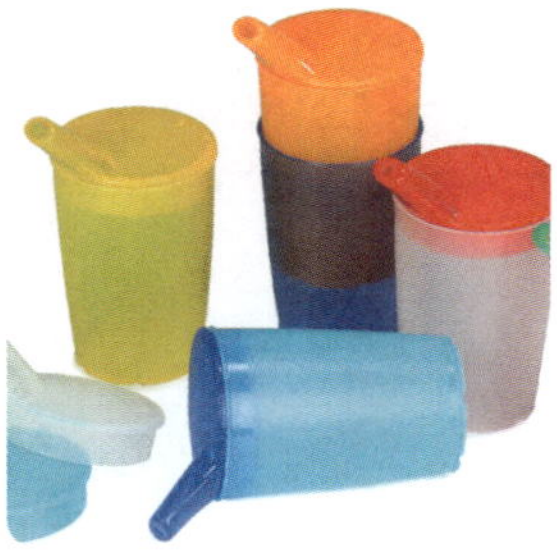	Becher mit Trinkaufsatz	
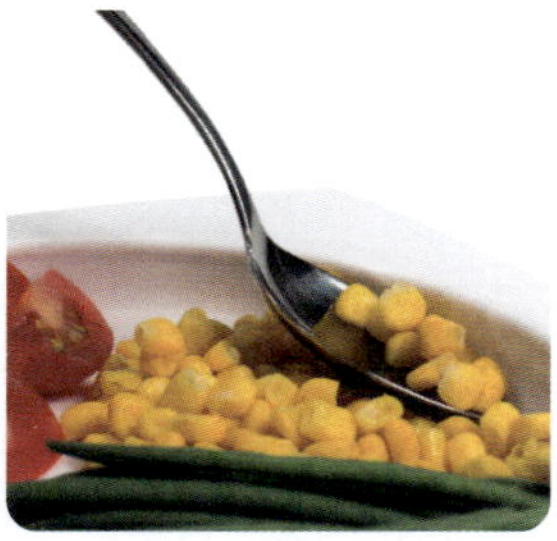	Teller mit erhöhtem Rand	
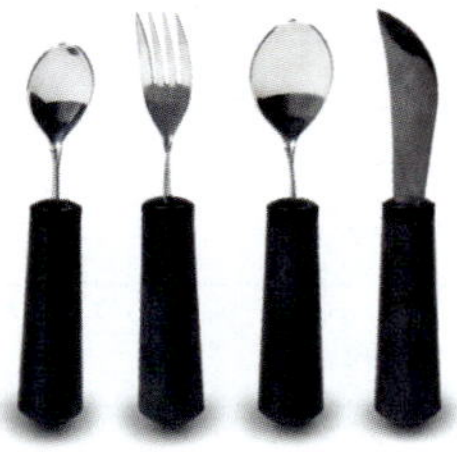	Besteck mit verdickten Griffen	
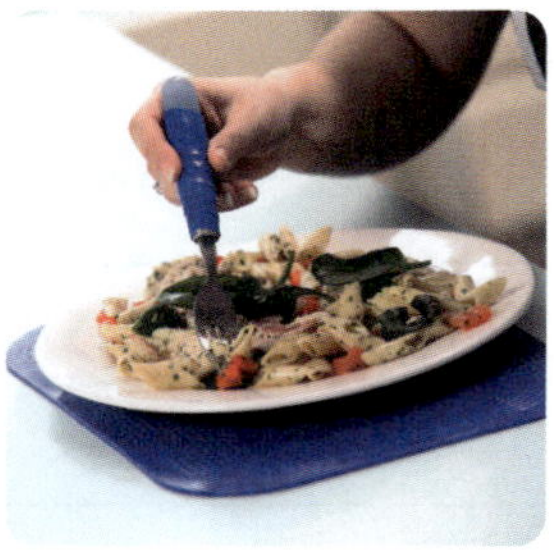	Rutschhemmende Unterlage	

Hinweise zum Anreichen von Mahlzeiten:
- Wenn Sie anderen Menschen Essen oder Getränke anreichen, achten Sie auf eine passende Temperatur. Aber: Auf das Essen anderer zu pusten ist absolut unhygienisch!
- Benutzen Sie Servietten zum Schutz der Kleidung oder Bettwäsche. Der Begriff „Lätzchen" ist bei erwachsenen Menschen dafür unpassend.
- Das Gleiche gilt für das Wort „Füttern", das aus dem Reich der Tiere stammt. Essen und Getränke werden „angereicht".

5 **Herrn Steinhäusers Tochter erfährt in einer Broschüre viel darüber, wie man Menschen beim Essen und Trinken unterstützen kann. Setzen Sie die folgenden Bausteine zu 17 sinnvollen Ratschlägen für die Tochter zusammen. Markieren Sie anschließend diejenigen Ratschläge (z. B. in Farbe oder durch Ankreuzen), die dazu beitragen, dass ihr Vater sich nicht so leicht verschluckt.**

lüften. – bereitlegen. – wenn das Essen länger dauert. – Darauf achten, – Das Essen und den Essplatz – Das Essen – dass die Portionen angemessen groß sind – Mit ihrem Vater – Vor und nach dem Essen – Für eine ruhige Atmosphäre – optisch ansprechend gestalten. – sorgen. – dass ihr Vater aufrecht sitzt. – Essen und Getränke – Auf Mischungen von fester und flüssiger Nahrung (z. B. Linsensuppe) – dass ihr Vater evtl. benötigte Medikamente zum Essen einnimmt. – bereitlegen. – Warmhalteteller nutzen, – appetitlich servieren. – Geeignetes Besteck – gemeinsam essen. – in Griffweite platzieren. – kleinschneiden. – Vergewissern, – Saure Speisen – Darauf achten, – Kohlensäurehaltige Getränke – Darauf achten, – Alle Speisen und Getränke – vermeiden. – Servietten – verzichten. – dass nur kleine Mengen auf einmal genommen werden. – vermeiden.

Datum: ______________ Name: ______________

6.2 Beim Erbrechen helfen

Lernfeld: ______________ Fachbuchseite: ______________

Die Situation

Herr Steinhäuser (siehe Situation S. 111) ist krank. Lustlos, kraftlos und abgeschlagen sitzt er auf dem Sofa. Nach der Linsensuppe vom Vortag hat er nichts mehr gegessen. Das gelieferte Mittagessen hat er heute nicht angerührt. Er verspürt ein komisches Gefühl in der Magengegend und ist unsicher: Kommt das Gefühl daher, dass er heute so wenig gegessen hat? Er entschließt sich, die Götterspeise, die als Nachtisch mitgeliefert wurde, zu probieren. Seine Übelkeit nimmt jedoch zu und Herr Steinhäuser spürt, wie Schweiß auf seine Stirn tritt. Er schafft es gerade noch ins Bad, bevor er sich übergeben muss. Er erbricht dabei keine Nahrung. Zu lange hat er nichts mehr zu sich genommen. Stattdessen nur Schleim. Er betrachtet sich im Spiegel. Blass sieht er aus.

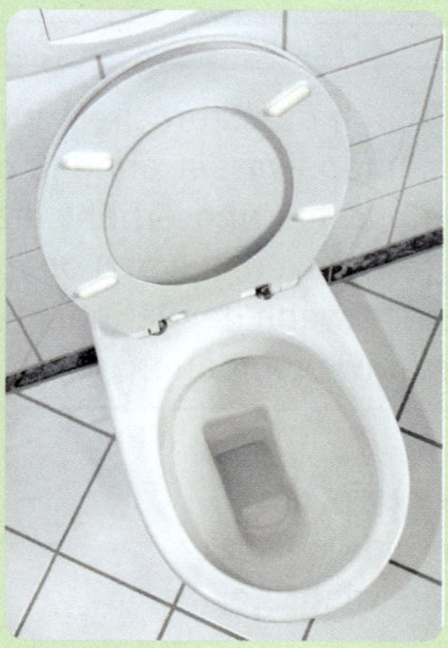

Da hört Herr Steinhäuser, wie seine Tochter die Wohnungstür aufschließt. „Hier bin ich, im Bad!“, ruft Herr Steinhäuser ihr zu.

1 **Welche Beobachtungen deuteten im Vorfeld darauf hin, dass Herr Steinhäuser sich möglicherweise bald übergeben würde?**

Unsichere Anzeichen: ______________

____

Dringende Anzeichen: ______________

____

2 **Nachdem die Tochter ihren Vater im Bad aufgefunden hat, handelt sie umsichtig und besonnen. Nennen Sie geeignete Maßnahmen, die sie (bzw. Herr Steinhäuser) in dieser Situation durchführen sollte.**

____

3 **Begründen Sie, warum häufiges Erbrechen besonders für alte Menschen und Kinder eine Gefährdung darstellen kann.**

____

____

! Der hohe Flüssigkeitsverlust durch das Erbrechen muss ausgeglichen werden. Die Betroffenen sollten daher möglichst Mineralwasser ohne Kohlensäure trinken. Apfelschorle gleicht ebenfalls den Flüssigkeitsverlust aus und erhöht die Kalorienzufuhr. Salzstangen können verloren gegangene Elektrolyte ersetzen. Ein Arzt oder Notarzt muss informiert werden, wenn Blut im Erbrochenen zu sehen ist, wenn der Patient mehrmals an einem Tag erbricht oder das Erbrechen über mehrere Tage hinweg andauert.

4 **Da Herr Steinhäuser lange nichts gegessen hatte, erbrach er nur Schleim. Wer das Erbrechen beobachtet, kann daraus wichtige Rückschlüsse auf die Ursache ziehen. Verbinden Sie die folgenden Beobachtungen mit den jeweils passenden Ursachen des Erbrechens.**

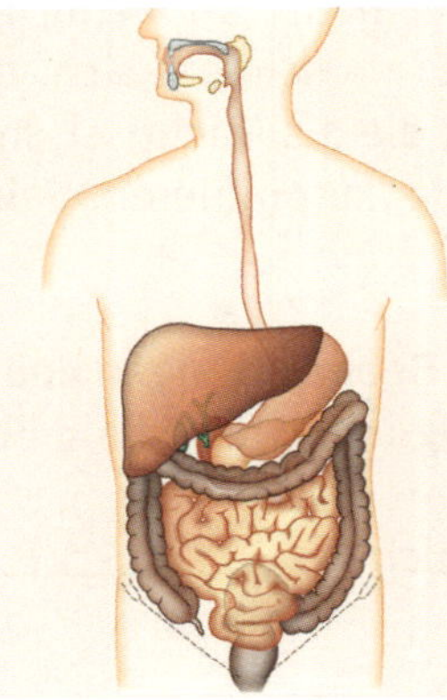

Beobachtung	Mögliche Ursache des Erbrechens
Erbrechen am Morgen	Magenschleimhautentzündung, Unverträglichkeit bestimmter Nahrungsmittel
rötliche, bräunliche oder schwarze Farbe	Vergiftung
schleimiges Erbrochenes	Frühschwangerschaft
Erbrechen nach der Mahlzeit	keine Nahrung im Magen
plötzliches Erbrechen	frisches oder verdautes Blut (Blutungen im Magen)

Datum:	**6.3** Obstipation vermeiden (Obstipationsprophylaxe)	Lernfeld:
Name:		Fachbuchseite:

Die Situation

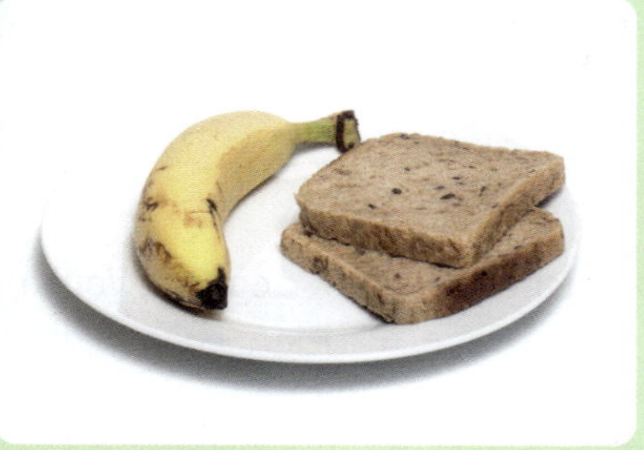

Alles tut weh im Bauch. Ich kann nicht mehr. Seit über einer halben Stunde sitze ich jetzt schon auf der Toilette. Ohne Erfolg. Mir ist übel und ich schwitze. Hätte ich doch gestern bloß mit meiner Tochter darüber gesprochen. Schließlich geht das schon seit einigen Wochen so. Bis vor kurzem habe ich fast nur auf dem Sofa gelegen, wegen der Schmerzen in den Knien. Dann kamen meine Enkelkinder täglich zu mir. Das war schön, aber sehr anstrengend. Außerdem musste ich mich um meine kranke Nachbarin kümmern. Als ich ihr von meinen Bauchschmerzen erzählt habe, sagte sie nur: „Anita, du musst kürzer treten!“ Aber ich hatte nicht einmal Zeit, in Ruhe zur Toilette zu gehen. Aber ich bin sicher, dass ich genug von dem Abführmittel eingenommen habe. Ganz sicher! Und vor ein paar Tagen zerbrach auch noch meine Zahnprothese, während ich sie mit der Bürste gereinigt habe. Seitdem esse ich Toastbrot und pürierte Bananen. Ich weiß, ich brauche einen Termin beim Zahnarzt. Aber jetzt habe ich erst mal ein anderes Problem. Gleich kommt meine Tochter, sie weiß sicher Rat.

1 a) **Notieren Sie Ursachen, die bei Anita die Entstehung der Obstipation vermutlich begünstigt haben.**

b) **Welche weiteren Faktoren können die Entstehung der Obstipation fördern?**

c) **Definieren Sie mit den vorgegebenen Satzbestandteilen das Symptom der Obstipation.**

Die Obstipation ist – mit eher kleinen Mengen – Darmfunktion. – Dadurch verbleibt – länger als üblich – Die Darmentleerung – eine zu träge – findet weniger als – der Stuhl – dreimal wöchentlich – ein Anzeichen für – im Dickdarm. – statt.

2 **Anita hofft auf den Rat ihrer Tochter. Welche Maßnahmen erscheinen geeignet, um der Obstipation in ihrem speziellen Fall entgegen zu wirken? Wählen Sie durch Ankreuzen aus den vorgegebenen Maßnahmen aus.**

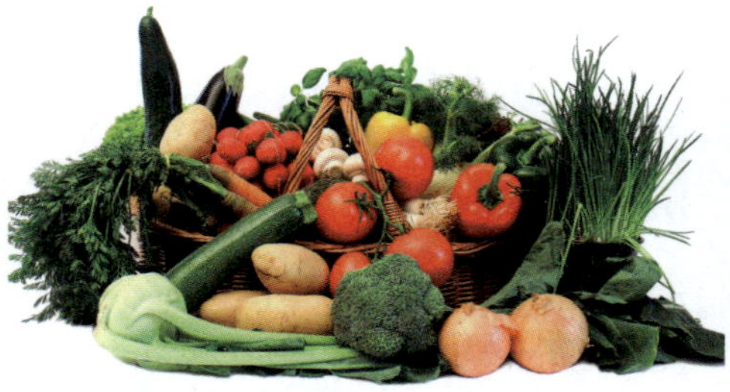

Ausreichend Gemüse ist gut für die Verdauung und vermeidet Obstipation

- ☐ Mehr vollwertige, ballaststoffreiche Kost (z. B. Gemüse, Vollkornprodukte) essen
- ☐ Dosierung des Abführmittels schrittweise erhöhen
- ☐ Prüfen, ob die von Anita aufgenommene Flüssigkeitsmenge ausreichend ist
- ☐ Schmerzstillende Medikamente aus der Apotheke besorgen
- ☐ Flachlagerung, um Anitas Knie dauerhaft zu schonen
- ☐ Aufgaben im Alltag von Anita gemeinsam besprechen, evtl. reduzieren
- ☐ Auf regelmäßige und ausreichende Zeiten zum Stuhlgang achten
- ☐ Zahnarzttermin vereinbaren
- ☐ Über die richtige und sichere Zahnprothesenreinigung informieren
- ☐ Zahnprothese ab sofort nicht mehr mit einer Bürste reinigen
- ☐ Zu regelmäßigen Spaziergängen ermuntern
- ☐ Anita darin bestätigen, weiterhin nicht mit anderen über derartige Probleme zu sprechen
- ☐ Termin mit Anitas Hausarzt vereinbaren, um mögliche andere Obstipationsursachen abzuklären

> **!** Wenn Patienten bereits über Monate oder Jahre Abführmittel nehmen, sollte die Dosis kleinschrittig reduziert werden. Außerdem gilt: Um die Darmfunktion zu normalisieren, ist es besser, Abführmittel kontinuierlich in geringer Dosis anzuwenden, als einmalig hochdosiert.

3 **Pflegefachfrauen und -männer erfragen in der ambulanten oder stationären Versorgung die Risikofaktoren für eine Obstipation im Rahmen eines sog. „Assessments" (= Bewertung). Bilden Sie aus den vorgegebenen Silben 5 Themengebiete eines Obstipations-Assessments.**

mo – stuhl – ge – li – rung – tät – tät – ti – ke – vi – er – gang – näh – trän – ak – bi

___

___

___

___

Datum: ____________ Name: ____________	**6.4** Bei der Verabreichung von Sondennahrung assistieren	Lernfeld: ____________ Fachbuchseite: ____________

Die Situation

Ich heiße Manuel, bin 20 Jahre alt und habe gerade mit meiner Ausbildung zum Heilerziehungspfleger begonnen. In der Einrichtung in der ich arbeite, werden Menschen mit Schwerstmehrfachbehinderungen versorgt. Wie zum Beispiel Herr Scholles, der 51 Jahre alt ist.
Seit einem Schädel-Hirn-Trauma durch einen Motorradunfall vor vier Jahren befindet er sich im Wachkoma (Apallisches Syndrom). Er liegt einfach da, blickt ins Leere und zeigt keine erkennbaren Reaktionen. Jedenfalls nicht für mich. Ich assistiere oft, wenn Herrn Scholles eine neue Flasche mit Nährlösung angehängt wird. Diese läuft bei ihm mittels Schwerkraft durch ein Schlauchsystem und eine Sonde durch die Bauchdecke in den Magen (PEG = perkutane endoskopische Gastrostomie). Ich habe meiner Freundin gestern zum ersten Mal von Herrn Scholles erzählt und davon, wie man die Sonde spült, welche Komplikationen auftreten können, worauf man bei der Sondennahrung achten muss usw. Da hat sie mich gefragt, warum wir nicht einfach der Natur ihren Lauf und ihn sterben lassen könnten. Warum der Mensch sich immer zum „Lebensverlängerer" aufschwingen müsse. Die Natur habe es doch bestimmt nicht vorgesehen, dass einem Menschen Spezialnahrung mit einem Schlauch durch die Bauchdecke in den Magen verabreicht werde. Wir haben dann eine Zeit lang geschwiegen. Über eine gute Antwort musste ich erst eine Weile nachdenken ...

1 **Wie denken Sie über die Äußerungen von Manuels Freundin? Tauschen Sie in der Klasse Ihre Gedanken zu lebensverlängernden Maßnahmen (wie z. B. der Verabreichung von Sondennahrung) aus.**

2 **Bei Herrn Scholles gelangt die Nährlösung über eine PEG in den Magen. Notieren Sie zwei weitere Möglichkeiten der enteralen Ernährung.**

___

___

___

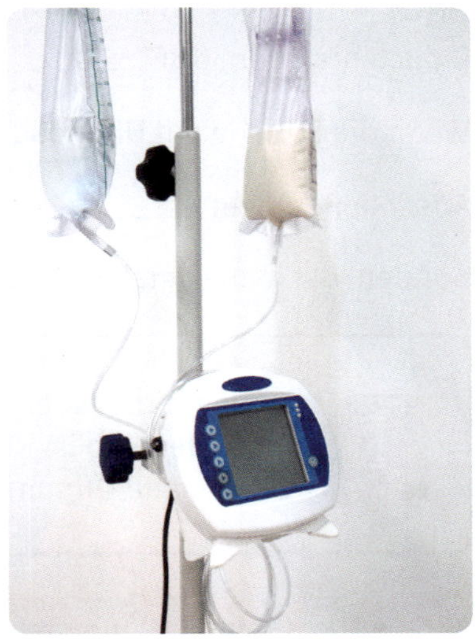

Verabreichung der Nährlösung mit einem Pumpenüberleitungssystem

3 **Manuel assistiert oft bei der Verabreichung von Sondennahrung. Notieren Sie Maßnahmen, die er zur Vorbereitung der Gabe von Sondenkost bei Herrn Scholles durchführen kann.**

___

___

___

___

___

___

___

___

4 **Streichen Sie im folgenden Text alle falschen Aussagen zum Spülen der Sonde durch.**

Die Spülung erfolgt mittels einer Spritze. Man verwendet dazu ca. *30–50 ml/300–500 ml* Flüssigkeit. Die Sonde wird mit *stillem/heißem* Wasser gespült. Es eignet sich aber zum Beispiel auch *schwarzer Tee/Fenchel- oder Kamillentee* mit Körpertemperatur. Säurehaltige Tees oder Fruchtsäfte sind *geeignet/ungeeignet*, weil sie die Sonde *verfärben/schützen* bzw. durch Ausflockung von Nahrung die Sonde *freihalten/verstopfen* können. Gespült wird immer *abwechselnd/vor* und nach der Nahrungszufuhr. Außerdem vor, zwischen und nach der Gabe von Medikamenten.

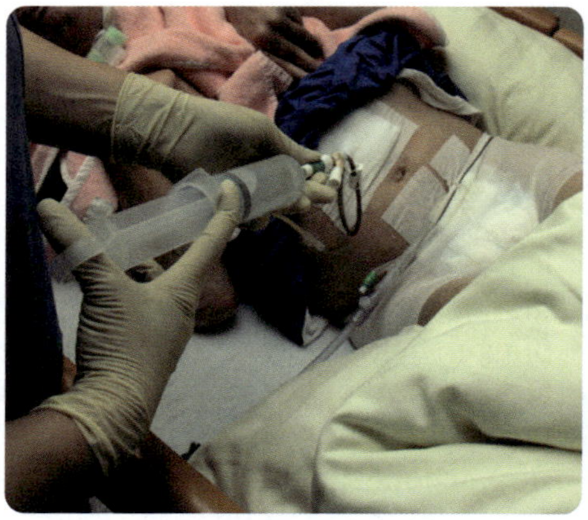

Spülen der Sonde

5 **Ergänzen Sie bei den folgenden Hinweisen zum Umgang mit Sondennahrung die fehlenden Verben.**

Auf das Verfallsdatum ________________. Vor Wärme ________________.

Nährlösung erst kurz vor dem Verabreichen ________________.

Sondennahrung bei Zimmertemperatur ________________,

jedoch nie über 30 °C ________________.

Wenn die Flasche mit Nährlösung in der Mikrowelle angewärmt wird:

Anschließend gut ________________, um die Wärme zu ________________.

Sondenkost in maximal 6–8 Stunden ________________ lassen.

! In angebrochener Sondennahrung können sich Mikroorganismen schnell vermehren. Sie muss deshalb im Kühlschrank aufbewahrt und innerhalb von 24 Stunden verbraucht werden. Die genaue Öffnungszeit ist auf der Flasche zu notieren.

6 **Um Komplikationen im Rahmen der Sondenernährung zu vermeiden, ist eine gute Krankenbeobachtung, Informationsweitergabe und Dokumentation wichtig. Manuel hat seiner Freundin berichtet, welche Komplikationen im Rahmen der Sondenernährung per PEG auftreten können. Notieren Sie mögliche Komplikationen mithilfe der vorgegebenen Wortbausteine.**

der – haut – Übel – tung – Aspi – Durch – brechen – ration – In – Mund – fall – schleim – Ver – stelle – stopfung – der – de – Son – Rö – der – Ein – Er – stich – keit – fektion

____

____

____

____

____

____

____

Datum: ______	**6.5** Menschen mit Harninkontinenz unterstützen	Lernfeld: ______
Name: ______		Fachbuchseite: ______

Die Situation

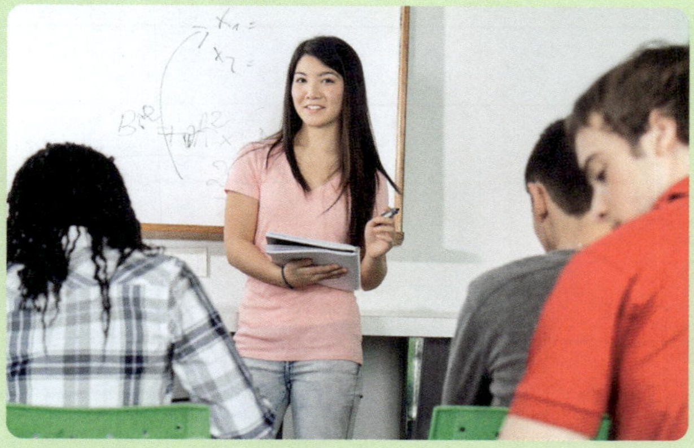

Ich heiße Annika und bin 17 Jahre alt. Ich besuche eine Berufsschule, an der ich die Fachhochschulreife in der Fachrichtung „Gesundheit/Pflege“ erlangen möchte. Meine Praktikumszeiten absolviere ich bei einem ambulanten Pflegedienst. Im Unterricht soll ich ein Referat halten zu einem pflegerischen Thema aus dem Alltag meines Praktikums. Ich wähle das Thema Inkontinenz! Erstens, weil ich genau weiß, wie manche meiner Mitschülerinnen dann die Augen verdrehen. Die ekeln sich nämlich vor solchen Themen. Und zweitens, weil ich inkontinente Personen pflege. Frau Kuhn zum Beispiel, die fahre ich auf meiner Tour oft an. Nach einem Schlaganfall ist sie bettlägerig und hat eine Dranginkontinenz entwickelt. Anfangs fand ich den Uringeruch in ihrer Wohnung schwer erträglich. Aber mittlerweile bemerke ich ihn nicht mehr. Außerdem war es mir unangenehm, den Intimbereich von Frau Kuhn zu sehen und zu pflegen. Ich wusste dann nicht, was ich sagen sollte. Meine Kollegin, die ich auf ihrer Tour begleite, hat mir aber gute Tipps für solche Situationen gegeben. Was mir sonst noch zu Frau Kuhn einfällt: Ihre Haut ist im Intimbereich oft gerötet. Und ihre Tochter beklagt sich über die hohen Kosten für die Windelhosen. Wenn ich das Referat halte, werde ich meinen Mitschülerinnen verschiedene Arten dieser sog. „aufsaugenden Hilfsmittel“ zeigen. Ich freue mich schon darauf...

1 **Notieren Sie Tipps, die Annika vermutlich von ihrer Kollegin erhalten hat, um mit schambesetzten Situationen besser umgehen zu können.**

______

______

______

______

______

2 **Annika weiß, dass ihre Mitschülerinnen bei dem Begriff „Inkontinenz“ meistens an alte Menschen mit nasser Hose denken. Deshalb möchte sie sie zunächst mit der korrekten Definition dieses Symptoms vertraut machen:**

Harninkontinenz = ______

______

______

______

______

______

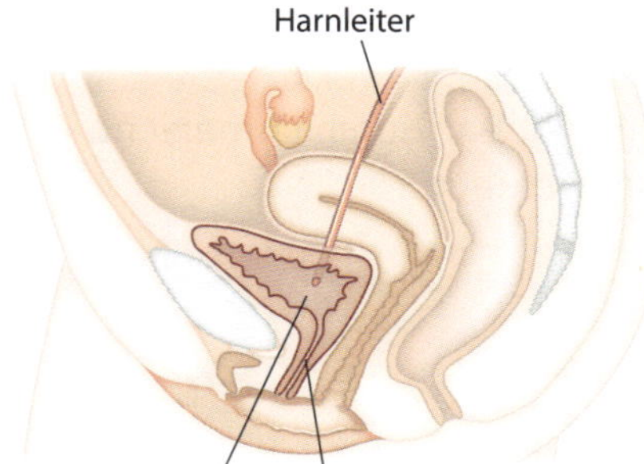

Ableitende Harnwege der Frau

3 **a) Annika erwähnt, dass bei Frau Kuhn eine Dranginkontinenz vorliegt. Beschreiben Sie Ursachen und Merkmale dieser Form der Inkontinenz.**

Ursachen: ______________________________

____

____

____

____

Merkmale: ______________________________

____

____

____

____

____

b) Die Dranginkontinenz ist eine der häufigsten Formen der Inkontinenz. Notieren Sie häufig vorkommende Formen und ihre Definitionen.

Formen	Definitionen
______________	Eine andauernde Kontraktion der Blasenmuskulatur führt zu starkem Harndrang mit Urinverlust. Oft sind neurologische Erkrankungen die Ursache.
Belastungsinkontinenz (Stressinkontinenz)	______________
______________	Diese Form stellt eine Kombination aus Drang- und Belastungsinkontinenz dar.
Inkontinenz durch chronische Harnretention	______________

4 **a) Annika hat bemerkt, dass die Haut im Intimbereich von Frau Kuhn gerötet ist. Vermutlich ist länger dauernder Kontakt von Urin mit der Haut die Ursache hierfür. Notieren Sie vier weitere Probleme und ihre Ursachen, die infolge ungewollten Urinverlusts auftreten können. Setzen Sie dazu die vorgegebenen Formulierungen zusammen.**

zur Toilette – zu riechen – Blasenentleerung – Sturz- und – auf Unterstützung – durch Eile – unvollständige – durch das Angewiesen sein – und Hilfsmittel – Einsamkeit – Verunsicherung – durch die Sorge – auf dem Weg – unangenehm – Verletzungsgefahr

- *Infektionen der Harnwege – durch* ____________________________________

____

____

____

> **!** Aufgrund der Sturzgefahr sollte ein Patient in der Nacht von einer Pflegekraft nur dann bei Bedarf zur Toilette geführt werden, wenn er richtig wach ist.

b) Äußern Sie eine Vermutung, wodurch die Entstehung von Hautrötungen im Falle von Frau Kuhn eventuell begünstigt wurde.

____

____

____

____

____

5 **Im Expertenstandard des Deutschen Netzwerks für Qualität in der Pflege (DNQP) werden unterschiedliche Kontinenzprofile unterschieden. Welches der Profile beschreibt die Situation von Frau Kuhn zutreffend? Kreuzen Sie an.**

☐	Kontinenz	Kein unwillkürlicher Harnverlust, keine personelle Hilfe notwendig, keine Hilfsmittel
☐	Unabhängig erreichte Kontinenz	Kein unwillkürlicher Harnverlust, keine personelle Unterstützung notwendig, selbstständige Durchführung der Maßnahmen
☐	Abhängig erreichte Kontinenz	Kein unwillkürlicher Harnverlust, personelle Unterstützung bei der Versorgung mit Hilfsmitteln
☐	Unabhängig kompensierte Inkontinenz	Unwillkürlicher Harnverlust, personelle Unterstützung bei der Versorgung mit Hilfsmitteln
☐	Abhängig kompensierte Inkontinenz	Unwillkürlicher Harnverlust, personelle Unterstützung bei der Inkontinenzversorgung ist notwendig
☐	Nicht kompensierte Inkontinenz	Unwillkürlicher Harnverlust, personelle Unterstützung und therapeutische bzw. Versorgungsmaßnahmen werden nicht in Anspruch genommen

6 **In ihrem Referat beschreibt Annika ihren Mitschülerinnen verschiedene Hilfsmittel, die bei der Versorgung inkontinenter Patienten angewendet werden. Sie hat dazu drei verschiedene Arten von Hilfsmitteln mitgebracht. Benennen Sie diese und beschreiben Sie ihre Eigenschaften und Einsatzbereiche.**

Inkontinenz-Hilfsmittel	Eigenschaften und Einsatzbereiche
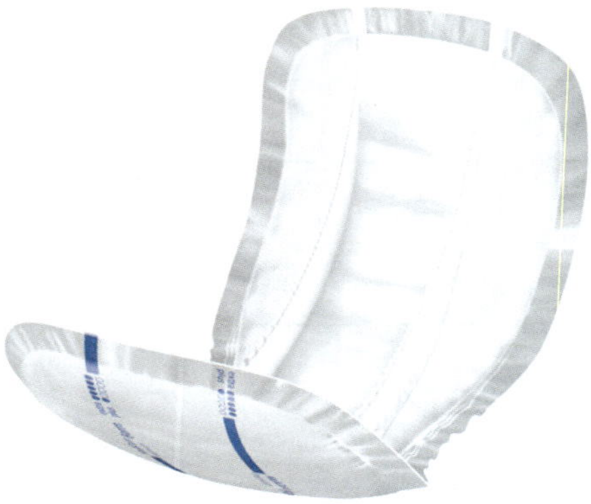	
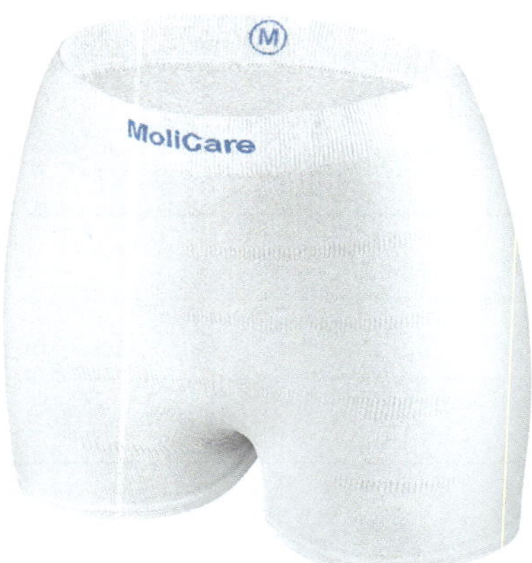	
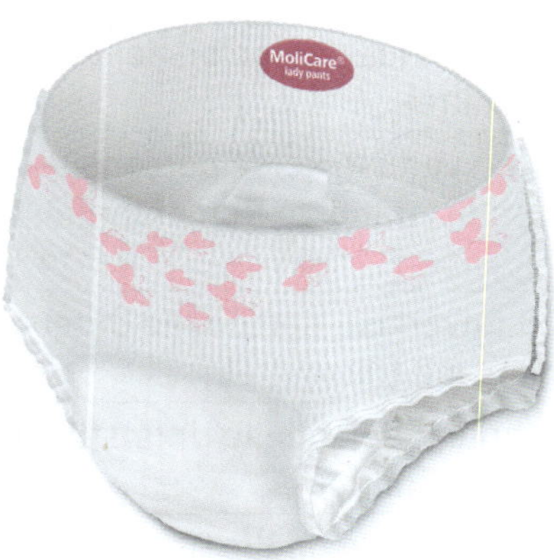	

7 **Nach Annikas Erklärungen zu den Inkontinenz-Hilfsmitteln meldet sich eine ihrer Mitschülerinnen zu Wort: „Also ich finde das Thema Inkompetenz …“ „Inkontinenz!“, unterbricht sie Annika. „Also gut, Inkontinenz, ich finde, das macht keine Lust auf's alt werden. Kann man denn vorher nichts dagegen tun? So, dass es gar nicht erst so weit kommt?“ „Doch, kann man“, antwortet Annika. „Indem man die Risikofaktoren reduziert. Teilweise sind diese abhängig vom Geschlecht und von den Umgebungsbedingungen.“**
Ordnen Sie die folgenden Risikofaktoren den vier Kategorien zu. Nutzen Sie dazu die Tabelle.

Gehäufte Harnwegsinfekte (durch Veränderungen der Schleimhaut im Genitalbereich, bedingt durch veränderten Östrogenspiegel nach dem Klimakterium)

Medikamente (z. B. Diuretika, Opiate, Antidepressiva)

Schlecht erreichbare Toilette (Entfernung, Treppenstufen)

Erkrankungen, die sich auf die körperliche und/ oder geistige Leistungsfähigkeit auswirken (z. B. Morbus Parkinson, MS, Apoplexie, Demenz, Diabetes mellitus)

Überlastete Beckenbodenmuskulatur (v. a. durch Schwangerschaft und Geburt)

Schlecht nutzbare Toilette (fehlende Beleuchtung und Haltegriffe, unangepasste Sitzhöhe)

Eingeschränkte Mobilität (zum Entkleiden und rechtzeitigen Erreichen der Toilette)

Operationen oder Veränderungen an der Prostata

Hohes Alter

Risikofaktoren bei Frauen	Risikofaktoren bei Männern	geschlechtsunabhängige Risikofaktoren	Umgebungsbedingte Risikofaktoren

8 **Lösen Sie das Brückenrätsel. Ergänzen Sie dazu die passenden Begriffe. Erweitern Sie das linke und das rechte Wort einer Zeile um jeweils einen Begriff, sodass zwei neue Begriffe entstehen. Beispiel: Stressinkontinenz, Inkontinenzhilfsmittel.**

Die nummerierten Buchstaben ergeben das Lösungswort.

Stress	*I n k o n t i n e n z* (e = 6)	Hilfsmittel
Toiletten	☐ ☐ ☐ ☐[1] ☐[5]	Probe
Becken	☐ ☐ ☐ ☐[9] ☐	Gymnastik
Nieren	☐ ☐ ☐ ☐[7] ☐	Reich
Blasen	☐ ☐ ☐ ☐ ☐[3]	Marker
Inkontinenz	☐ ☐ ☐[10] ☐ ☐[2] ☐ ☐ ☐	Wechsel
Nieren	☐ ☐ ☐ ☐ ☐ ☐[4]	Boden
Harn	☐ ☐[8] ☐ ☐ ☐	Wechsel

Lösungswort:

1	2	3	4	5	6	7	8	9	10

9 **Drehen Sie die einzelnen Kreise so, dass sich waagerecht zwei Begriffe aus dem Themenfeld der Inkontinenz ergeben.**

Kreis 1	Kreis 2	Kreis 3	Kreis 4	Kreis 5	Kreis 6	Kreis 7
E B	S M	L A	P U	H T	E T	N R
I L	A N	N E	K A	K N	T I	O E

1 ______________________________

2 ______________________________

Datum: ____________ Name: ____________	**6.6** Patienten mit einem suprapubischen Dauerkatheter versorgen	Lernfeld: ____________ Fachbuchseite: ____________

Die Situation

Seit ich in der Pflege arbeite, wird mir immer wieder bewusst, wie gut es mir eigentlich geht. Manche Patienten sind jünger als ich und schon sehr auf Hilfe angewiesen. Zum Beispiel Frau Nohn, die mit 39 Jahren an Multipler Sklerose (MS) leidet. Kürzlich hatte sie wieder einen Schub, so stark wie lange nicht mehr. Jetzt ist auch ihre Blasenfunktion gestört. Seit einigen Tagen ist sie mit einem suprapubischen Dauerkatheter (SPDK) versorgt. Frau Nohn ist tapfer. Aber der Katheter macht ihr zu schaffen, da sie viel Wert auf ein gepflegtes Äußeres legt. „Wie oft muss der Verband an der Einstichstelle eigentlich gewechselt werden? Und kann ich mit dem Katheter überhaupt duschen oder baden?", möchte sie von mir wissen. Hinzu kommt die Bedienung des Systems: „Das ist alles so kompliziert und technisch", beklagt sie sich.
Ich habe versucht, ihr zu erklären, wie das Ganze funktioniert und dabei gedacht: „Schön, wie ich das alles erklären kann. Und gut, dass es solche Hilfen gibt. Aber noch besser, man braucht sie erst gar nicht." Mir geht es echt gut.

1 **Frau Nohn möchte wissen, wie die verschiedenen Teile ihres geschlossenen Urinableitungssystems heißen. Beschriften Sie die Abbildung.**

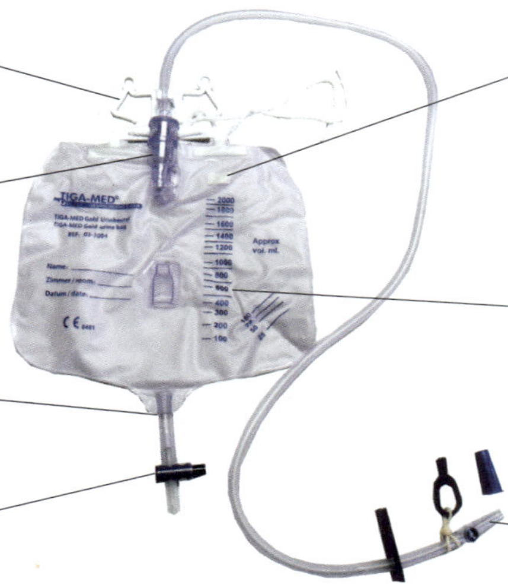

2 **Erklären Sie Frau Nohn die Bedeutung der folgenden Bestandteile eines Urinbeutels:**

Tropfkammer: ____________________

Skala: ____________________

Ablass-Schlauch: ____________________

Beutelentlüftung: ____________________

> **!** Im Jahr 2022 waren laut Statistischem Bundesamt (Destatis) in Deutschland 5 Mio. Menschen pflegebedürftig im Sinne des Pflegeversicherungsgesetzes (SGB XI). Pflegebedürftig sind Personen, die gesundheitlich bedingte Beeinträchtigungen der Selbständigkeit oder Fähigkeiten aufweisen und deshalb Hilfe benötigen. Folgende **sechs Kriterien** werden dazu geprüft: Mobilität, Kognition und Kommunikation, Verhaltensweisen und psychische Problemlagen, Selbstversorgung, Umgang mit krankheits- oder therapiebedingten Anforderungen und Belastungen, Alltagsleben und soziale Kontakte. Die Pflegebedürftigkeit muss für mindestens sechs Monate bestehen.

3 **Für den hygienischen und sicheren Umgang mit einem Harnableitungssystem müssen einige Regeln beachtet werden. Formulieren Sie sechs solcher Regeln. Sie sollen die jeweils vorgegebenen Wörter enthalten.**

Regel 1	Katheter, Ableitungsschlauch, knicken, Krankheitserreger	
Regel 2	Urinbeutel, unter Blasenniveau, frei hängen, Boden berühren	
Regel 3	über Blasenniveau, abklemmen	
Regel 4	Beutel, Schutzhandschuhe, leeren	
Regel 5	Ablassschlauch, Auffanggefäß, berühren	
Regel 6	Verbindungsstellen, versehentlich gelöst, desinfizieren	

4 **Beantworten Sie die Fragen von Frau Nohn zu den Themen Verbandwechsel und Duschen bzw. Baden.**

Verbandwechsel: ____________________

Duschen/Baden: ____________________

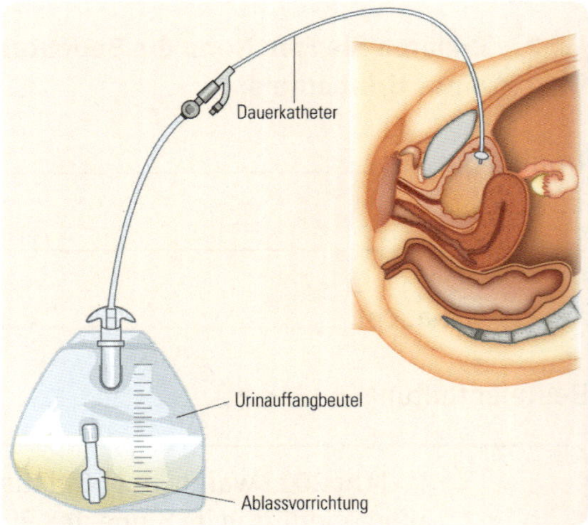

SPDK mit Ableitungssystem

Datum: ______________________

Name: ______________________

6.7 Windeln bei Kindern wechseln

Lernfeld: ______________

Fachbuchseite: ______________

Die Situation

So hatte ich mir das alles nicht vorgestellt. Zugegeben: Mein Freund Danny (18) und ich (Monja, 17) haben es darauf ankommen lassen. Wir dachten: Wäre doch auch für uns schön, so ein süßes kleines Baby, wie es Dannys ältere Schwester hat. Und jetzt: Jeden Tag das Gleiche mit dem kleinen Louis. So ein Kind macht manchmal echt Stress. Alles muss immer schon bereitliegen, wie zum Beispiel beim Windeln wechseln. Weil Louis auf dem Wickeltisch immer so herumzappelt, habe ich Windeln, Waschschüssel, Wundschutzcreme und was ich sonst noch brauche immer griffbereit. Ich darf ihn wirklich keinen Moment aus den Augen lassen. Außerdem muss ich gut aufpassen, dass ich beim Wickeln alle Handgriffe richtig mache, so wie ich sie im Vorbereitungskurs gelernt habe.

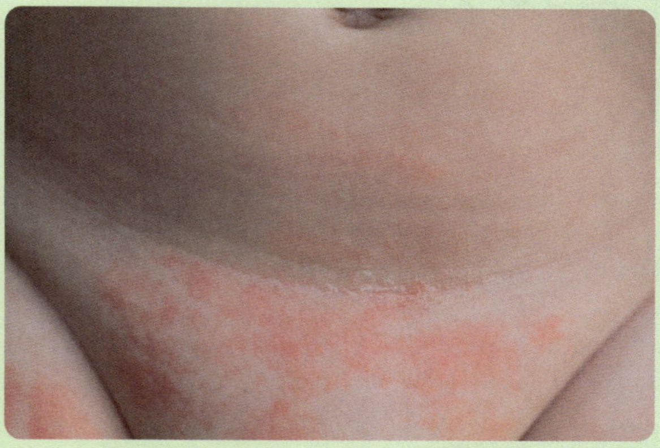

Gestern hat Louis dabei die ganze Zeit geschrien und seine Haut im Windelbereich war rot. Das sah ganz entzündet aus. Mal sehen, wie es heute ist. Vielleicht muss ich doch mal was unternehmen ...

1 **Worum handelt es sich bei der Rötung, die Monja beschreibt? Welche Ursachen können dafür verantwortlich sein? Welche Maßnahmen sollte Monja ergreifen?**

Es handelt sich um: ____

____

Mögliche Ursachen: ____

____

____

Maßnahmen: ____

____

____

____

____

____

2 **Monja zählt einige Dinge auf, die sie für das Wechseln der Windeln benötigt. Vervollständigen Sie die Liste.**

• *Windeln*	____________	____________
• *Waschschüssel*	____________	____________
____________	____________	____________
	____________	

3 **In einem Vorbereitungskurs hat Monja gelernt, wie man einen Windelwechsel bei Kindern richtig durchführt. Beschreiben Sie das Vorgehen Schritt für Schritt anhand der folgenden Bilder.**

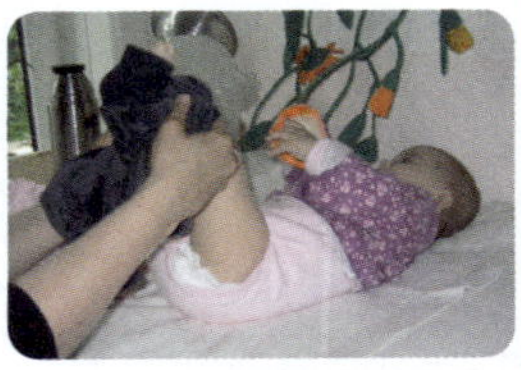

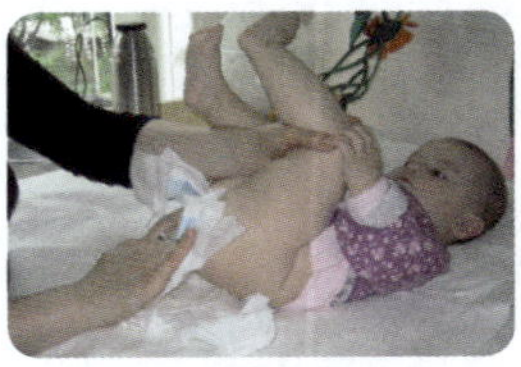

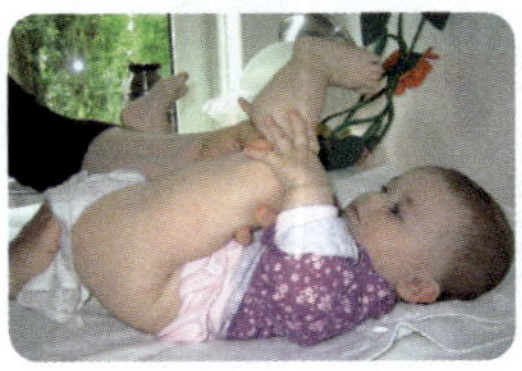

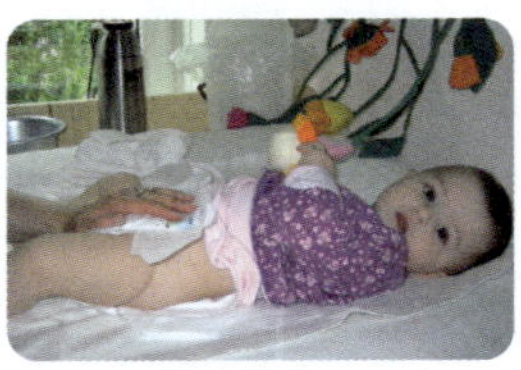

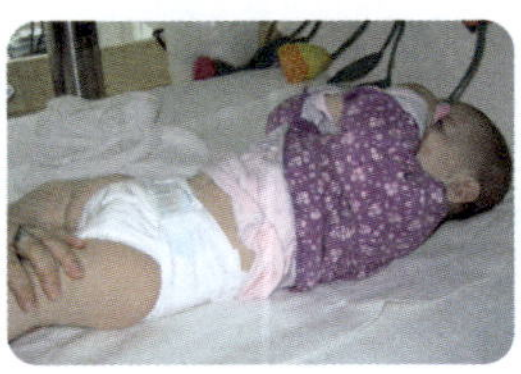

Zahl der Schwangerschaftsabbrüche in Deutschland

2022: 103.927 2017: 101.209 2012: 106.815

Anzahl der Schwangerschaftsabbrüche in Deutschland nach Alter (2022)

Unter 15	284
15–20	7.048
20–25	19.591
25–30	23.339

(Lese-Beispiel: Im Jahr 2022 brachen 7.048 Schwangere im Alter zwischen 15 und 20 Jahren ihre Schwangerschaft ab.)

Quelle: ©Statista 2023

4 **Studien belegen, dass minderjährige Mütter im Vergleich zu Frauen, die später gebären, ein stark erhöhtes Armutsrisiko haben (ca. 60% von ihnen leben unterhalb der Armutsgrenze). Wie erklären Sie sich das erhöhte Armutsrisiko von Müttern unter 18 Jahren? Diskutieren Sie das Thema in Ihrer Lerngruppe.**

5 **Sollten schwangere Teenager ermutigt werden, sich für ein Kind zu entscheiden oder ist es vernünftiger zu raten: Erst Ausbildung und Berufseinstieg, dann Familie? Wie ist Ihre Meinung? Diskutieren Sie das Thema in Ihrer Lerngruppe.**

7.1 Grundlagen der Arzneimittellehre kennenlernen

Die Situation

Sofia (22 J.) macht eine Ausbildung zur Pflegehelferin bei einem ambulanten Pflegedienst. Heute begleitet sie die erfahrene Kollegin Renate (52 J.) auf deren Tour. Ihre erste Patientin ist Frau Ricke (82 J.). Sie wird erst seit einigen Tagen vom Pflegedienst betreut. Die Unterstützung war nötig geworden, seit sie wegen osteoporotischer Beschwerden in ihrer Bewegungsfähigkeit stark eingeschränkt ist.

Frau Ricke: „Ach, Sofia, gib mir doch mal bitte eine von den Vitamintabletten da oben aus dem Küchenschrank." Als Sofia den Schrank öffnet, wundert sie sich. Er ist vollgestopft mit Medikamenten – ein riesiges Durcheinander. Geschätzte einhundert Medikamentenverpackungen aus ungefähr genauso vielen Jahren, vermutet Sofia, verteilt auf mehrere Etagen im Schrank. Sie ruft: „Renate, schau dir das mal an!"

Für ein Aufräumen des Schrankes ist heute leider keine Zeit vorgesehen. Außerdem müsste die Patientin natürlich erst zustimmen. Aber immerhin kann Renate Frau Ricke trotz einigen Widerstandes dazu überreden, ihren Arzneimittelvorrat demnächst zu überprüfen. Eventuell könne das eine oder andere Medikament „ausgetauscht" werden, formuliert Renate bewusst vorsichtig, um die Patientin nicht gleich zu verschrecken. Auf der Weiterfahrt zum nächsten Klienten spricht Sofia ihre Kollegin Renate auf den überfüllten Medikamentenschrank an: „So etwas habe ich noch nie gesehen. Sind wir eigentlich dafür zuständig oder ist das Frau Rickes Privatangelegenheit? Und wenn wir da etwas unternehmen, was genau müssten wir dann tun?"

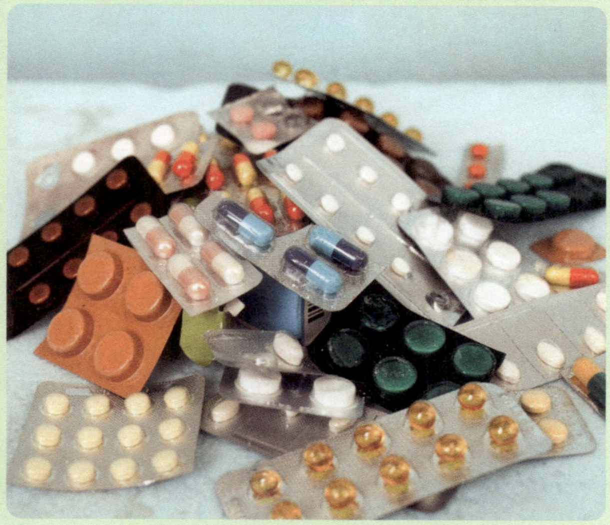

1 **Wie wird Renate auf Sofias Fragen reagieren? Formulieren Sie mögliche Antworten.**

2 **Beim nächsten Besuch versucht Sofia Frau Ricke davon zu überzeugen, die Arzneimittel nicht im Küchenschrank, sondern an einem anderen, geeigneteren Ort aufzubewahren.**
Beschreiben Sie die Voraussetzungen, die für die Lagerung von Arzneimitteln erfüllt sein müssen.

____

____

____

____

____

____

____

Tipps zur Aufbewahrung von Arzneimitteln:
- Füllen Sie Arzneimittel nie in andere Verpackungen oder Gefäße um.
- Ordnen Sie neue Medikamente hinter den älteren ein. So werden die älteren zuerst benutzt und verfallen nicht.
- Rollen Sie angebrochene Salbentuben nicht auf, da sich das Verfallsdatum oft auf dem Tubenfalz befindet.
- Bewahren Sie das Medikament immer zusammen mit der Gebrauchsinformation auf.

3 **Bei den nicht abgelaufenen Arzneimitteln von Frau Ricke überprüft Sofia, ob die Gebrauchsinformationen noch vorhanden sind. Dabei fallen ihr bei der Beschreibung von Nebenwirkungen bestimmte Formulierungen auf, die immer wieder vorkommen. Welche Bedeutung haben sie? Vervollständigen Sie die folgende Übersicht.**

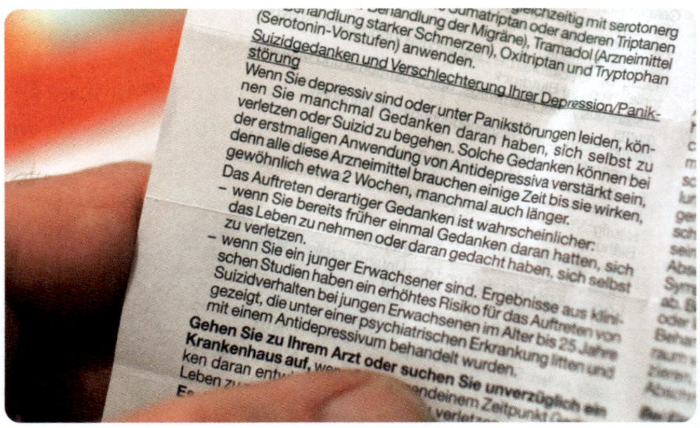

Angaben zu Nebenwirkungen in der Gebrauchsinformation	Betroffene Anwender
sehr häufig	
	1 – 10 %
gelegentlich	
selten	
	weniger als 0,01 %

4 **So ausführlich hat sich Sofia zuvor noch nie mit Medikamenten beschäftigt. Sie sieht sich viele Verpackungen genau an und ist erstaunt, was man dort alles erfährt. Notieren Sie alle Informationen, die Sie der Arzneimittelverpackung eines selbst gewählten Medikaments entnehmen können.**

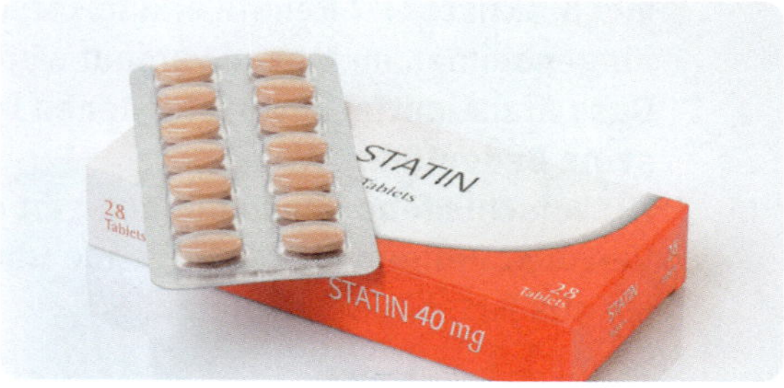

- *Name des Arzneimittels: z. B. Aspirin®*
- *Name und Anschrift des Herstellers:*

5 **Frau Ricke hat zugestimmt: Bei einem ihrer folgenden Besuche beginnen Sofia und Renate einige Arzneimittel auszusortieren. Sie stoßen u. a. auf ein Asthmaspray, Kopfschmerztabletten und Schlaftabletten. „Eigentlich eine tolle Sache, dass man mit Medikamenten so viele Krankheiten lindern kann", sagt Sofia nachdenklich. „Ja, schon", antwortet Renate, „aber Arzneimittel haben nicht nur die Aufgabe, Krankheiten zu lindern. Sie können Krankheiten auch heilen, verhüten oder erkennen." Welche der genannten Aufgaben haben die folgenden Arzneimittel?**

Verteilung einer Tinktur im Zehenzwischenraum gegen Fußpilz: *heilen*

Injektion eines Röntgenkontrastmittels zur besseren Darstellung der Blutgefäße bei einer Röntgenuntersuchung: ______

Durchführung einer Impfung gegen HP-Viren: ______

Anwendung eines Testserums auf der Haut im Rahmen eines Allergietests: ______

Oraler Glucosetoleranztest (oGTT) zur Diagnostik des Diabetes mellitus: ______

Verstreichen einer Salbe zur Bekämpfung von Gelenkschmerzen: ______

Einnahme eines Antibiotikums nach einer Infektion mit Bakterien auf Anordnung des Arztes: ______

6 Im Küchenschrank von Frau Ricke findet Sofia beim Aufräumen sogar Ampullen mit Insulin ihres verstorbenen Ehemannes. Das bringt sie auf eine Idee: „Renate, warum injiziert man Insulin eigentlich in flüssiger Form? Es gibt doch auch andere Formen, die viel angenehmer anzuwenden sind, wie z. B. Tabletten. Insulin als Tablette. Das wäre doch viel praktischer!“ Renate erklärt ihr, dass Insulin ein Eiweiß ist, das als Tablette eingenommen im Magen verdaut würde und seine Wirkung somit nicht entfalten könnte. Dass Arzneimittel in verschiedenen Formen angeboten werden, habe also schon seine Bedeutung.
Für verschiedene Anwendungen gibt es feste, halbfeste, flüssige und gasförmige Arzneimittel. Vervollständigen Sie die folgende Übersicht zu den vier Arzneimittelformen und ergänzen Sie jeweils passende Beispiele.

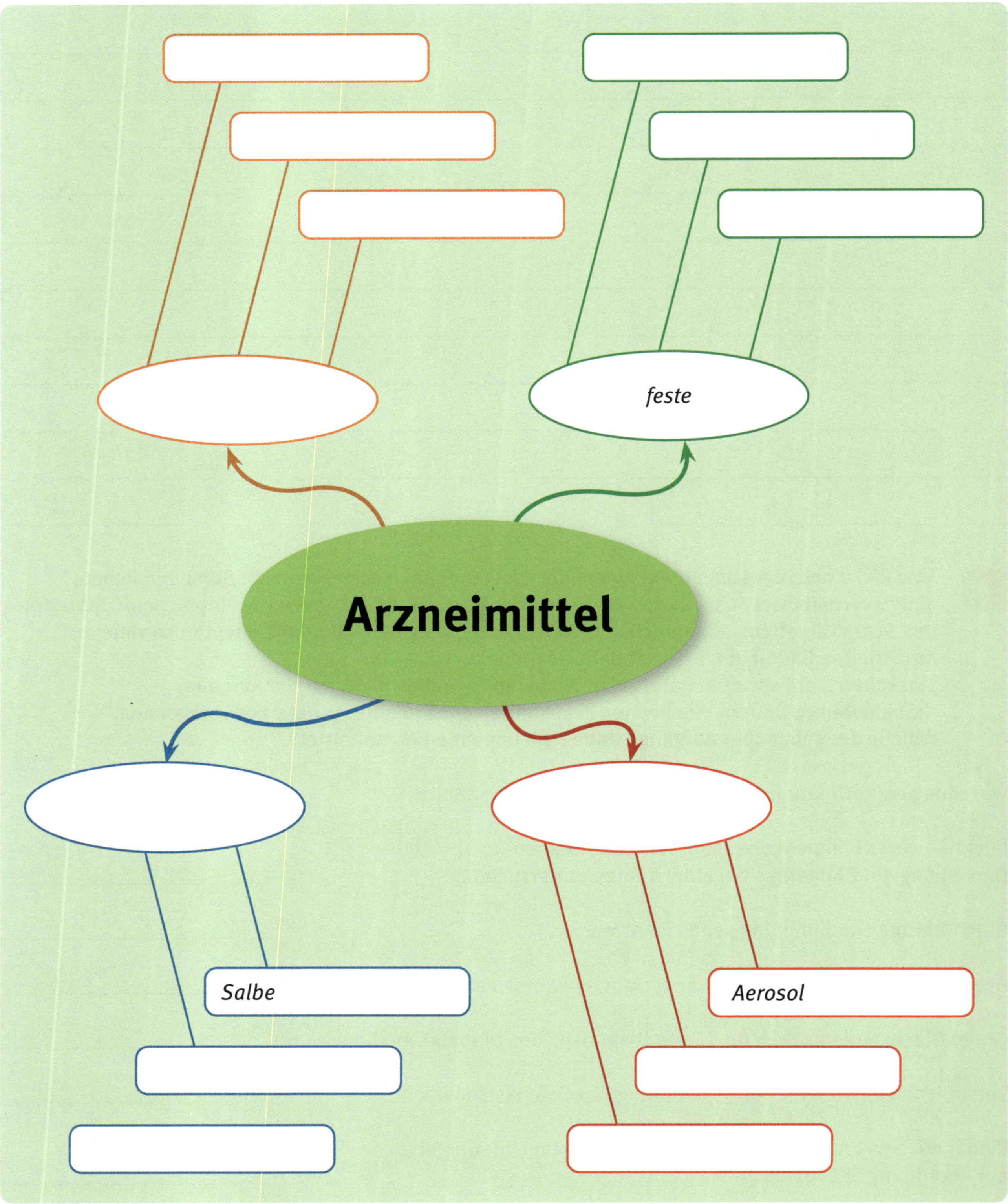

Datum: ____________	**7.2 Arzneimittel anwenden**	Lernfeld: ____________
Name: ____________		Fachbuchseite: ____________

Die Situation

Heute ist Sofia dabei, als Frau Ricke (siehe Situation S. 131) sich nach der Körperpflege ein neues Östrogenpflaster zur Prävention osteoporotischer Beschwerden aufklebt. Ihr Hausarzt hat ihr das Präparat verschrieben. Renate fragt zur Sicherheit nach, wann Frau Ricke das letzte Pflaster geklebt habe, und prüft ihre Pflegedokumentation. Sofia hat solche Pflaster noch nie gesehen und liest in der Gebrauchsinformation.
„Das sind transdermale Pflaster", informiert sie Renate. „Trans-was?", erkundigt sich Sofia.
„Transdermal bedeutet, dass der Wirkstoff durch die Haut in den Körper gelangt", erklärt ihr daraufhin die erfahrene Kollegin.

1 **Zurück in der Dienststelle, informiert sich Sofia über die weiteren Verabreichungsarten von Arzneimitteln. Renate nennt ihr dazu einige Beispiele. Helfen Sie Sofia, indem Sie den folgenden Medikamenten die jeweils übliche Verabreichungsart zuordnen.**

Medikament	Verabreichungsart
Tablette	*oral (durch den Mund)*
Nasentropfen	
Infusionslösung	
Zäpfchen	
Nikotinpflaster	
Impfung gegen Wundstarrkrampf (Tetanus)	
Hustensaft	
Insulininjektion	
Augentropfen	
Kapsel	
Tinktur	

2 **Renate weist Sofia darauf hin, dass man stets einige Regeln beachten muss, bevor man anderen Personen ein Medikament verabreicht. Deshalb habe sie Frau Ricke auch gefragt, wann sie das letzte Pflaster geklebt habe, und in der Dokumentation nachgesehen. Notieren Sie die „6 R-Regeln" zum Richten und Verabreichen von Arzneimitteln.**

Die 6 R-Regeln

- *Richtiges* ____________
- *R* ____________
- *R* ____________
- *R* ____________
- *R* ____________
- *R* ____________

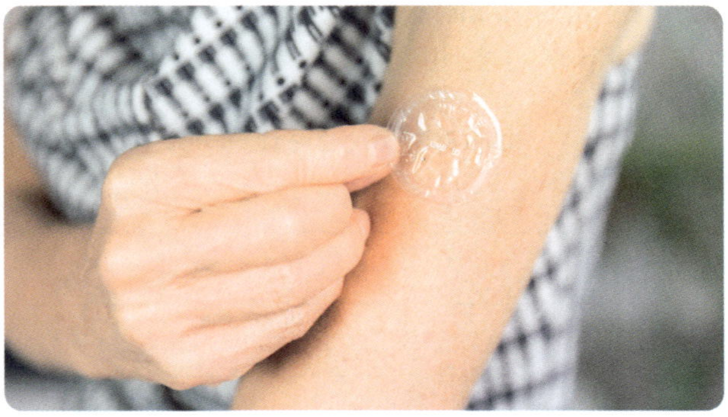

Wirkstoffpflaster

Medikamente einnehmen: Flüssige Arzneimittel können oft mithilfe beiliegender Messlöffel dosiert werden. Andernfalls sind folgende Richtgrößen hilfreich:
1 Teelöffel ≈ 5 ml; 1 Esslöffel ≈ 10 ml; 1 Glas ≈ 200 ml

3 **Informieren Sie sich in der Roten Liste über ein transdermales Pflaster (z. B. Estramon®). Notieren Sie stichwortartig seine Haupt-, Neben- und Wechselwirkungen.**

Arzneimittelwirkstoff	
Hauptwirkungen	
Nebenwirkungen	
Wechselwirkungen	

4 a) **Beurteilen Sie, ob die folgenden Aussagen zur Wirkung von Arzneimitteln richtig (R), falsch (F) oder sinnlos (S) sind. Tragen Sie die entsprechenden Buchstaben neben den Aussagen ein.**

- ☐ Seltene Nebenwirkungen treten nicht so oft auf wie gelegentliche Nebenwirkungen.
- ☐ Indikationen treten häufiger auf als Wechselwirkungen.
- ☐ Wenn ein fiebersenkendes Arzneimittel die Körpertemperatur von 39,8 °C auf 37,6 °C verändert, erfüllt es nicht seine Hauptwirkung.
- ☐ Wechselwirkungen können auftreten, wenn Frau Ricke z. B. mehrere Medikamente gleichzeitig einnimmt.
- ☐ Da Frau Ricke osteoporotische Beschwerden hat, war eine Schwangerschaft indiziert.
- ☐ Viele Medikamente sind während einer Schwangerschaft kontraindiziert.
- ☐ Ist ein Medikament bei Frau Ricke kontraindiziert, darf es von ihr nicht angewendet werden.
- ☐ Ob bei Frau Ricke Nebenwirkungen durch ein Medikament auftreten oder nicht, ist unabhängig davon, in welcher Dosierung sie es einnimmt.

b) **Formulieren Sie die falschen Aussagen so um, dass sie richtig werden.**

Datum: ______ Name: ______	**7.3** Infusionen vorbereiten	Lernfeld: ______ Fachbuchseite: ______

Die Situation

Gestern haben wir Frau Kuleta bei uns auf der inneren Station aufgenommen. Sie kam aus der Notaufnahme zu uns wegen ausgeprägter Übelkeit mit wiederholtem Erbrechen. Eine Flasche mit 250 ml Elektrolytlösung mit einem Antiemetikum waren bereits durchgelaufen. Der Stationsarzt sagte zu mir im Vorbeigehen: „Saranda, häng' bitte bei Frau Kuleta nochmal 250 ml NaCl dran. Bin gleich wieder da." Und schon war er verschwunden. Wir waren auf Station knapp besetzt, wie immer eigentlich. Als neue Auszubildende hatte ich bislang noch keine Infusionslösung selbstständig ausgetauscht, aber meine Praxisanleiterin hatte es mir gestern genau gezeigt. Deshalb war ich mir ziemlich sicher, dass ich das hinkriege. Als ich mit der neuen Infusionsflasche zu Frau Kuleta zurückkehrte, hatte ich kurz Zeit, mich um sie persönlich zu kümmern. „Muss ich schon wieder gestochen werden?", fragte sie mich besorgt. Ich konnte sie beruhigen.

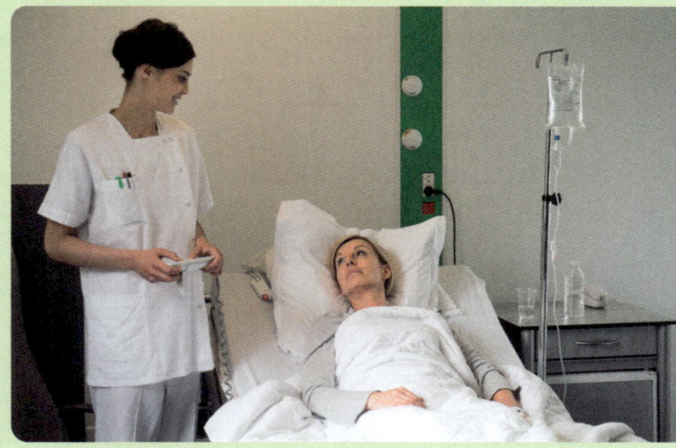

1 **Im Zusammenhang mit der Vorbereitung und Verabreichung von Infusionen sind verschiedene Fachbegriffe und Abkürzungen gebräuchlich. Erklären Sie deren Bedeutung.**

Fachbegriffe und Abkürzungen	Bedeutung
PVK	______
ZVK	______
i.v.	______
s.c.	______
konnektieren, diskonnektieren	______ ______
Infusomat®	______
Paravasat	______ ______

> **!** **Subkutane Infusionen** eignen sich nicht, um einen akuten Flüssigkeitsmangel auszugleichen. Das Unterhautfettgewebe benötigt lange, um die Flüssigkeit zu resorbieren. Subkutane Infusionen finden deshalb häufiger im Rahmen der unterstützenden Flüssigkeitsversorgung in der Altenpflege als in der Akutversorgung Anwendung.

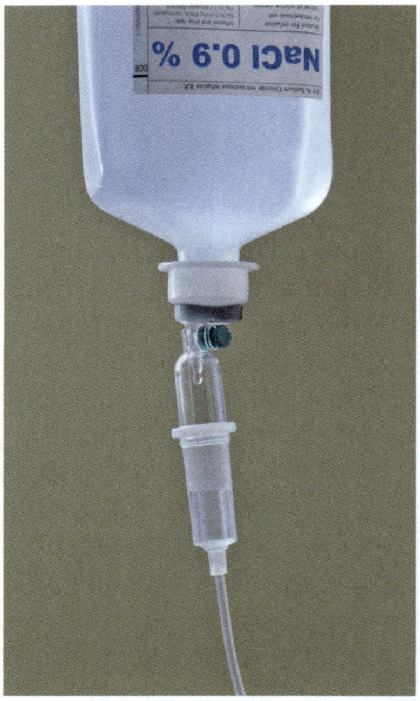

2 **Frau Kuleta fragt die Auszubildende Saranda, ob sie erneut „gestochen“ werden müsse. Formulieren Sie eine geeignete Antwort auf die Frage der Patientin.**

3 **Saranda tauscht die Infusionslösung bei Frau Kuleta aus. Beschreiben Sie Schritt für Schritt das korrekte Vorgehen.**

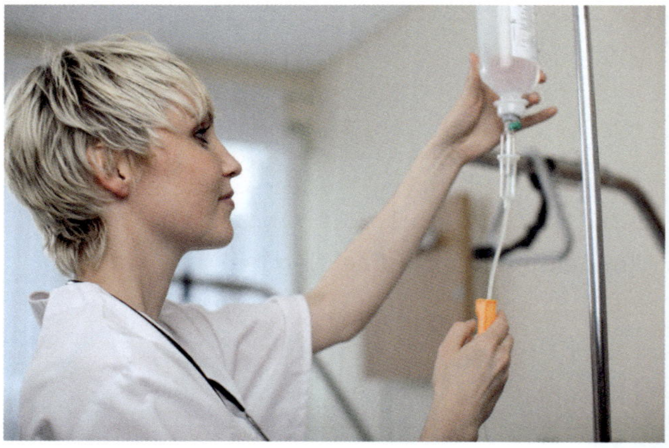

! Den **Wechsel einer Infusion** möglichst rechtzeitig durchführen, so dass keine Luft in das Infusionsgerät gelangt. Während des Infusionswechsels steril arbeiten. Infusionswechsel dokumentieren.

4 **Saranda hat die neue Infusionslösung kontrolliert, bevor sie diese bei Frau Kuleta angehängt hat. Worauf muss sie bei der Kontrolle achten? Entsprechende Hinweise finden Sie im folgenden Wortgitter (waagerecht, senkrecht, diagonal). Notieren Sie die Begriffe anschließend.**

L	Y	D	D	W	Q	R	Z	D	S	S	S	X	U	P	F	C	Y	O	E
X	A	K	J	Q	K	J	F	X	Z	I	B	E	T	M	A	N	Z	V	Q
L	S	G	J	D	P	I	P	Q	Q	I	A	H	G	M	T	I	K	D	S
S	U	B	E	S	C	H	A	E	D	I	G	U	N	G	E	N	S	B	S
T	U	P	N	R	Z	U	V	M	J	H	S	P	G	Y	O	O	Q	A	A
U	L	U	Z	E	U	A	N	M	V	H	H	D	B	U	C	I	M	H	A
T	R	U	E	B	U	N	G	E	N	Y	C	R	B	L	X	T	L	K	M
J	V	B	I	S	T	W	G	Q	W	V	S	C	V	M	R	A	E	T	Q
F	D	O	T	I	M	E	C	S	X	U	G	J	G	V	T	R	T	M	C
N	V	O	P	P	I	G	M	H	B	W	J	T	D	C	J	T	A	P	E
G	H	P	U	Y	L	N	N	A	D	E	T	Q	W	A	I	N	I	G	I
P	I	U	N	W	Q	R	A	L	B	B	D	K	M	U	H	E	K	S	B
Q	W	F	K	N	I	Q	X	T	P	N	Y	I	C	D	R	Z	R	T	A
F	W	K	T	G	V	Q	S	B	R	L	Q	Q	N	U	A	N	O	A	E
R	L	I	O	W	B	A	R	A	B	K	L	R	K	G	O	O	Y	R	I
L	T	K	Y	J	H	H	O	R	Q	Q	D	Z	B	Y	U	K	F	I	J
F	U	A	N	C	P	X	I	K	D	O	S	I	E	R	U	N	G	N	Y
M	X	B	E	C	J	Z	R	E	P	O	H	Z	C	L	D	F	G	S	I
M	B	B	E	S	C	H	R	I	F	T	U	N	G	R	D	E	G	E	T
V	W	E	F	F	D	D	R	T	B	H	H	S	Z	O	S	M	C	I	N

Kontrolle von Infusionslösungen:

1.

2.

3.

4.

5.

6.

7.

8.

5 **Saranda ist klar, warum Frau Kuleta Infusionen erhält: Durch das Erbrechen hat ihr Körper Elektrolyte verloren, die nun ersetzt werden müssen. Und sie weiß, dass es neben der Zufuhr von Elektrolyten noch andere Gründe für die Verabreichung von Infusionen gibt. Markieren Sie zutreffende Indikationen in der Wortschlange. Notieren Sie die Begriffe anschließend auf der nächsten Seite.**

portelektrolytzufuhrrecappingverbandwechselmedikamentengabehungertherapiehausarztanamnese
volumenersatzbehandlungserfolgberatungkohärenzgefühlhautpflegelokalanästhesietextilpflegenähr-
stoffzufuhrrisikofaktorenhygienerisikominimierungkommunikationinfusionsgeschwindigkeitglasampulle

→

Gründe für die Verabreichung von Infusionen:

1 ____________________

2 ____________________

3 ____________________

4 ____________________

6 **Bei der Anleitung zum Wechsel einer Infusion hat die Praxisanleiterin der Auszubildenden Saranda erklärt, dass es neben dem peripheren Zugang auch die Möglichkeit eines unter die Haut implantierten intravenösen Kathetersystems (sog. Port) gibt. Ordnen Sie die folgenden Informationen den beiden Zugangsarten zu.**

Ambulante Implantation unter örtlicher Betäubung – Wenn die orale Medikamentengabe vorübergehend nicht möglich ist – Punktion der Vena jugularis oder Vena subclavia – Punktion an Unterarm oder Ellenbeuge, bei Kindern an Kopf oder Fußrücken – Zur Gabe besonders venenreizender Medikamente (z. B. Chemotherapeutika) – Als prophylaktischer Zugang – Zur schnellen Flüssigkeits- oder Medikamentengabe – Zur parenteralen Ernährung oder zur Blutentnahme bei Patienten mit schlecht zugänglichen Venen

Venenverweil-Kanüle	Port
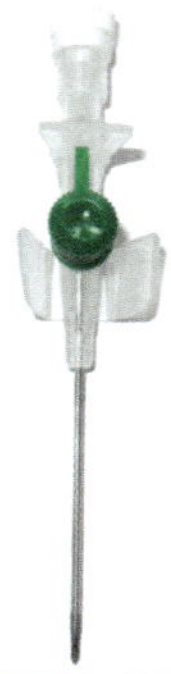	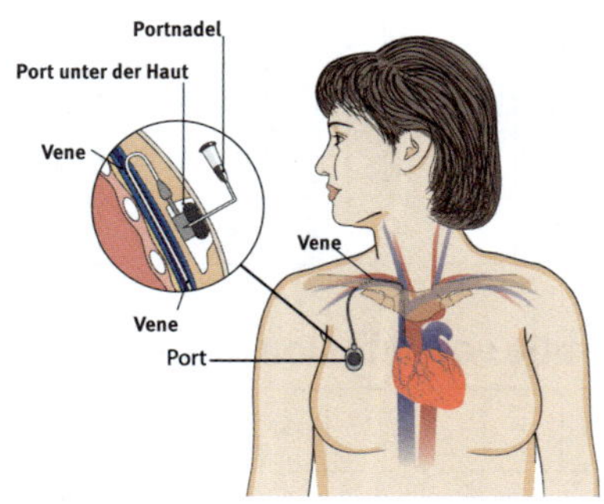

Datum: ______ Name: ______	**8.1** Bei Kindernotfällen helfen	Lernfeld: ______ Fachbuchseite: ______

Die Situation

Dienstbeginn. Durch den Türspalt werfe ich einen Blick in den Wartebereich der Notaufnahme. Ich sehe Mütter die beieinander sitzen und über die Wartezeit klagen. Und ich sehe ihre Kinder. Die meisten von ihnen spielen oder trinken Limonade. Ein Mädchen ist sehr blass und beugt sich nach vorn. Ich halte ihr gerade noch rechtzeitig den Mülleimer hin, in den sie sich übergibt. „Wie lange dauert das hier noch?", fragt mich eine Mutter. „Wir sind eine Notaufnahme, das kann ich Ihnen nicht genau sagen" antworte ich in einem hoffentlich nicht allzu gereizten Ton. Ich bin allein mit den vielen Wartenden. Alle anderen Kolleginnen und Kollegen sind im Schockraum nebenan. Dort wird gerade ein Kind reanimiert, das mit dem RTW eingeliefert wurde. Als Nächste kommt eine Mutter mit ihrem Sohn. Er habe seit gestern Abend 38 °C Fieber. Schmerzen? Fehlanzeige. Ist das ein Notfall, frage ich mich? Wahrscheinlich werden Mutter und Sohn die Ambulanz in drei Stunden unzufrieden und ohne Diagnose, dafür mit einem Rezept für ein fiebersenkendes Arzneimittel verlassen. Die Reanimation verläuft erfolglos. Die Eltern des verstorbenen Kindes würden sicher alles für ein Rezept für ihr Kind geben. Ein weiteres Mal fragt mich die Mutter vorwurfsvoll nach ihrer Wartezeit. Am liebsten würde ich ein Plakat aufhängen auf dem steht: „Wenn Sie länger als eine halbe Stunde warten, haben Sie Glück. Ihr Kind ist kein Notfall!" Eltern dürfen jederzeit mit ihrem Kind in die Notaufnahme kommen. Und sie sollen wissen, dass ihr Kind nicht unbeobachtet ist. Denn Kindernotfälle haben die unterschiedlichsten Facetten. Wir sind ausgebildetes Pflegefachpersonal. Wir schätzen die Dringlichkeit ein und handeln entsprechend.

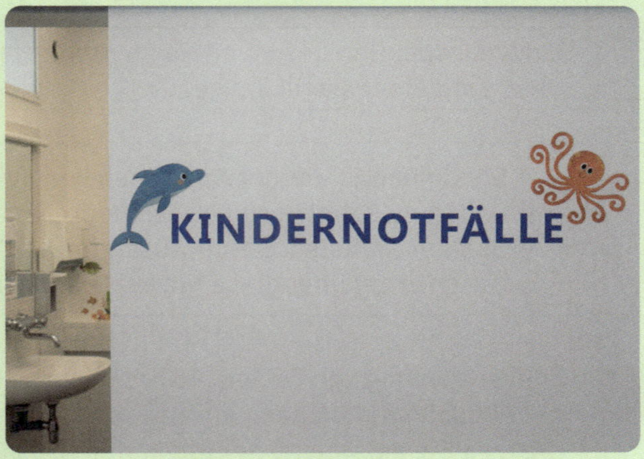

1 a) **Haben Sie in Ihrem Arbeitsalltag ähnliche Situationen erlebt? Berichten Sie anderen Lernenden darüber und beschreiben Sie Ihre Gefühle.**

b) **Diskutieren Sie gemeinsam geeignete Reaktionen bzw. kommunikative Strategien für die von Ihnen beschriebenen Situationen.**

---

2 **Bilden Sie korrekte Sätze zum Kindernotfall „Krupp-Syndrom" indem sie die falschen Satzergänzungen durchstreichen.**

- Die Schleimhaut schwillt an / *schwillt ab* / *degeneriert.*
- Der Vorgang spielt sich im Bereich des Kehlkopfes / *der Bronchiolen* / *der Zunge ab.*
- Ursache ist meist eine *bakterielle Infektion* / virale Infektion / *operative Komplikation.*
- Es kommt zu akuter Atemnot und anfallartigem Husten / *allergischen Reaktionen* / *chronischen Blutbildveränderungen.*
- Wichtig: Das Kind *intubieren* / beruhigen / *mit dem Oberkörper tief lagern.*

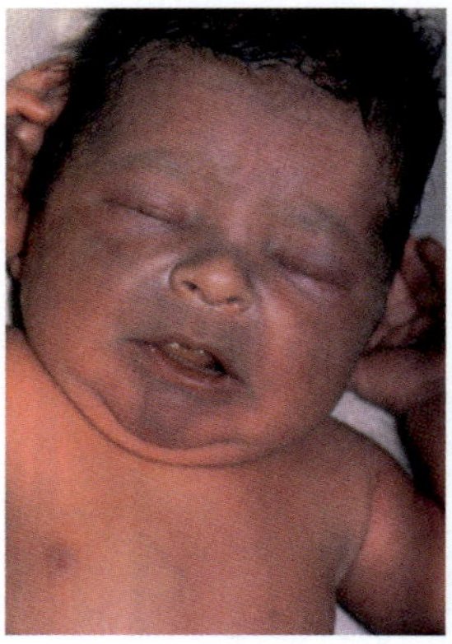

3 **Notfall! Ein Winzer bringt sein 10 Monate altes Kind in die Notaufnahme des Krankenhauses. Es habe eine Weintraube verschluckt und könne offenbar nicht mehr richtig atmen. Das Kind ist kaltschweißig, Hals- und Brustbereich sind verkrampft, das Gesicht des Kindes weist eine ausgeprägte Zyanose auf. Bringen Sie die folgenden Sofortmaßnahmen in eine sinnvolle Reihenfolge indem Sie sie von 1–6 nummerieren.**

- ☐ Bei ausbleibendem Erfolg: Das Kind in Rückenlage positionieren und 5 Mal mit den Fingern auf das Brustbein drücken.
- ☐ Bei ausbleibendem Erfolg: Das Kind mit dem Bauch auf den Unterarm des Helfers legen. Leichte Kopf-tief-Lage.
- ☐ Bei ausbleibendem Erfolg: Vorbereitung einer Bronchoskopie.
- ☐ 5 dosierte Schläge mit dem Handballen auf den Rücken des Kindes.
- ☐ Beide Aktionen wenn nötig im Wechsel wiederholen.
- ☐ Zügige Inspektion des Mund-Rachenraums, ggf. Entfernung der Weintraube mit einer Magill-Zange.

> **!** So können Eltern der **Aspiration von Lebensmitteln bei Kindern vorbeugen**: Kleinkinder nie unbeaufsichtigt essen lassen. Mahlzeiten nur im Sitzen zu sich nehmen. Keine Snacks beim Spielen anbieten. Keine Nüsse für Kinder unter 6 Jahren. Trauben immer vierteln. Größere Geschwister über diese Hinweise aufklären.

4 **Zur Vermeidung von Fehlern während der Behandlung von Notfallpatienten und zur Optimierung der Kommunikation kann im Krankenhaus das sog. „10-für-10-Prinzip" angewendet werden. Kreuzen Sie an, welche der folgenden Aussagen zu dieser Vorgehensweise zutreffend sind.**

- ☐ *Vermeidet zukünftigen Personalmangel in der Notaufnahme*
- ☐ *Schließt alle ein, die an der Behandlung eines Notfallpatienten beteiligt sind*
- ☐ *Bezieht sich auf die nächsten 10 Minuten*
- ☐ *10 Minuten lang werden Vorschläge von allen Teammitgliedern zur weiteren Vorgehensweise gesammelt*
- ☐ *Kann z. B. angewendet werden, wenn die Notfallbehandlung nicht zum gewünschten Erfolg führt*
- ☐ *Der Teamleiter entscheidet innerhalb von 10 Sekunden über das weitere Vorgehen*
- ☐ *Am Ende entscheidet der Teamleiter nicht allein, wer was tun soll*
- ☐ *Teammitglieder signalisieren Einverständnis oder Ablehnung zur weiteren Vorgehensweise mit Kopfnicken oder Kopfschütteln*
- ☐ *In einer Nachbesprechung werden Fragen, Unstimmigkeiten oder Emotionen angesprochen*

Datum: ______________ Name: ______________

8.2 Wunden versorgen

Lernfeld: ______________ Fachbuchseite: ______________

Die Situation

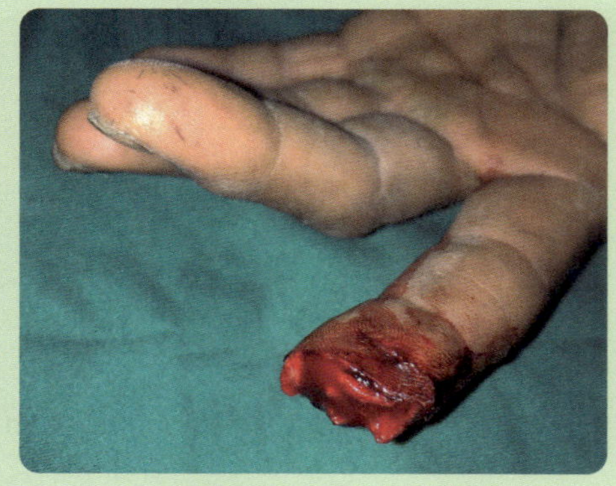

Ich hatte mich entschieden, mein freiwilliges soziales Jahr in einer Werkstatt für Menschen mit Behinderungen zu machen. „Richtige“ medizinische Einrichtungen wären nichts für mich gewesen. Ich kann nämlich kein Blut sehen – dachte ich zumindest. Aber dann war ich von mir selbst überrascht. Und das kam so: Ich sollte eigentlich nur ein paar Unterlagen in die Werkstatt bringen, also ging ich rein. Ich sah, wie Carsten gerade die neuen Kerzenständer aus Holz an der Bandsäge zuschnitt. Kaum war ich an ihm vorbeigegangen, hörte ich, wie er laut nach mir rief: „Elenaaaaa!“ Er artikuliert sich immer sehr undeutlich und ruft mich auch manchmal einfach so, ohne Grund. Eigentlich wollte ich weitergehen und nicht reagieren. Dann habe ich mich aber doch umgedreht und sah, wie er mir seine linke Hand entgegenhielt. Ein Teil des linken Zeigefingers fehlte. Carsten sah mich total verzweifelt an und schrie. Ich musste unbedingt etwas unternehmen!

Für meinen Führerschein hatte ich erst kürzlich einen Erste-Hilfe-Kurs besucht. Ich fand das lästig, eine Formsache. Aber nun kam mir zugute, dass ich doch ein bisschen was behalten hatte. Jetzt sah ich Blut und wusste, was zu tun war ...

1 Was musste Elena tun?
Notieren Sie der Reihe nach.

____

____

____

____

____

____

____

____

____

____

____

____

____

____

____

____

____

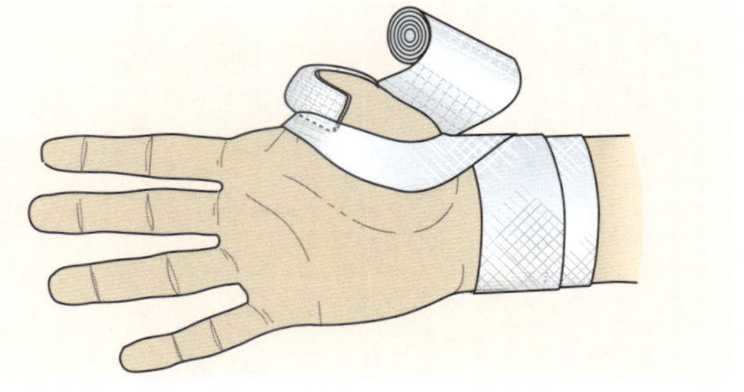

Verband einer Amputationswunde

Für die Erstversorgung von Wunden gilt:
- Schutzhandschuhe tragen
- Stark verschmutzte Wunden mit (lauwarmem) Wasser spülen
- Größere Fremdkörper (Steinchen, Glassplitter) nicht entfernen
- Wunde desinfizieren, keine Salben, Puder o.ä. verwenden
- Pflaster oder sterile Kompresse befestigen

2 **Elena kann sich erinnern, dass der Kursleiter im Erste-Hilfe-Kurs eine Folie gezeigt hatte, auf der der richtige Transport eines Amputats zu sehen war.**
Beschriften Sie die folgende Abbildung.

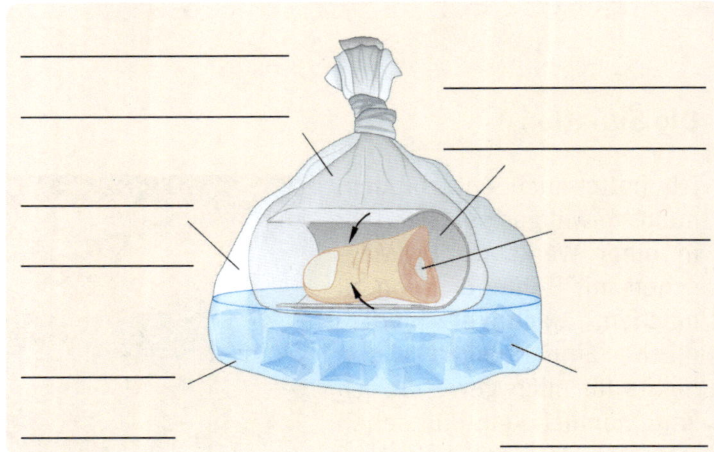

Transport eines amputierten Fingers

3 **Im Erste-Hilfe-Kurs hat Elena auch einiges über Verbände gelernt. Benennen Sie die folgenden Verbände und ordnen Sie den Aussagen die passenden Bilder a) bis d) zu.**

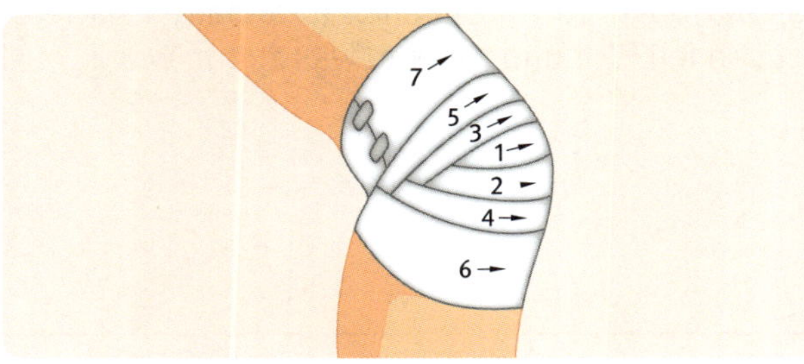

a) ______________________

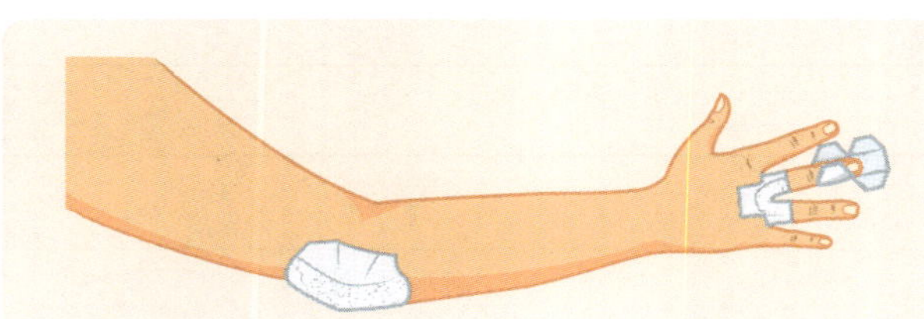

b) ______________________

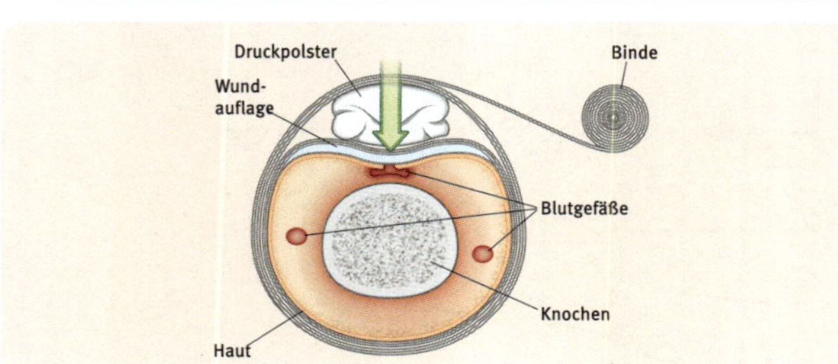

c) ______________________

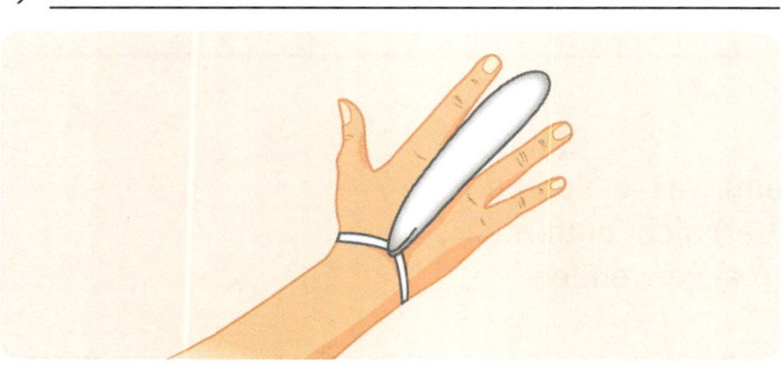

d) ______________________

☐ Er dient zur Befestigung von Wundauflagen, meistens an Fingern.

☐ Er ist sinnvoll bei starken Blutungen.

☐ Er kommt vor allem bei kleineren Verletzungen zum Einsatz.

☐ Mit ihm können besonders gut Gelenke verbunden werden.

☐ Das Verbandmaterial ist äußerst dehnbar.

☐ Er wird in Kreisgängen gewickelt.

☐ Beim Verbinden wird die Form einer 8 nachgeahmt.

☐ Wenn man das Verbandmaterial geschickt einschneidet, kann man es der jeweiligen Körperform anpassen.

Die Situation

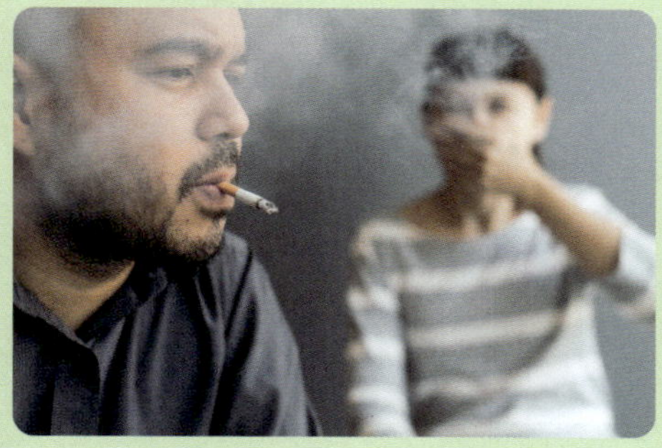

Die Luft ist verbraucht und die Wohnung riecht nach Qualm. Aus dem Fernseher krächzt eine Stimme, die Reinigungstücher verkaufen will. „Also alles wie immer“, denkt Frau Jahice. Sie hat die Wohnung ihrer Nachbarin und Freundin Sana Yildiz aufgeschlossen. Wenn möglich, sieht sie dort jeden Tag nach dem Rechten. Denn Frau Yildiz leidet unter starkem Asthma bronchiale und ist schon bei kleinsten Anstrengungen außer Atem.

Als Frau Jahice das Wohnzimmer betritt, steckt sich Herr Yildiz schnell noch eine Zigarette an, wirft seiner Frau im Vorbeigehen einen wütenden Blick zu, geht achtlos an seiner Nachbarin vorüber und knallt die Tür zu. Frau Yildiz sitzt tief im Sofa versunken und versucht erfolglos, sich aufzurichten. Ihr steht die Angst ins Gesicht geschrieben. So hat Frau Jahice ihre Freundin noch nie gesehen. Sie bemerkt sofort ihre angestrengte Atmung. Die Lippen sind bläulich verfärbt und beim Ausatmen entsteht ein pfeifendes Geräusch.

„Hallo Sana, was ist denn los? Komm, ich helfe dir. Keine Sorge, es wird alles wieder gut ...“ Frau Yildiz hebt beide Arme, als wolle sie sagen: „Komm, hilf mir aus dem Sofa!“ Frau Jahice fasst ihr unter die Arme und hilft ihr hoch. „Und was nun?“, denkt Frau Jahice. Das Pfeifen beim Ausatmen ihrer Freundin klingt nun ganz nah an ihrem Ohr. Und im Nebenzimmer hört sie Herrn Yildiz laut fluchen ...

1 **„Und was nun?“, denkt Frau Jahice. Machen Sie konkrete Vorschläge für das weitere Handeln in dieser Situation.**

2 **Begründen Sie, warum eine atemerleichternde Körperhaltung und die sog. „Lippenbremse" positive Auswirkungen auf die Atmung von Frau Yildiz haben können.**

Atemerleichternde Körperhaltung: ______

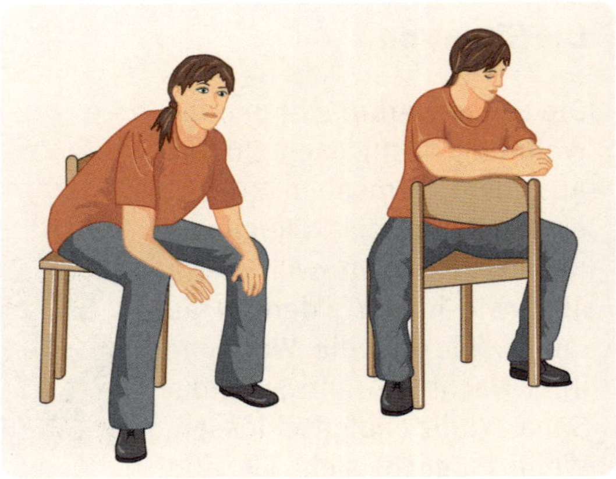

Atemerleichternde Körperhaltungen: Kutschersitz und Reitersitz

Lippenbremse: ______

3 **Was hat bei Frau Yildiz vermutlich die akute Atemnot ausgelöst? Welche Faktoren haben den Asthmaanfall möglicherweise begünstigt?**

Auslöser: ______

Begünstigende Faktoren: ______

4 **Eine Möglichkeit zur Behandlung von Atemwegserkrankungen ist die Inhalation. Dabei kann der Wirkstoff unterschiedlich tief in die Atemwege vordringen. Erklären Sie die folgenden Geräte bzw. Hilfsmittel zur Inhalation:**

Dosieraerosol mit Inhalierhilfe/Spacer: ______

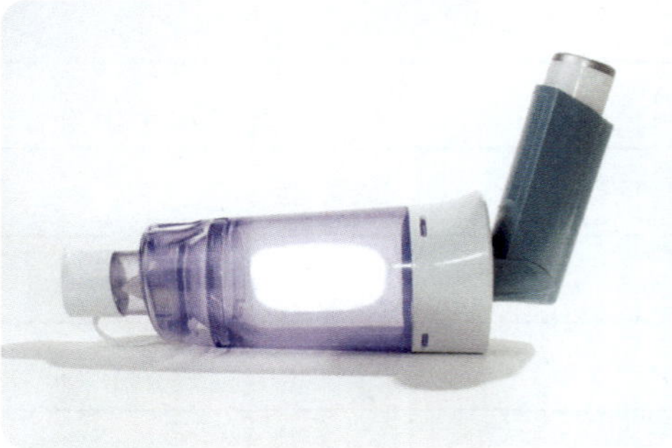

→

Ultraschallvernebler: ____

____

____

____

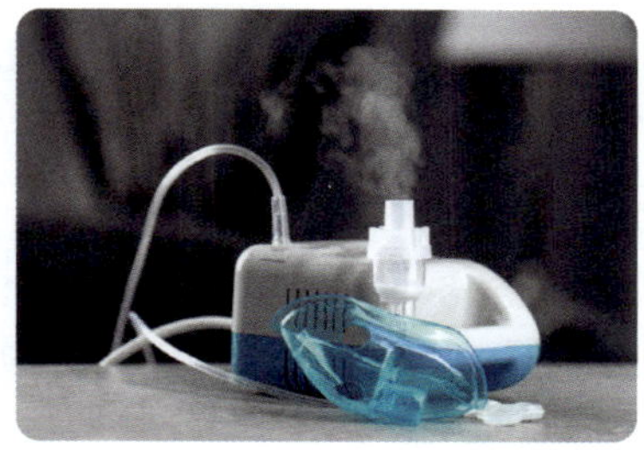

____

Düsenvernebler (Druckluftvernebler, Kompressorvernebler): ____________

____

____

____

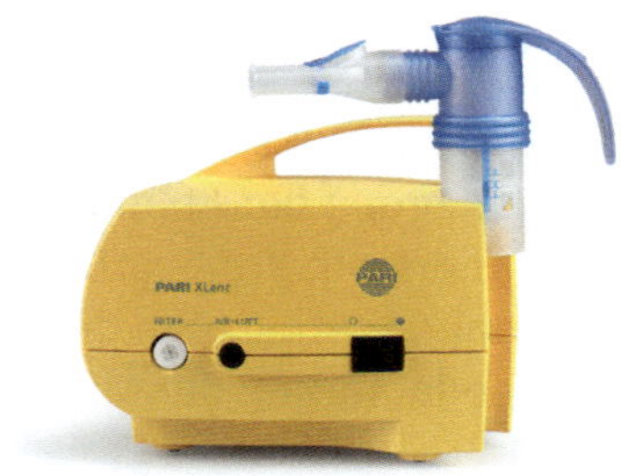

____

Sinkt die Luftfeuchte im Raum unter 40 %, kann das für Asthmatiker gefährlich werden. Die geschädigten Atemwege reagieren dann noch empfindlicher auf Staub und Schadstoffe in der Luft. Zimmerpflanzen können das Raumklima verbessern: Zum Beispiel können Zyperngras oder Zimmerlinde die Luftfeuchte um 10 – 15 % erhöhen.

5 **Auf welche Kriterien müssen Sie achten, wenn Sie die Qualität der Atmung beurteilen wollen?**

____________________ ____________________

____________________ ____________________

____________________ ____________________

6 **Kreuzen Sie diejenigen Ursachen und Erkrankungen an, die zu einer akuten Atemnot führen können.**

- akute Bronchitis ☐
- Suizid ☐
- Asthma bronchiale ☐
- Wadenwickel ☐
- Magengeschwür ☐
- Angina-Pectoris-Anfall ☐
- Bettlägerigkeit ☐
- Herzinfarkt ☐
- Fremdkörper in den Atemwegen ☐

7 **Tragen Sie die gesuchten Begriffe in das Kreuzworträtsel ein (Schreibweise: ä = AE, ö = OE, ü = UE).**

Waagerecht:

1 Beträgt ca. 500 ml
2 Atemhilfsmuskulatur bei der Ausatmung
3 Ausatmung
4 Gerät zur Bestimmung der Luftfeuchte
5 Sie verengen sich bei einem Asthmaanfall
6 Einatmung

Senkrecht

7 Störung der äußeren Atmung
8 Verlegung der Atemwege durch feste oder flüssige Stoffe
9 Sauerstoff, Kohlendioxid und Stickstoff sind
10 Zahl der Atemzüge pro Zeiteinheit
11 Verkleinerung der Mundöffnung durch Spitzen der Lippen bei der Ausatmung

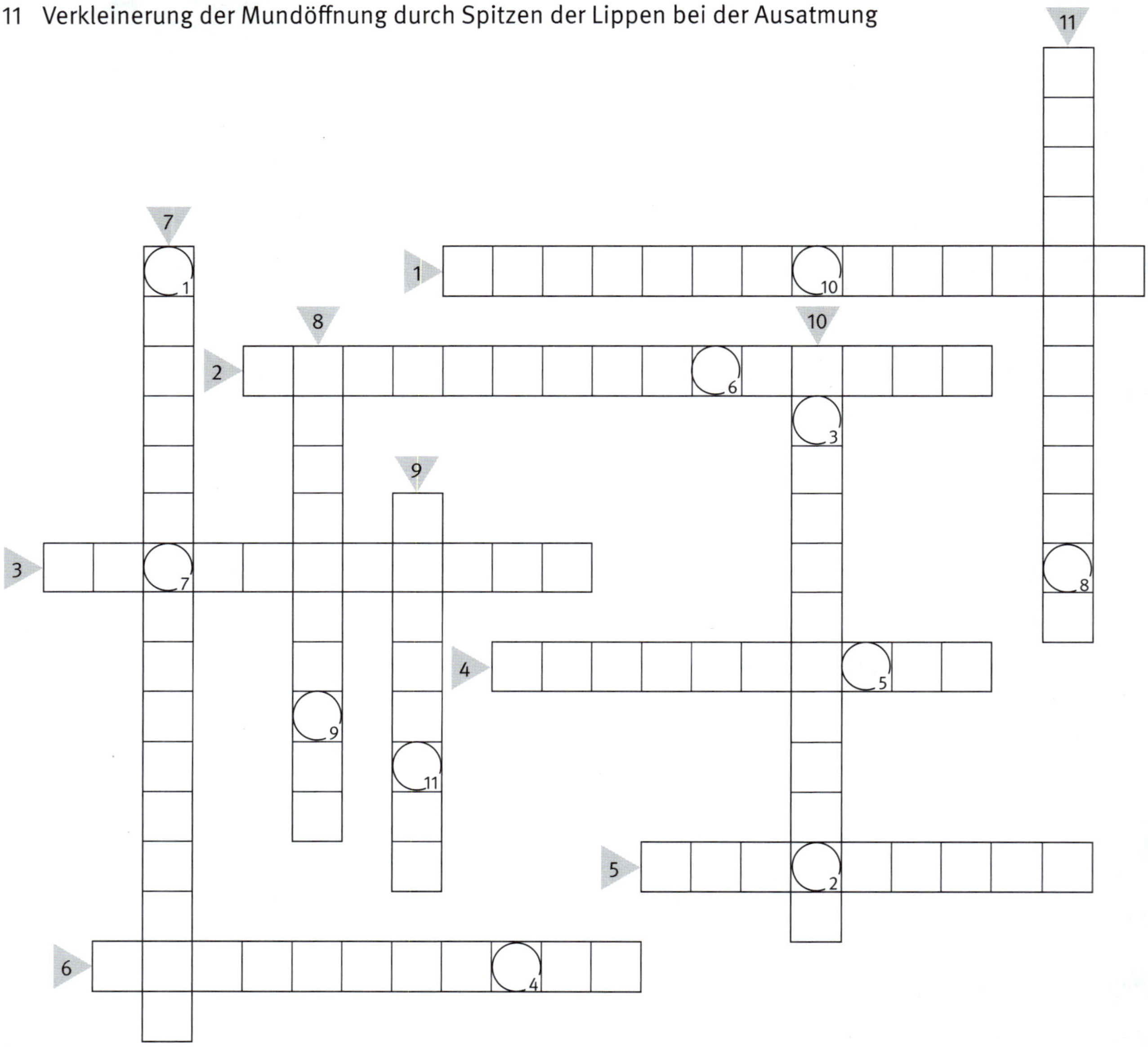

Lösungswort:

1	2	3	4	5	6	7	8	9	10	11

Datum: ______	# 8.4 Bei einem Schlaganfall helfen	Lernfeld: ______
Name: ______		Fachbuchseite: ______

Die Situation

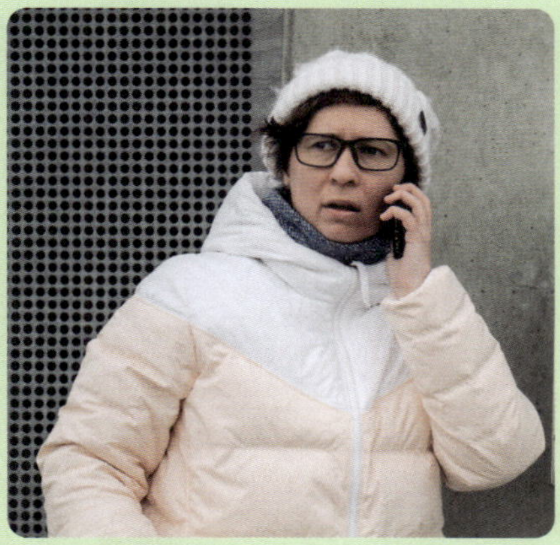

Mein Handy klingelt. „Papa“ steht auf dem Display. „Hallo Papa, was gibt's?“ sage ich und tippe mit nur einer Hand weiter auf der Tastatur. „Haaa... Ahh... Schschaaa...“ „Papa, was ist los? Was ist passiert?“ rufe ich laut. Ich merke wie ich zu zittern beginne. Er stöhnt auf. „Warte Papa, ich komme. Ich fahre sofort los. Ich bin unterwegs...“ Nur zwei Kilometer bis zum Haus meines Vaters. Gedanken in meinem Kopf. Ein Sturz? Ein Herzinfarkt? Ein Überfall? Angekommen. Papa steht in der offenen Haustür. Zum Glück. Aber ganz schief steht er da und stützt sich mit Mühe im Türrahmen ab. Ich begleite ihn zurück ins Haus. Sein linkes Bein will nicht so wie er will. Er kann nicht auf meine Fragen antworten, sondern gibt nur undeutliche Laute von sich. Ich zittere schon wieder. Als ich neben ihm auf dem Sofa sitze, beginnt er hilflos zu weinen. Dabei muss er sich ein wenig übergeben. Ich sehe, dass auch sein Gesicht irgendwie schief aussieht. Plötzlich schießt mir durch den Kopf, was meine Freundin mir kürzlich von ihrer Mutter erzählte, die einen Schlaganfall hatte. Sie war eines Tages plötzlich verwirrt, sprach ziemlich verwaschen, konnte ihren Arm nicht heben und ihr Gesicht war gelähmt – also alles so ähnlich wie bei meinem Papa. Ein Schlaganfall, ich war mir fast sicher. Aber was tun? Papa schwört auf seinen Hausarzt. Ich rufe also in der Praxis an und schildere der Medizinischen Fachangestellten (MFA) die Situation...

1 a) **Wie wird eine kompetente MFA in dieser Situation reagieren?**

____
____
____
____
____
____
____

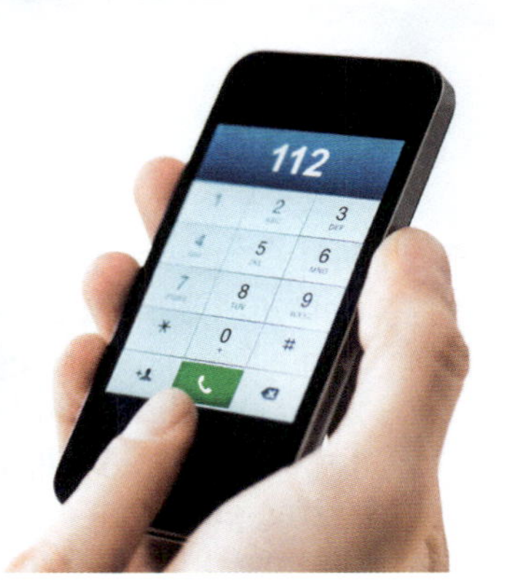

b) **Wie beurteilen Sie das Verhalten der Tochter in der beschriebenen Situation?**

____
____
____
____
____
____
____

2 **Welche Hilfsmaßnahmen sind in dieser Situation sinnvoll, bevor der Rettungsdienst eintrifft? Ergänzen Sie die passenden Verben.**

achten – vermeiden – unterstützen – durchführen – betreuen – lagern – entfernen

Den Vater lückenlos ____________________, z. B. Körperkontakt halten, beim Erbrechen ____________________, dazu evtl. lockere Zahnprothese ____________________, Umhergehen wegen Sturzgefahr ____________________, mit leicht erhöhtem Oberkörper ____________________, auf Veränderungen von Bewusstseinszustand und Atmung ____________________. Bei eintretender Bewusstlosigkeit: Stabile Seitenlage ____________________.

3 **a) In der beschriebenen Situation treten typische Symptome eines Schlaganfalls auf. Markieren Sie diese im Text auf S. 149.**

b) Darüber hinaus sind weitere Symptome möglich. Streichen Sie die Symptome durch, die bei einem Schlaganfall nicht typisch sind.

Kopfschmerzen, Krämpfe, undeutliche Sprache, Schwindel, Sehstörungen, brodelnde Atmung, Bewusstseinsstörungen, gerötete Augen, Schluckstörungen, Untergewicht, herabhängende Mundwinkel, Koordinationsstörungen, starker Durst, Hebeschwäche in Arm und/oder Bein, Halbseitenlähmung

Der FAST-Test

Ein Schlaganfall-Patient muss schnell in die Klinik gebracht werden. Die ersten Stunden entscheiden über das Ausmaß der Schäden an den Gehirnzellen.

Face (Gesicht)
Bitten Sie die betroffene Person zu lächeln. Hängt ein Mundwinkel herab?

Arme
Kann die Person die Arme nach vorne strecken und dabei die Handflächen nach oben drehen?

Sprache
Lassen Sie die Person einen einfachen Satz nachsprechen. Gelingt dies problemlos?

Time (Zeit)
Wählen Sie unverzüglich die 112 und schildern Sie die Symptome.

4 **Mein Papa ist derzeit noch im Krankenhaus und wird behandelt. Manche Symptome wie seine Sprachstörung haben sich schon weit zurückgebildet, andere weniger. Ich bin einen Tag nach dem Ereignis in die Praxis des Hausarztes gefahren und habe mich bei der MFA für ihre Unterstützung bedankt. Sie hat mir im Gespräch kurz und verständlich erklärt, wie es im Gehirn zu einem Schlaganfall kommt:**

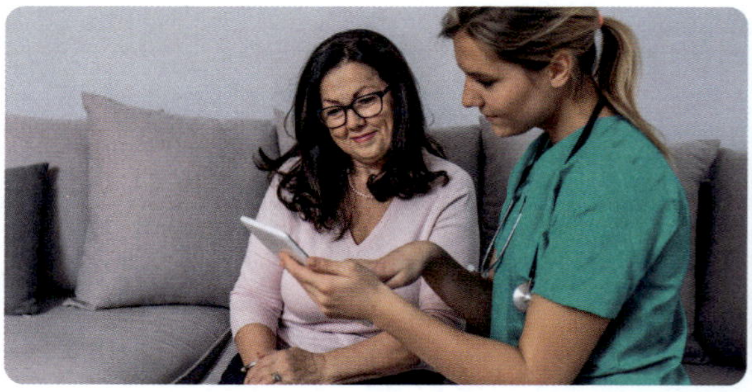

____

____

____

____

____

____

____

Datum: ______ Name: ______	**8.5** Bei einem Herzinfarkt/ Angina Pectoris helfen	Lernfeld: ______ Fachbuchseite: ______

Die Situation

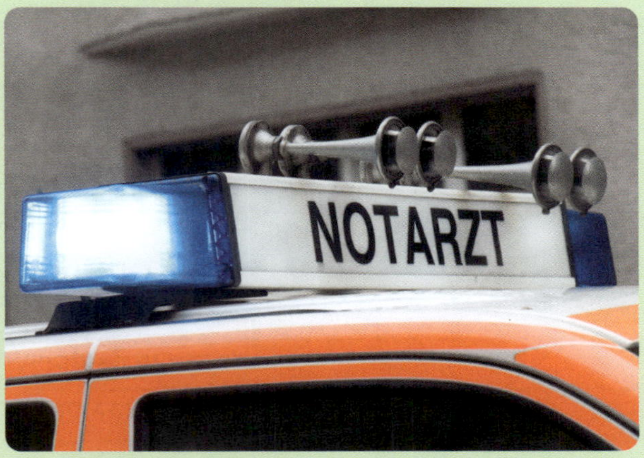

Ja, zum Thema Herzinfarkt kann ich eine Geschichte erzählen. Also, ich heiße Lukas, bin 15 Jahre alt und gehe auf die Lessing-Realschule. Die Sache geschah vor zwei Wochen. Die Stunde bei Frau Rabenstein war zu Ende. Wir packten unsere Sachen und gingen in die Pause. Ich war wie immer der Letzte. Ich sagte im Vorbeigehen „Tschüss, bis morgen" zu Frau Rabenstein, da bemerkte ich, dass sie ganz weiß im Gesicht war. Schweißperlen standen auf ihrer Stirn. „Alles o.k., Frau Rabenstein?" fragte ich unsicher? „Ja, Danke Lukas, es geht schon", antwortete sie. Dabei wirkte sie anders als sonst. Irgendwie ängstlich. Ich verließ den Klassenraum. Auf dem Flur sah ich Tabea. Wir sind beide Ersthelfer im Schulsanitätsdienst. „Tabea, ist dir vorhin auch was aufgefallen bei Frau Rabenstein?" „Ja, sie war so komisch und unruhig am Ende der Stunde. Warum fragst du?" „Komm mal mit", sagte ich, „ich glaube, mit ihr stimmt etwas nicht." Wir gingen zurück in den Klassenraum. Frau Rabenstein saß dort kreidebleich, die Hände breitarmig am Pult abgestützt. Sie atmete schwer und zitterte. „Sagt bitte mal einer Kollegin Bescheid, ich habe so starke Schmerzen in der linken Schulter. Und auch hier im Oberbauch!" Ich wurde nervös, weil ich wusste, dass das jetzt ein echter Notfall ist. Während ich noch überlegte, was als Erstes zu tun ist, sagte Tabea ohne Zögern und mit fester Stimme: „Frau Rabenstein, ich sorge für Hilfe und Lukas bleibt bei Ihnen." Tabeas Sicherheit gab auch mir das Gefühl, fit genug in Erster Hilfe zu sein. Und tatsächlich – wir haben die Sache dann gut hingekriegt.

1 a) **Notieren Sie alle Symptome von Frau Rabenstein, die auf einen Herzinfarkt hindeuten.**

______________________ ______________________

______________________ ______________________

______________________ ______________________

b) **Welche weiteren Symptome sind typisch für einen Herzinfarkt? Kreuzen Sie jeweils eines an.**

- Schmerzen im: Brustbereich ☐ Hüftbereich ☐ Oberschenkel ☐
- Schmerzausstrahlung in: Finger und/oder Zehen ☐ Hals und/oder Arm ☐ Auge und/oder Ohr ☐
- Übelkeit und Erbrechen ☐ Sehstörungen mit Gangunsicherheit ☐ Rötungen an Armen und Beinen ☐
- Hypertonie, evtl. mit Bradykardie ☐ BZ-Wert-Erhöhung ☐ Tachykardie, evtl. mit Hypotonie ☐

c) **Welche Gefahren drohen durch einen Herzinfarkt?**

____

____

____

2 **Ich wusste in den ersten Sekunden nicht, was ich denken oder tun sollte. Ich sagte nur: „Wir kümmern uns um alles, Frau Rabenstein. Keine Sorge. Tabea holt Hilfe und sagt auch den Lehrern Bescheid." Erst als ich hörte, dass Tabea beim Notruf-Gespräch das Wort „Herzinfarkt" erwähnte, erinnerte ich mich daran, was jetzt zu tun ist. Also, als erstes habe ich ...**

____

____

____

____

____

____

____

____

____

____

3 **Bald kamen zwei Kolleginnen von Frau Rabenstein hinzu. Ein paar Minuten später schon die Notfallsanitäter und der Notarzt. Tabea und ich waren erleichtert und zufrieden. Erleichtert, weil wir ab diesem Zeitpunkt nicht mehr verantwortlich waren. Zufrieden, weil wir meinten, vieles richtig gemacht zu haben. Während der nächsten Unterrichtsstunde kam der Schulleiter in unsere Klasse und hat Tabea und mich gelobt, als wären wir die größten Helden. Das war fast schon peinlich. Jeder der einen Erste-Hilfe-Kurs besucht, könnte so helfen wie wir. Später haben die Mitschüler gefragt: „Herzinfarkt? Was ist das eigentlich genau? Erklär mal, was ist da eigentlich los?" Ich habe es ihnen verraten und dabei auch gleich den Unterschied zwischen einem Herzinfarkt und dessen Vorstufe, Angina Pectoris, erklärt. Ergänzen Sie die fehlenden Begriffe im Text.**

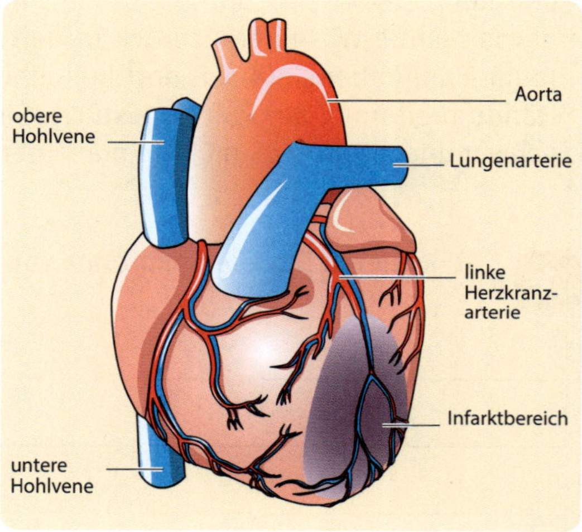

Durch Veränderungen an der ______________________ (z. B. durch Arteriosklerose) kommt es zu Verengungen der Koronararterien (= ______________________). Diese versorgen den Herzmuskel mit ______________________. So entsteht eine Sauerstoffunterversorgung des Herzmuskels. ______________________ sterben dadurch ab. Wenn die dabei entstehenden ______________________ weniger als ca. 15 Minuten lang andauern, handelt es sich wahrscheinlich um einen ______________________ (vorübergehende Brustenge). Dabei sterben in der Regel keine Herzmuskelzellen ab. Bessern sich die Symptome auch nach der Gabe eines Nitrat-Präparates nicht, liegt wahrscheinlich ein ______________________ vor. Die Hilfsmaßnahmen im Notfall sind in beiden Fällen die gleichen.

Datum: ______ Name: ______	**8.6** Eine Herz-Lungen-Wiederbelebung durchführen	Lernfeld: ______ Fachbuchseite: ______

Die Situation

Adelina hat heute Morgen auf dem Weg zur Arbeit erlebt, wie in der Fußgängerzone ein Mann wiederbelebt wurde. In der Mittagspause spricht sie mit ihrer Kollegin Nora darüber.

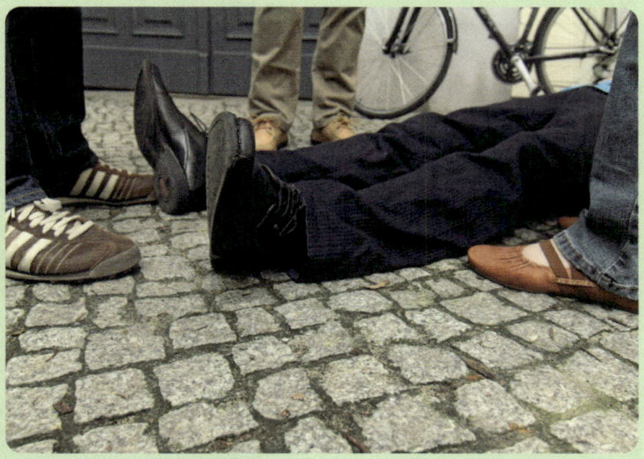

Adelina: „Ich habe gehört, wie eine der beiden Frauen, die bei dem Mann knieten, zur anderen sagte: ‚Jetzt müssen wir ihn wiederbeleben'."

Nora: „Krass! Ich glaub', da wär' ich schnell weitergegangen. Ehrlich."

Adelina: „Daran habe ich auch erst gedacht. Aber die eine Frau hat mich angesehen und direkt angesprochen: ‚Hallo Sie, mit der hellen Jacke, können Sie uns bitte helfen?' Ich habe genickt, obwohl ich eigentlich das Gegenteil dachte. ‚Rufen Sie bitte einen Notarzt. Wir müssen den Mann wiederbeleben.' Also habe ich mein Handy rausgeholt und die 112 angerufen. Dabei haben mir total die Finger gezittert."

Nora: „Was war mit den anderen Leuten? Haben die geholfen?"

Adelina: „Nein, eigentlich sind alle weitergegangen. Die haben das Ganze nur im Vorbeigehen gesehen und gedacht: ‚Bloß nicht hingucken, sonst musst du noch helfen'."

Nora: „Wie gesagt, ich kann das irgendwie verstehen. Und wie ging es dann weiter?"

Adelina: „Als ich den beiden sagte, dass Hilfe unterwegs sei, sagte die Frau, die gerade die Herzdruckmassage durchführte, zu mir: ‚Das hier ist ziemlich anstrengend. Schauen Sie zu, wie ich es mache. Gleich wechseln wir und Sie sind dran. Einverstanden? 30-mal hintereinander, dann beatmet meine Freundin 2-mal.'
Und schon war ich mittendrin im Geschehen. Das hätte ich nie gedacht …"

1 **Die beiden Frauen sind zu dem Entschluss gekommen, dass der Mann wiederbelebt werden muss. Hierzu haben sie zuvor die Vitalfunktionen des Mannes überprüft.**
Streichen Sie im folgenden Text die fehlerhaften Aussagen zur Überprüfung von Notfallpatienten durch.

Die Überprüfung von Notfallpatienten

Das Ansehen, Ansprechen und Anfassen eines Notfallpatienten sollte *nacheinander/gleichzeitig* durchgeführt werden. Dadurch kann man Zeit *sparen/verschwenden*. *Vom Bewusstsein/Über die Schmerzen* eines Notfallpatienten kann man sich einen Eindruck verschaffen, indem man ihn anspricht und anfasst. Fragen Sie den Betroffenen z. B.: „Hallo, können Sie *sich/mich* hören?"
Um die *Atemwege/Speiseröhre* freizumachen, drückt man mit der einen Hand die Stirn des Patienten nach *vorn/hinten*, während man mit der anderen Hand *das Kinn/die Nase* anhebt. So kann die Luft ungehindert in die *Speiseröhre/Luftröhre* gelangen.
Um die Atmung des Patienten zu kontrollieren, hält man *ein Ohr/das eigene Kinn* nah über den *Kopf/Brustkorb* des Patienten. Gleichzeitig beobachtet man seinen *Brustkorb/Kopf*. Die Atemkontrolle sollte *höchstens/mindestens* 10 Sekunden dauern.

Hilfe für Helfer: Wenn Sie als Helfer weitere Hilfe benötigen, sprechen Sie Passanten persönlich und unmissverständlich an, z. B.: „Hallo Sie, mit der hellen Jacke, könnten Sie bitte ...“. Vermeiden Sie unkonkrete Aussagen wie: „Kann hier mal jemand helfen?“. Von dieser Frage fühlt sich niemand persönlich angesprochen. Oft sind stattdessen aktives Wegsehen und Weghören die Folge.

2 **Adelina hat den telefonischen Notruf abgesetzt. Das Personal der Rettungsleitstelle fragt hierbei gezielt Informationen beim Anrufer ab. Notieren Sie Adelinas Antworten auf die folgenden Fragen. Fehlende Informationen können Sie ergänzen.**

Fragen der Rettungsleitstelle	Adelinas Antworten
Wo befindet sich der Notfallort?	
Ein Fahrzeug ist bereits zu Ihnen unterwegs. Was ist genau passiert?	
Gibt es weitere Verletzte/Erkrankte?	
Wie ist der Name des Patienten?	
Wie alt ist der Patient?	
Gehen Sie jetzt zum Patienten zurück. Ich unterstütze Sie bei den Wiederbelebungsmaßnahmen so lange, bis der Rettungsdienst eintrifft.	

3 **Beschreiben Sie stichwortartig die gezeigten Maßnahmen:**

a)

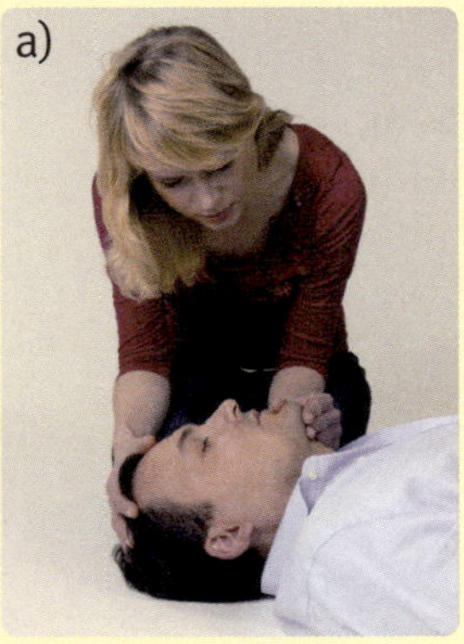

c)

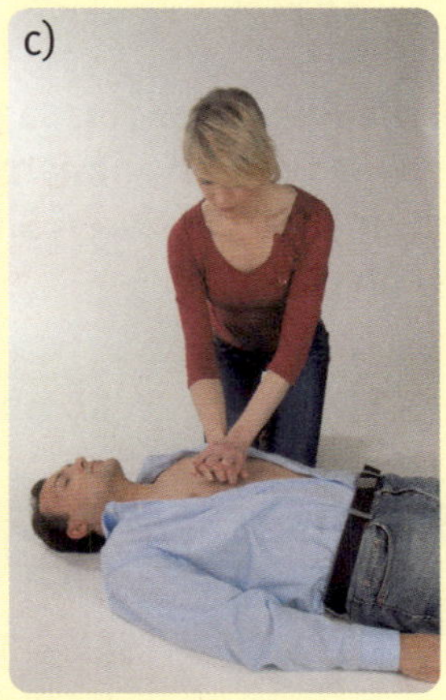

b)

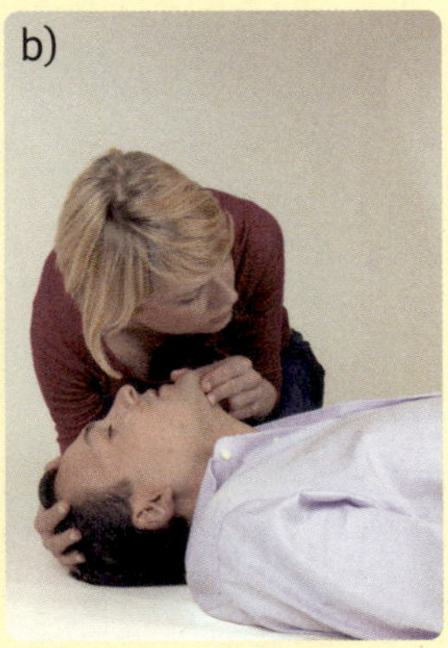

d)

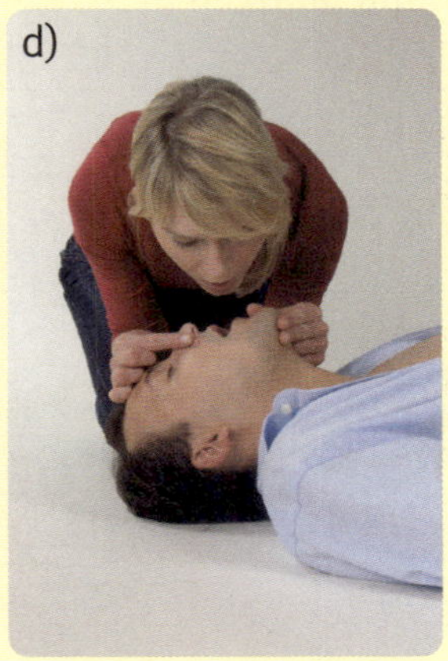

4 **Die häufigste Ursache für den plötzlichen Herztod ist das sog. Kammerflimmern. Eine möglichst frühzeitige Defibrillation kann in solchen Fällen lebensrettend sein. Kreuzen Sie die zutreffenden Aussagen zum Thema Defibrillation an.**

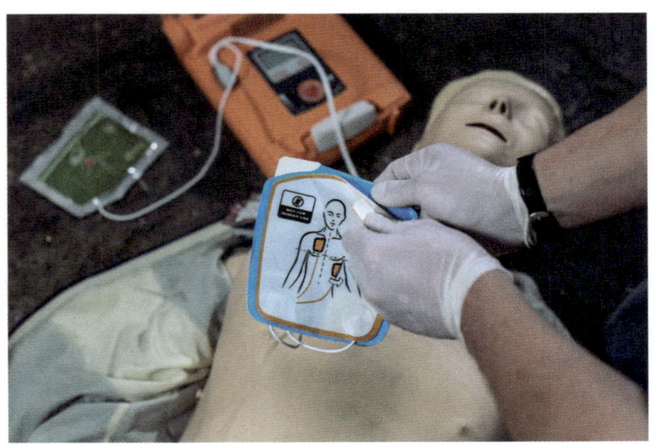

- ☐ Defibrillatoren befinden sich an vielen öffentlichen Orten und sind in der Regel frei zugänglich.
- ☐ Für die Bedienung eines Defibrillators ist die Teilnahme an einem Defibrillationskurs erforderlich.
- ☐ Das Gerät benötigt während des Einsatzes eine Steckdose.
- ☐ Es wertet den Herzrhythmus des Patienten selbstständig aus.
- ☐ Helfer werden vom Gerät per Sprachbefehl durch den Ablauf der Defibrillation bzw. der Reanimation geleitet.
- ☐ Ein hochwertiger Defibrillator kann eine Reanimation ersetzen.
- ☐ Für das Herbeiholen eines Defibrillators darf die Reanimation für maximal 2 min. unterbrochen werden.
- ☐ Wenn das Gerät lebensbedrohliche Herzrhythmusstörungen diagnostiziert hat, gibt es selbstständig einen Stromstoß ab.

5 **Informieren Sie sich in Ihrem Fachbuch, wie man die stabile Seitenlage durchführt. Üben Sie die Maßnahme daraufhin in Dreier-Teams (bewusstlose Person, Helfer, Beobachter) und wechseln Sie anschließend die Rollen.**

6 **Entscheiden Sie, ob die folgenden Aussagen zur Herz-Lungen-Wiederbelebung (HLW) auf das Beatmen oder Komprimieren zutreffen bzw. für welche der beiden Maßnahmen sie wichtig sind. Notieren Sie entsprechend „komprimieren“ oder „beatmen“ in der rechten Spalte.**

Aussage	Komprimieren oder beatmen?
Patienten auf harte Unterlage legen	______________________
Kopf überstrecken	______________________
evtl. Mund- und Rachenraum reinigen	______________________
in der Mitte der Brust	______________________
30-mal hintereinander	______________________
dauert ca. 1 Sekunde	______________________
mindestens 100-mal pro Minute	______________________
2-mal hintereinander	______________________
Brustkorb beobachten	______________________

7 **Die Maßnahmen bei der Herz-Lungen-Wiederbelebung von Säuglingen unterscheiden sich in einigen Punkten von denen bei Erwachsenen. Vervollständigen Sie hierzu die folgende Übersicht.**

Wiederbelebung bei Erwachsenen	Wiederbelebung bei Säuglingen
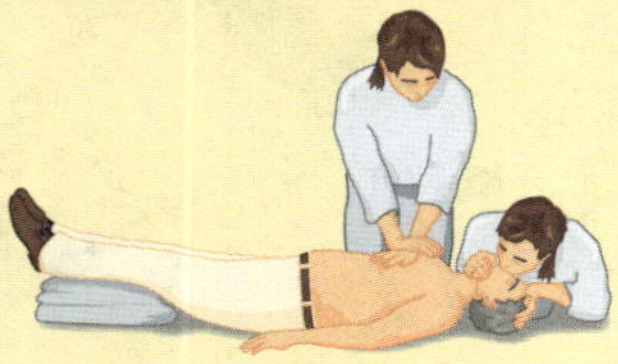	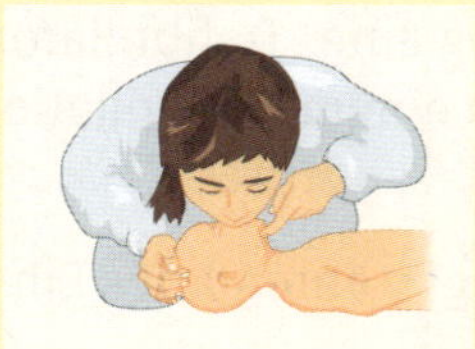
Kopf zur Atemkontrolle und Beatmung überstrecken.	Kopf zur Atemkontrolle und Beatmung ______________________
Bei fehlenden Atembewegungen und Atemgeräuschen: Beginn der HLW mit 30 x Herzdruckmassage. Anschließender Arbeitsrhythmus: 30 x drücken, 2 x beatmen.	Bei fehlenden Atembewegungen und Atemgeräuschen: ______________________

→

Wiederbelebung bei Erwachsenen 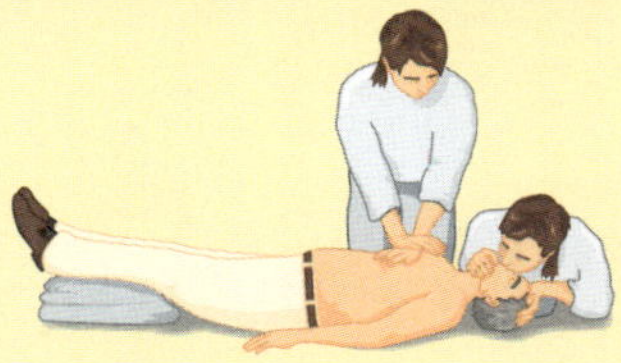	**Wiederbelebung bei Säuglingen** 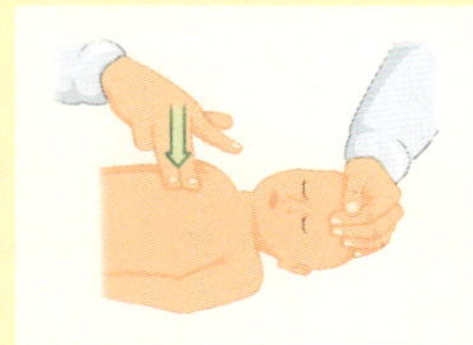
Zur Herzdruckmassage den Ballen von einer Hand oder zwei Händen auf die Mitte des Brustkorbs aufsetzen.	Zur Herzdruckmassage bei Säuglingen ____________________ ______________________________
Drucktiefe bei der Herzdruckmassage: 5 – 6 cm.	Drucktiefe bei der Herzdruckmassage: ______________________________

8 **Vervollständigen Sie die folgenden Sätze zum Thema Reanimation.**

Eine begonnene Reanimation muss fortgesetzt werden, bis ______________________________

____

____

Wenn der Patient wieder zu atmen beginnt, aber weiterhin bewusstlos bleibt, ______________________________

____

____

Beatmungsmasken haben den Vorteil, dass ______________________________

____

____

9 **Informieren Sie sich in Ihrem Ausbildungs- oder Praktikumsbetrieb über das dortige Vorgehen in verschiedenen Notfallsituationen (z. B. Reanimation, Brand).**
Berücksichtigen Sie dabei u. a. folgende Stichworte: Zuständigkeiten, Alarmierungsmittel (z. B. Funkmelder, Handy), Benachrichtigungskette, medizinische und technische Hilfsmittel (z. B. Notfallkoffer, Defibrillator) etc.

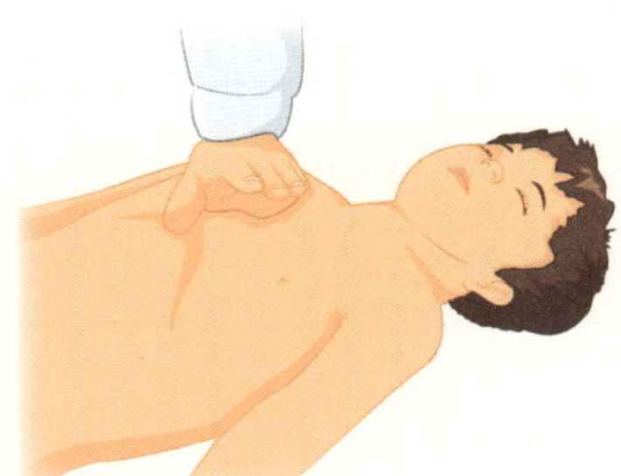

Reanimation bei Kleinkindern: Mit Handballen einer oder beider Hände Druck auf das Brustbein ausüben, Drucktiefe ca. 5 cm. Herzdruckmassage und Beatmung 15:2 im Wechsel, Frequenz 100–120 pro Minute. Bei der Beatmung Kopf leicht überstrecken, Mund und oder Nase werden fest umschlossen.

10 **Ergänzen Sie das Schema zum Umgang mit Menschen in Notfällen.**

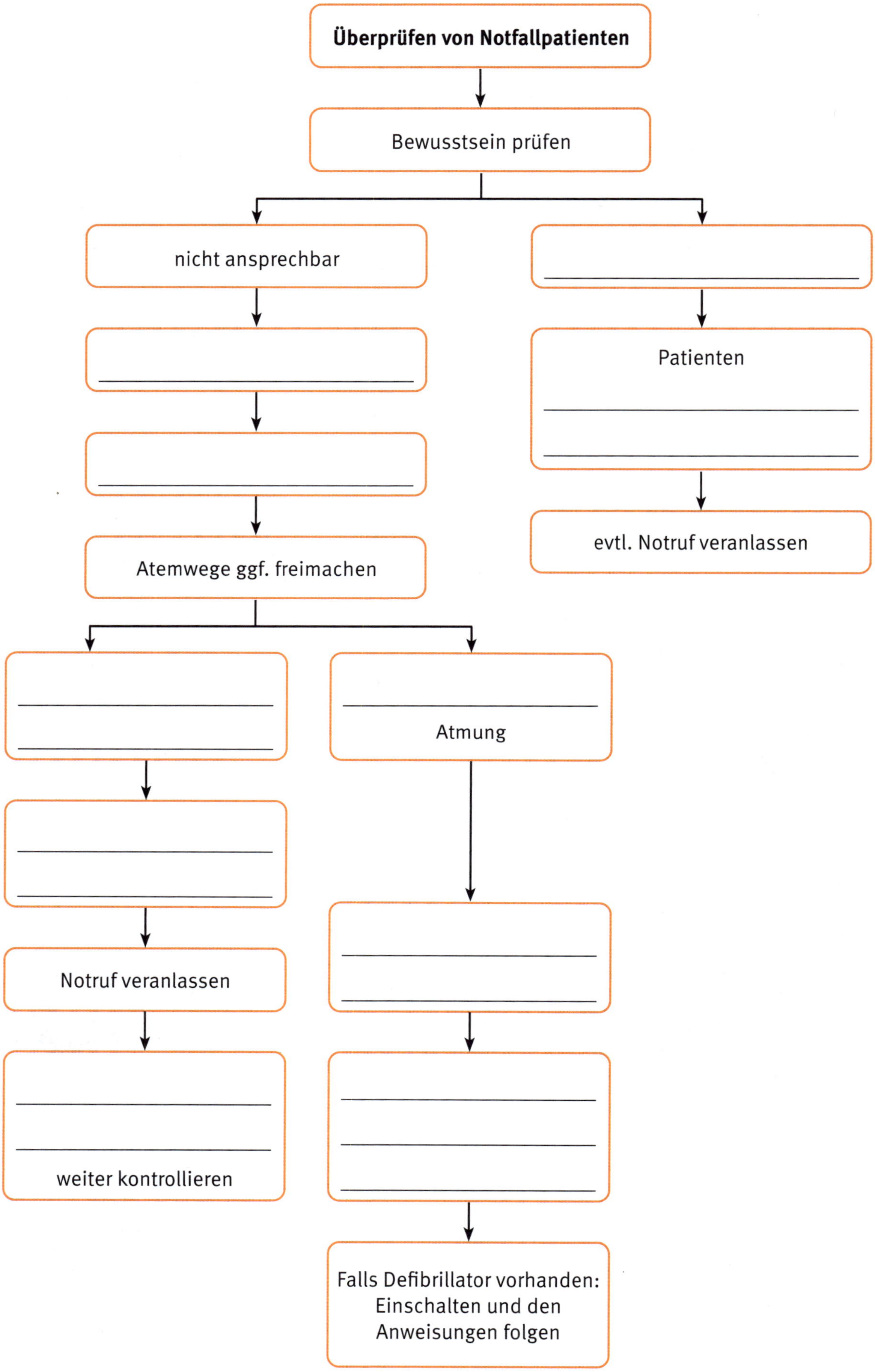

Wichtige Messwerte

Die Werte dienen der Orientierung. Sie sind von verschiedenen Faktoren abhängig und individuell zu bewerten.

Pulsfrequenz pro Minute im Wachzustand (Normwerte)	
Neugeborenes, Säugling	100–220
3. Monat bis 2. Lebensjahr	80–150
2. bis 10. Lebensjahr	70–110
ab 10. Lebensjahr	60–90
Erwachsene	60–80

Physiologischer Blutdruck in mmHg im Ruhezustand (Normwerte)	
Kleinkind	95/60
6. bis 9. Lebensjahr	100/60
9. bis 12. Lebensjahr	110/70
Jugendlicher, Erwachsener	120/80
älterer Mensch	140/90

Blutzuckerwerte in mg/dl (mmol/l) bei stoffwechselgesunden Menschen

Unterzucker (Hypoglykämie)	Normbereich		Überzucker (Hyperglykämie)
	vor dem Essen	nach dem Essen	
› 60 (‹3,3)	60–100 (3,3–5,6)	100–140 (5,6–7,8)	› 140 (›7,8)

Aktuelle Krankenpflege Systeme GmbH, Troisdorf: S. 60
Aktion Saubere Hände, Projektmanagement Charité Universitätsmedizin, Berlin: S. 36/1,2
as-illustration, Rimpar: S. 12; 44/1-4; 45/1-4; 68; 72/1-4; 84/1,2; 106/1-5; 108/1-5; 109/1-8; 144/1; 146/1,2
Awiszus, Ines, Hamburg: S. 130/1-5
BEURER GmbH, Ulm: S. 89/2,3,4
Bode Chemie, Hamburg: S. 35/1,2
BSN medical GmbH, Hamburg: S. 71
doc-stock - eine Marke der F1online digitale Bildagentur GmbH, Frankfurt am Main: S. 96
dpa-Picture-Alliance GmbH, Frankfurt am Main: S. 26 (Design Pics); 39 (picture alliance/dpa | Marijan Murat); 76 (Infografik); 95 (picture alliance / Fotostand); 132 (dpa-report); 141 (picture alliance / SZ Photo)
DRK e.V., Berlin: S. 155/1-4
F1online digitale Bildagentur GmbH, Frankfurt am Main: S. 103/4 (Science Photo Library), 137 (Eric Audras Onoky)
Georg Thieme Verlag KG, Stuttgart (Bienstein, Christel. Atmen: S. Kunst der pflegerischen Unterstützung der Atmung): S. 086
Grafische Produktion Neumann, Rimpar: S. 32/1; 32/2; 32/3; 32/4; 46/1; 54/6; 59/1; 59/2; 59/3; 59/4; 65/2; 67; 69; 74; 82/1; 82/2; 88; 92; 94/1; 94/1-4; 94/5 a-c; 116; 128; 144/2; 144/3; 144/4; 144/5
iStockphoto, Berlin: S. 5 (upixa); 6 (vmonkeybusinessimages); 11 (Mark Hatfield); 19/1 (Alina555); 27 (SolStock); 50/1 (Dominik Pabis); 51 (Michele Princigalli); 80/2 (humonia); 89/1 (scanrail); 102/2 (Susan Trigg); 102/4 (Dori O›Connell); 103/1 (Julie de Leseleuc); 117 (Gaschwald); 149/2 (TommL)
Krausen, Scott, Mönchengladbach: S. 54/1-5; 58/1; 97; 152
Krüper, Werner, Fotografie, Steinhagen: S. 29/1; 65/1; 87; 105; 107
Mauritius GmbH, Mittenwald: S. 25 (mauritius images / Alamy); 135 (mauritius images / BSIP / Collanges)
Neese, Anika, Fotodesign, Berlin: S. 13/2; 36/4; 52; 83/1; 101; 104; 112; 120; 153
Science Photo Library - Ein Unternehmensbereich der StockFood GmbH, München: S. 19/2 (Science Source); 80/3 (PHANIE / GARO); 142 (Science Photo Library / St Bartholomew's Hospital, London)
Shutterstock Images LLC, New York, USA: S. 15 (Irene Miller); 20 (sebra); 34/2-5 (SpicyTruffel); 37/1 (Dragon Images); 37/2 (nishida-photo); 40 (procurator); 41 (Ground Picture); 43 (Photographee.eu); 49/1 (Photographee.eu); 49/2 (Photographee.eu); 50/4 (Vereshchagin Dmitry); 50/5 (Vereshchagin Dmitry); 75 (Mladen Mitrinovic); 79/2 (Halfpoint); 83/2 (mage Point Fr); 93 (Magomed Magomedagaev); 98 (Ocskay Mark); 102/5 (Winai Tepsuttinun); 103/3 (sasimoto); 119 (JoulyC); 129 (lavizzara); 138/1 (TY Lim); 138/2 (stockfour); 140/1 (Sto); 143/1 (Science Photo Library / St Bartholomew's Hospital, London); 145 (Patcharanan); 147/1 (Africa Studio); 149/1 (fotoliza); 150 (Dragana Gordic)
stock.adobe.com: S. 13/1 (elypse); 17 (falco47); 21 (Köpenicker); 23 (Africa Studio); 34/1 (injenerker); 36/3 (by-studio); 36/5 (tl6781); 47 (Racle Fotodesign); 50/2 (Birgit Reitz-Hofmann); 50/3 (euthymia); 61 (Syda Productions); 79/1 (vchalup); 80/1 (ondrej83); 102/1 (Bernhard Richter) ; 102/3 (philipus); 103/1 (Beate Kupka); 103/2 (Friedberg); 111 (Svenja98); 115 (Alterfalter); 118 (Yantra); 121/1 (Robert Kneschke); 131 (Iryna Tiumentseva); 133 (roger ashford); 140/2 (p6m5); 146/3 (Vladan Andrejevic); 151 (flashpics); 155/5 (Егор Кулинич); mehrfach verwendet (reeel)
TIGA-MED Deutschland GmbH, Greiz: S. 127
Vitility International B.V. / Thomas Hilfen für Körperbehinderte GmbH & Co. Medico KG, Bremervörde: S. 113/2-5